拝啓、

未来の鍼灸師へ

あなたの笑顔に会いたくて

~日本発・新中医学~

拝啓、未来の鍼灸師へ

あなたの笑顔に会いたくて

〜日本発・新中医学〜

もくじ

はじめに
拝啓、未来の鍼灸師へ――

未来の鍼灸師はいったいどうなっているのだろう。貴方たちの時代、鍼灸が現在よりさらに勢いを増して全国的に広まって国民の健康長寿に貢献しているだろうか。それとも我々の努力が足りなくて悪戦苦闘の日々を送っているだろうか。

貴方たちの時代の鍼灸師が少しでも理想とする職業になるように我々は微力ながら献身してきたつもりだが、はたしてその成果はいかがだっただろうか。

我々の時代、グラフの横軸を何と呼べばいいのかわからないが、とにかく鍼灸業界は右肩上がりだと肌で感じている。「超高齢化社会」「薬漬けからの脱皮」「伝統医学への回帰」等が叫ばれて、漢方薬や鍼灸マッサージが見直されているのだ。

しかし残念なことにマッサージにおいてはその気軽さからか無免許で行う者や、薄利多売的ビジネスとして全国チェーンを目指す安売りマッサージ店が、医療という言葉を蹴っ飛ばして雨後の竹の子のように増殖中である。

もちろん当局も放置するはずもないが、いかんせん「職業選択の自由」だとか「公共の福祉に反していない」といった文句で業者はぎりぎり乗り切っているようである。

また、柔道整復師の免許と鍼灸師の免許の両方を取得し「鍼灸接骨院」と称して東洋医学の総合病院的イメージで売り出すことが開業の平均値となってきたのも我々の時代からである。

いったい日本において後世の中医学はどこに漂着したのだろうか。どうか未来の鍼灸師が本来の業務に専念し、元気でいきいきと日々の生活を送っていることを心から願っている。

第一章から第九章まで学術面について記述した。我々の時代はどのような知識をどのくらい持ち、どのような観点から中医学を見ているのかなどを理解していただきたいからである。

第十章は鍼灸師の現状について記してみた。

第十一章では仮説を唱えてみた。決定的な証拠はないが、あらゆる文献や個人的見地から推察して妥当な説だと思っている。

そして第十二章では、従来の殻を破り、理論的に成立する新説を唱えてみた。普段、我々鍼灸師が疑問に感じている点を改善し、新説を唱える形で提案させていただいた。

中医学の世界は過去を崇拝する気持ちが強く、仮説や新説を唱えることを嫌う傾向にあるが、仮説や新説を唱えることによって中医学を前進させようと思う気持ちからである。将来本書をご覧いただいた未来の鍼灸師がこの仮説や新説に同意していただいていれば、これほどの幸せはない。

さて今から自己紹介も兼ねながら、私がこの世界に入った当時から現在までを早足で振り返り、鍼灸業界とはどのようなものだったか、そして現在の状況はどうなのかを紹介させていただきたい。

私が鍼灸師を志したのは平成元年のことである。人体という摩訶不思議な物体に興味を持った。「何故鍼をすれば病気が治るのだろう。体の中で何かが起こっているのは間違いないだろうが、一体何が起こっているのだろうか。想像していても仕方がない、この目で確かめてやろう。」そう思って鍼灸師になる決意をした。早速鍼灸師養成学校に願書を出した。確かその時の合格倍率は七倍だったと記憶している。

受験科目は国語、英語、小論文、面接だった。大志を抱きながら専門学校に通っていた頃だった。「今どうしてるの？」と聞かれ、胸を張りながら「鍼灸師の学校に通っています！」と答えると、「新旧師？進級師？」というような顔をされる方と、「これからは年寄りが増えるから、いい仕事を見つけたね〜」とおっしゃる方が混在していた時代だった。

そしてマッサージ師、鍼師、灸師の資格試験も無事合格し、三年の教育修了を目前に控えた時だった。学校で講師をされていた先生が毎年希望者を募って上海中医薬大学（当時は上海中医学院）へ「上海中医学院・研修の翼」と題して研修旅行の引率をしてくださると聞いた。私は本場中国の鍼灸に大変興味があったので、迷うことなくその先生に申し込みをさせていただいた。先生は快諾してくださり、私の生まれて初めての海外行きが決定した。

上海に到着した。宿泊先はオリンピックホテルだった。次の日から講義が始まったが、講義を受ける教室は約五〇人程度が収容できる広さだった。

当時の中国は貧しかったのだろうか、講義を聞いている我々には緑で彩られた綺麗な蓋付きの湯飲み茶碗だったが、講師の先生はなんとコーヒーの空き瓶を使用していた。

中身は今まで飲んだことのないお茶で、番茶や麦茶に慣れていた私にはとてもショッキング

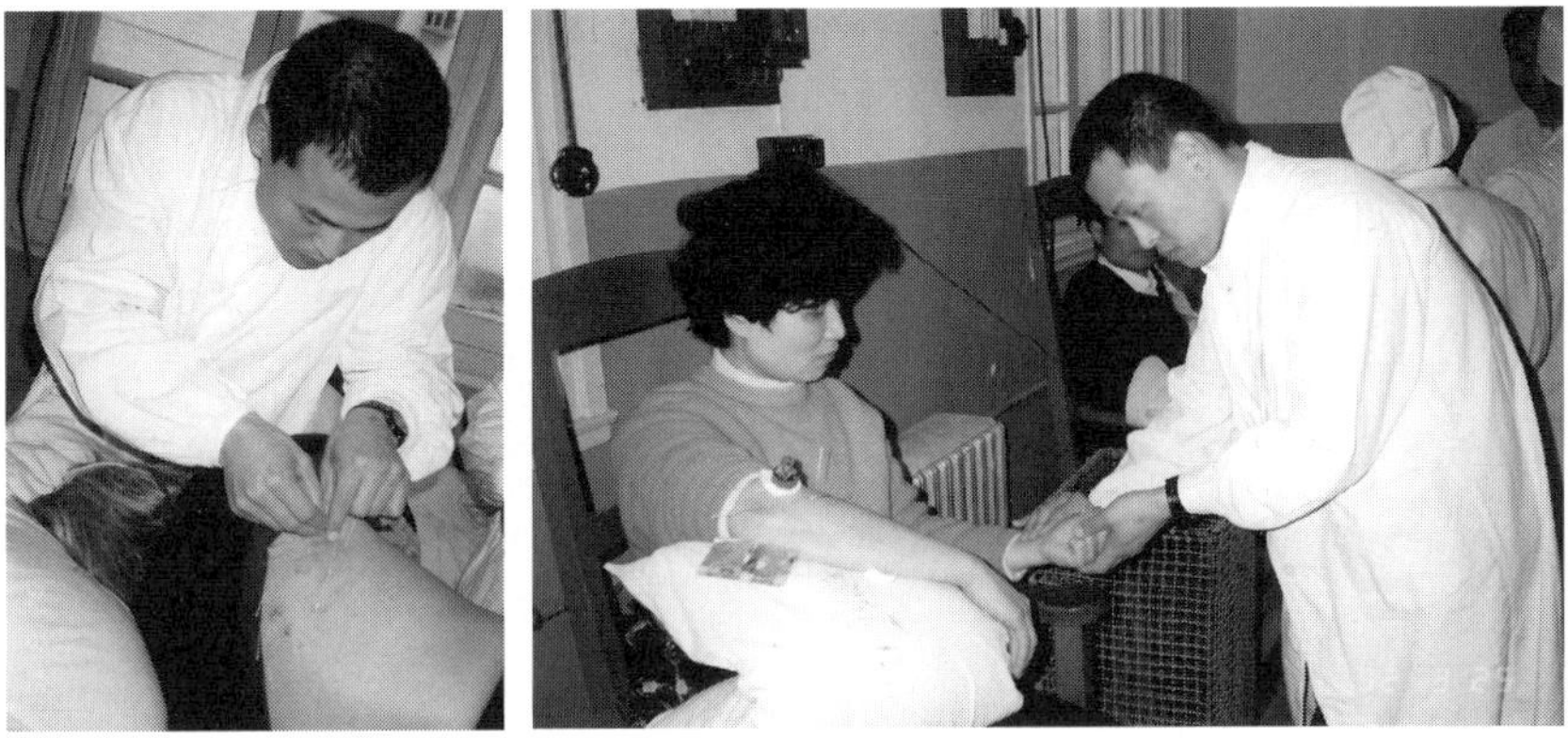

上海中医薬大学短期研修においての実技研修

であった。今まで嗅いだことのない香りと、中国の長い歴史を彷彿させるような風味がうまく融合した感じで、それは私の中医学への情熱を側面から誘導するようであった。後で聞くとこのお茶はジャスミン茶だった。当時の私はジャスミン茶の存在すら知らなかったので、この時いただいたジャスミン茶の味を忘れることができない。今でもコンビニなどでジャスミン茶を買って飲むと当時のことが鮮明に思い浮かんでくる。

　最初の一週間ぐらいは主に陰陽五行説や経絡学説という基本的なことが中心の講義で、後の一週間は実技研修だった。研修メンバー約三十人はいくつかの病院に振り分けられた。私は曙光病院という病院で、実際の臨床に立ち会うことができ、私も患者さんの許可を得て刺鍼させていただいた。この時に刺鍼させていただいた患者さんは肘関節痛のために来院されていた三〇代の女性で、刺鍼の感想として「痛くない刺鍼で非常にうまい」と言われたことがいい思い出である。

　通常日本では鍼管を使って刺鍼する。しかし、中国で

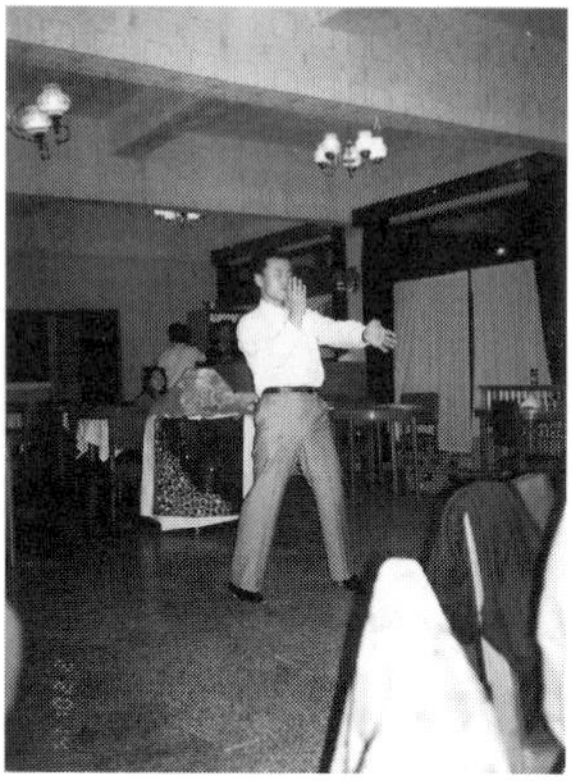

同大学の歓迎レセプションで
空手の型を披露

は鍼管を使わず刺鍼するので鍼管が用意されていなかった。仕方なく生まれて初めて、見よう見まねで行なった無鍼管刺鍼がうまくいき、ほくそ笑んだ思い出も決して忘れてはいない。

夕食の思い出も忘れることができない。豪華な中国料理に青島ビール。そして初体験のターンテーブル。研修のことなど忘れ、まるでグルメ観光の気分だった。食事中団長先生が私に「みなさんとの親睦を深める意味で、是非空手の型を披露してください」と言われた。私が高校生から空手を始めたということを団長先生はご存知である。この日の夕食は我々一行に加えてわざわざ中医師の先生が数人一緒に食事に来てくださっていたので、団長先生は中医師先生への連日の感謝の意を兼ねて提案をされたのだ。もちろん団長先生は私に晴れ舞台をプレゼントしてあげようというお心遣いもあったに違いない。

披露させていただいた型は「四向鎮」という剛柔流の型だった。途中で団長先生の方に目をやると、とても優しい目で私の演武をご覧になってくださっていた。

こうして、私の人生に大きな影響を与えた中国研修の旅はあっという間に終了した。私の目の前には中医学しかなかった。

「よし、オレが中医学の限界点を見極めて日本に中医学を広めてやるぞ！」と決意した。

それからというものまずは中医学の基礎となる『黄帝内経霊枢』『黄帝内経素問』『黄帝内経太素』『鍼灸甲乙経』『鍼灸大成』『傷寒論』『金匱要略』『難経』など古典と称せられる書物を読んだ。読んで実際に患者さんの体に当てはめて日々の臨床に臨んだ。鍼灸を科学的に証明することはもちろん大事だが、古典から学ぶべき点も非常に多いというのが率直な感想で、この思いは今でも変わらない。

勉学の幅を中医薬にまで広げるために、二〇一七年には登録販売者免許を取得し現在に至っている。

現在、私は東洋医学ではなく「中医学」と呼んでいるが、これも少し前までは中医学というと、「どんな漢字を書くのですか？」といった感じだった。日本人は「東洋医学」というと理解しやすい傾向だが、やはり鍼灸発祥の地である中国に敬意を表する意味と、中国が世界の鍼灸を牽引すべきであるという本家としての責任を含めて、これからは東洋医学ではなく中医学と呼ぶことに一票を投じる。

ただし、我ら日本人はいつまでも本家に道を譲ることなく、いつかは本家を追い越せるように学術面と技術面において彼らよりも努力しなければならないのは言うまでもない。

未来の鍼灸師達へ。

これからの時代は中医学である。「大自然と人体は合一である」という整体観念を持つ中医学の時代なのである。いつの日か、日本発の新説中医学が本家本元である中国で認められると同時に、中国の中医師の向上心に火を点け、日本と中国がお互いに切磋琢磨することを通じて、中医学の発展と両国の交流がもっと深まることが私の夢である。

未来の鍼灸師達が本書を土台にして、さらに進化した中医学理論を築いていってくれれば幸甚の至りである。

敬具

第一章　背景

第一項　中国文明

中医学の実像にせまる前に、中医学を生んだ中国の文明とはいったいどのようなものであったかを簡単におさらいすることから入っていきたいと思う。

黄河文明は紀元前五〇〇〇年頃に黄河中流域で起こったと言われている。それは中国最古の王朝と推測されている夏王朝《かおうちょう》よりも古い時代のことで、黄河文明の前半を仰韶文化《ぎょうしょうぶんか》、後半を龍山文化《りゅうざんぶんか》と呼んでいる。

しかし最近の研究では中国で起こった文明は黄河流域だけでなく、長江流域で栄えた複数の文明からなる長江文明や遼河流域で栄えた遼河文明《りょうがぶんめい》の痕跡が確認されていて、近年ではそれら全てを含んで中国文明と呼ぶ傾向にあるので、ここでもそれに習い中国文明と呼ぶことにする。

中国文明は、四大文明と呼ばれるエジプト文明、メソポタミア文明、インダス文明が一旦途絶えたと認識されているのに比べて、現在においても長い歴史の中で途絶えることなく脈々と受け継がれていることで意見の一致をみている。

何故、途絶えることなく脈々と受け継がれてきたのかについては諸説あるが、その中で信憑性のあるものが中国の地理的環境によって異民族による異文明から守られてきたこと、黄色人種による人種的単一性が継承されてきたこと、血縁を重視する文化等が挙げられている。

さて、中国文明の理解を深める上で不可欠なものといえば甲骨文字である。甲骨文字は殷の時代（紀元前一六〇〇年頃から紀元前一一〇〇年頃）に作られたと言われていて、そもそも殷の時代に盛んに行われていた肩甲骨による占いの結果を記録するためにこの甲骨文字が利用されていたという。占いとは肩甲骨という平らな骨に熱を加えると発生するひび割れ具合によって未来を予測する行為を指す。占いには亀の甲羅が主に使用されていたことが、肩甲骨あるいは甲骨文字の言葉と関連があるとのことである。

しかし考古学の研究によりこの占いは人為的に発生させている可能性があると指摘されている。と言うのは熱する前にあらかじめ骨に加工をしておき、熱すると縦と横に亀裂が入るようにするのである。この現象が「卜」という漢字の由来なのだが、このように当時の占いは占う側の王がひび割れを人為的に起こして政治的に利用していたようである。

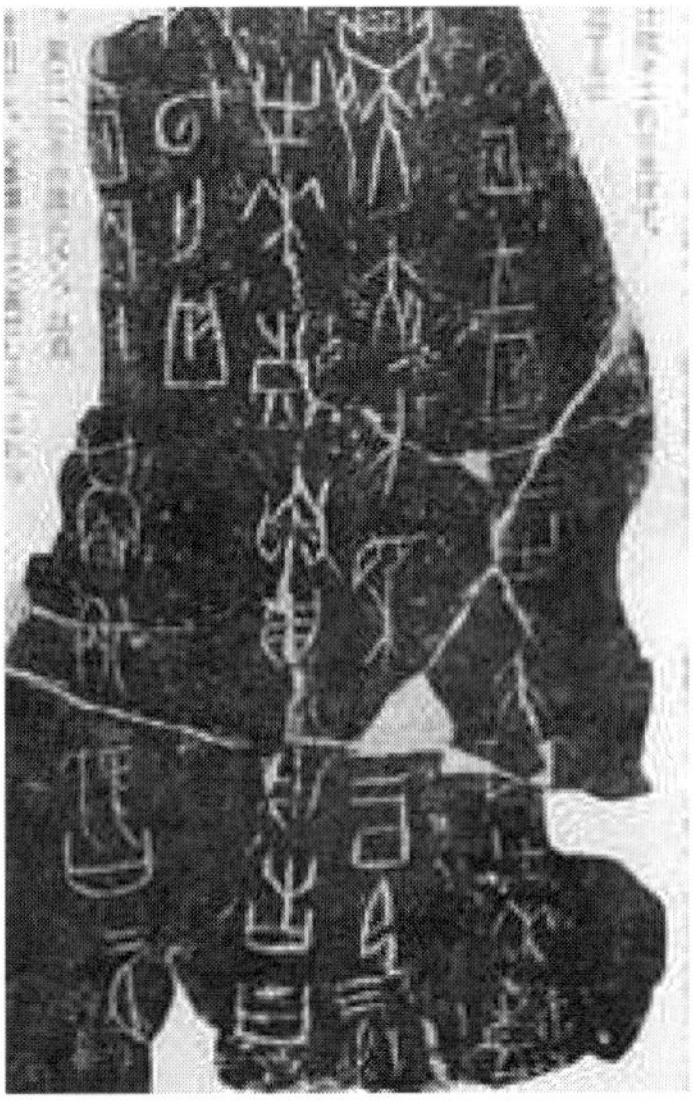

亀の甲に刻まれた甲骨文字

それを証明するのが落合淳思氏の実験とその結果である。『甲骨文字に歴史をよむ』（著者・落合淳思／株式会社筑摩書房発行）から引用させていただくと、「私は実際に牛の肩甲骨（現代のもの）を入手し、陰代の加工法を復元する実験を行った。それにより、これまでの推定が実証されたり、さらに新しい事実が判明したりした。（中略）殷代後期の占卜《せんぼく》では、骨を薄くした後に、裏側に鑽鑿《さんさく》と呼ばれる加工をほどこしている。丸く浅い窪みが「鑽」であり、縦長の深い窪みが「鑿」である。鑽の部分に熱した木の棒または金属棒を押し付けると、十秒～一分ぐらいで鑽の部分に横方向、鑿の部分に縦方向のひび割れが発生し、結果として「卜」字状のひび割れになる（中略）このように、鑽とは骨の厚みを調整するための窪みであり、鑿とはひび割れの形をコントロールするための加工だったのである。」と書かれている。

まさしくこれは王という権力者が自らの権力を民衆に示すために占いを用いた可能性があることを物語っている。どの集団でも言えることだが、とにかく創成期には神権政治が行われる。例えばユダヤ教の旧約聖書、キリスト教の新約聖書、イスラム教のコーランなどが神権政治の象徴である。

人類はシオクラシー（神聖政治）から始まり成熟するにつれてデモクラシー（民主政治）に移行する。中国も例外ではなかったのだが、特に中国という個人主義による生存欲が強い民族性によって、どこよりも早くデモクラシー化したのである。ではなぜ中国人がそんなに生存欲旺盛なのか。それにはある宗教が絡んでいると私は推測している。その宗教とは中国土着の宗教と呼ばれる道教である。

道教は日本ではあまり馴染の無い宗教だが、一時「キョンシー」で有名になったあの宗教である。死んだ者が妖怪となって甦り、両手を前に挙げてピョンピョンと飛び回り、額にお札を張ると動けなくなるというあのキョンシーである。ドラマや映画で娯楽的に表現されていて日本でも大人気だった。実はキョンシーの崇拝する道教が生きるということに対して非常に前向きで、後述する古代の中国で砭石や鍼治療を生み出す原動力になっていたとは、キョンシーをご覧になっていた当時の人々の中で誰が想像したであろうか。

第二項　道教の歴史

中国三大宗教と呼ばれるものがある。仏教、儒教、そして道教である。一般的にどの国でもそうだが、国の創成期はアニミズムが台頭しシャーマンが出現する。中国もその例外ではない。不老不死を願えば願うほどアニミズムに傾倒してシャーマンを敬うものである。

しかし、中国はシャーマンを敬うことだけに終わらなかった。シャーマンの言葉を聞かずに自分の力で不老不死を手に入れることはできないだろうかと考え始めたのである。いわば、ここが道教の始まりと言えるかもしれない。なぜなら道教の真髄は理想を理想の世界に棚上げせずに、人為的な手段を用いて仙人を目指すことだからである。

道教が生まれ、一応の成立を見たその源流は後漢末期（二世紀末）に現れた「太平道」と「五斗米道」という二つの宗教団体の出現である。当時は政治が混乱の極みに達していて、苛斂誅求《かれんちゅうきゅう》（民衆の事情を無視して一方的に税金を取り立てること）や天災等により農民の生活は大変厳しく、貧しい生活を送ることを余儀なくされていた。その結果多くの農民は流民とならざるを得なかったのである。このような状況下で宗教に心の支えを求める者達が集まり、張角《ちょうかく》を指導者とする宗教団体「太平道」が誕生した。病気治療を主な教えとして十余年の間に信者を数十万人も獲得したと言われている。この教団が一八四年に反乱を起こした。これが有名な「黄巾の乱」である。この乱は黄河中流から下流を中心に広がっていったが、太平道軍は組織力の弱い寄せ集め集団であったことと、指導者の張角が病死したことにより急激に衰退していったのである。

もう一つの源流である五斗米道《ごとべいどう》は沛《はい》の国（江蘇省西北）の張陵《ちょうりょう》が中心となってできた教団である。信者に五斗の米を納めさせたことがその名の由来である。五斗米道の教えは太平道とよく似ていて、病気治療を重視しながら今までに犯してきた罪を告白させ懺悔させるというものであった。

六世紀になると老子を道教の開祖としようという風潮が現れてきた。なぜなら老子は「無為自然」を説いており、これは道教の目指す神仙思想に近い表現であったからである。

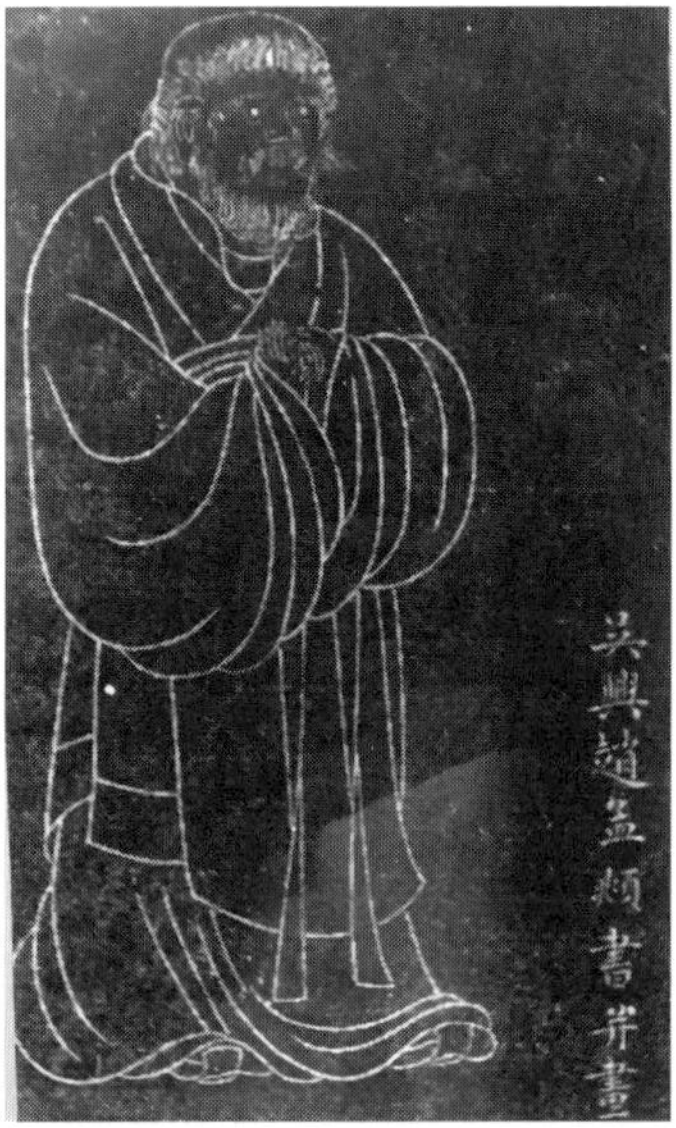

老子像

しかし、実際道教の開祖でもなんでもない老子をわざわざ引っ張り出してくるという強引な手法に違和感を覚える者も少なくないと思える。あくまでも仮説だが、道教は土着の宗教故に理論的に乏しい一面があったというのだ。その弱点を克服すべく、老荘思想に近づき理論武装を図ったというのである。

老荘思想は三国時代、晋、南北朝時代に栄えた思想で、老子が唱えた思想と老子の思想を受け継いだ荘子の両者の偉大なる功績をたたえて命名された。老荘思想の本質は「無為自然」である。つまり人為的に手を加えず何もしなければ「タオ」の力によって自然とうまくいくというのである。ここから「柔弱謙下《じゅうじゃくけんげ》（柔和で人と争わない生き方こそ最後に勝利する）」や「上善如水《じょうぜんみずのごとし》（最良の善とは水のように周囲と争わずに姿を変える）」といった格言を生み出した。

こうして教団としての道教を整備する目的で老荘思想を吸収した結果、道教と老荘思想が混ざり合い、境界が不明瞭になった状態で今日までできている。老荘思想の説く、俗世間を離れて無為自然に生きることこそ人道であるという立場と、現世における利益追求こそが生まれてきた価値であるという正反対の教えが同化しながら教団として存続しているのが現実の道教の姿だと言われている。（『道教の本』株式会社学習研究社発行参照）

第三項　道教の人体観

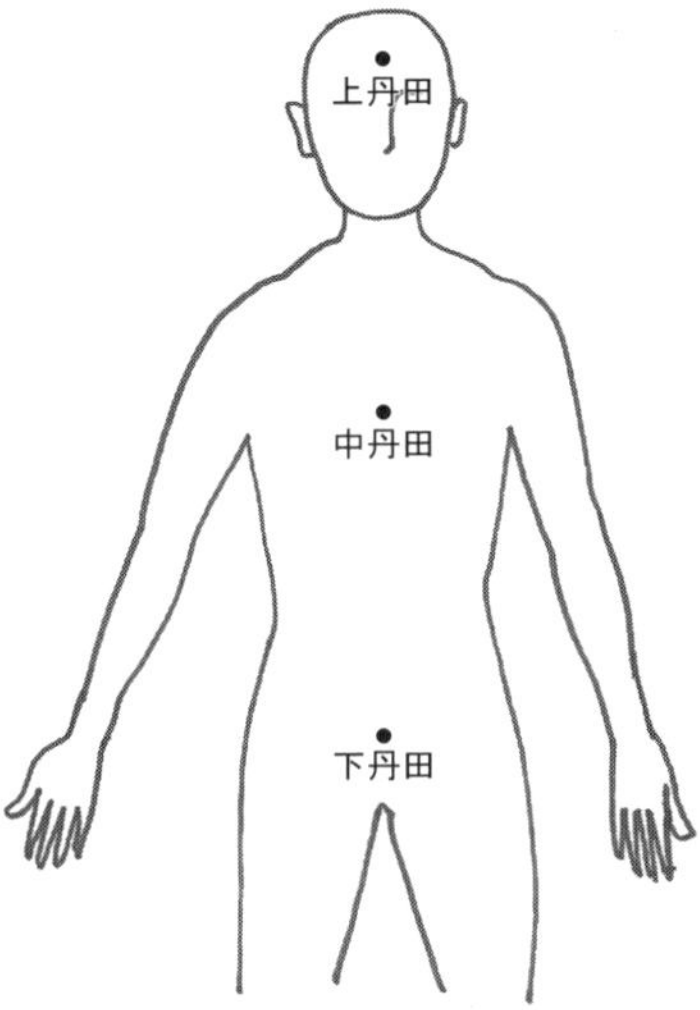

欧米思想によると心と肉体は全く別の独立したもので、これを心身二元論と呼ぶ。しかし、道教はこれと全く逆で心も肉体も気の一部分であるという心身一元論を採用している。

「万物を生じる根源は気である」というのが道教の教えで、宇宙に存在する万物が気から生じているならば、人体も宇宙も同じ源である気から発しているということになり、ここから「人体は小宇宙である」という結論を導き出すことができるのである。例えば、地球から見て宇宙の中心が北極星ならば人体の中心は丹田（上丹田は印堂、中丹田は巨闕、下丹田は関元）であるというように、常に自然界の現象を人体にも当てはめてきたのである。

また宇宙に存在するあらゆるものを動かしてい

る、目には見えない力があるとすれば、人体にも同じものがあると考えた。その答えが経絡であるとの結論に達した。そして経絡に流れる気が正常ならば人体は正常に働くが、失調すると病が生じると考えたのである。

この見ることのできない気には二種類あり、「魂」と「魄」と呼ばれている。前者は陽に属し肝の影響を受け精神世界を支配しており、後者は陰に属し肺の影響を受け肉体世界を支配している。

わかりやすく言えば、肝の持つ性質（疏泄《そせつ》を司る、象意は曲直であるなど）から察すると、物事がスムーズに運んでいる場合は魂が傷つくことなく精神的多幸感に覆われている。一方肺の持つ性質（宣発粛降《せんぱつしゅくこう》を司る、治節を司るなど）から察すると、体を動かしている場合は魄が傷つくことなく肉体的多幸感に覆われていると言えるのである。

道教を信奉する者を道士と言うが、道士は神仙思想を実現するために気の概念のみにとどまることはせず、あらゆる可能性を追求した。彼らは五穀摂取の断絶（これを辟穀《へきこく》という）、中医薬服用、導引按蹻《あんきょう》（「按」は皮膚に抑圧する方法、「蹻」は手足を運動させる方法）、呼吸法、瞑想、煉丹術、房中術等の研究を通して夢の実現に邁進してきたのである。彼らは他の宗教の信者のようにただひたすら不老不死を祈って手を合わせるだけではなく、自然界に存在する様々な現象を不老不死へのヒントとして捉え、たとえ1パーセントでも目的達成の可能性を見いだすことができたならば、自らの力でそれらの現象を貪欲に吸収して目標を達成しようとし

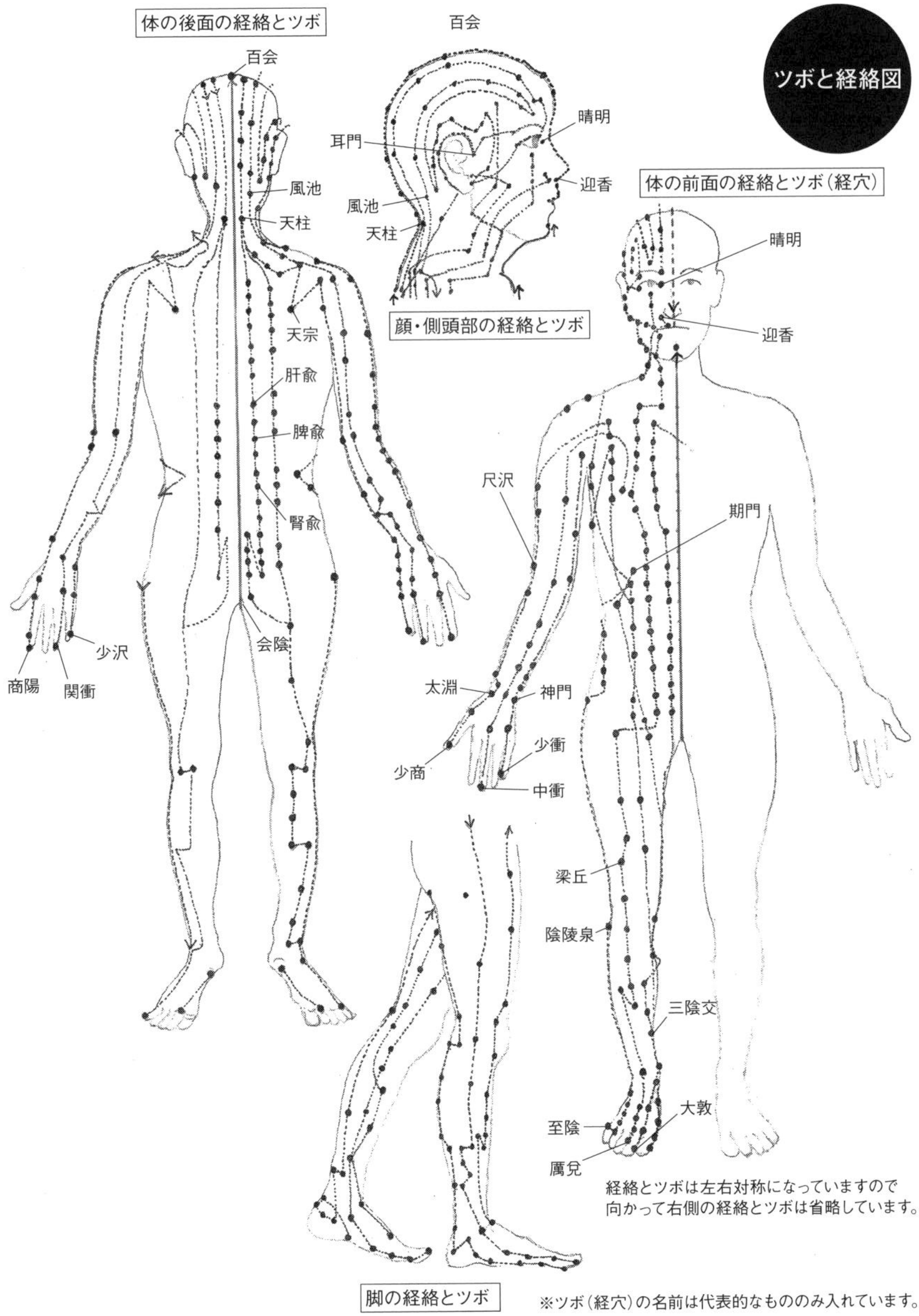

経絡とツボは左右対称になっていますので
向かって右側の経絡とツボは省略しています。

※ツボ(経穴)の名前は代表的なもののみ入れています。

てきた集団なのである。

したがって、ある地方である食物が健康に良いと聞くとすかさずその食物を試食し、自分の健康法に取り入れる。食物だけではない。ある地方で行われている運動が、長寿に貢献していると聞くとすかさず取り入れるのだ。時にはそれらが我々の常識を逸脱する行為であっても、彼らの不老不死を願う強い気持ちの前には伏すしかなかった。

第四項　中国の神話伝説

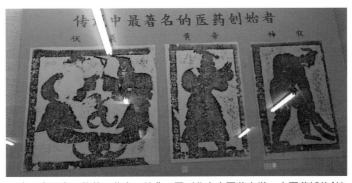

三皇五帝の中の伏羲、黄帝、神農の図（北京中医薬大学・中医薬博物館）

中国に伝わる数多くの神話伝説の中で、中医学に関係するものと言えば「盤古伝説」と「三皇五帝伝説」であろう。盤古とはこの地球を創作したと言われている巨人のことで、その昔、天と地がまだ形成されずに全てが靄《もや》のような状態であった頃、この世に初めて生まれた人間の形をした生物、それが盤古である。

盤古が生まれてから天と地が分かれ、果てしなく高い天と限りなく広い大地の結晶として盤古も巨人化していった。やがて盤古も死を迎えることとなり、死んだ盤古の頭蓋骨が崑崙山、息は風、声は雷、左目は太陽、右目は月、四肢と体幹は山、血液は川、筋肉は土、毛髪や髭は星、体毛は草木、歯や骨は金属や石、汗は雨に形を変えたという話である。

三皇五帝とは伏羲《ふぎ》、女媧《じょか》、神農《しんのう》からなる三皇と、黄《こう》帝《てい》、舜《しゅん》、嚳《こく》、堯《ぎょう》、顓頊《せんぎょく》からなる五帝を指す。ちなみに秦の始皇帝はこの三皇五帝よりも尊い存在であるということを示すために「皇帝」という造語を生みだしたと言われている。

伏羲は別名「炎帝」ともいい、人民に漁業を伝えたと言われている。女媧は伏羲の妹だが、洪水により地球上の全てが流された中で、唯一伏羲と女媧が生き残ったので二人は夫婦になり、人類の最初の男性が伏羲で最初の女性が女媧というのがこの伝説の基本設定である。神農は人民に農業を伝えたと言われていて、伏羲と女媧の亡きあとの王位を継承した人物である。


黄帝は三皇の後を継ぎ中国を統一した五帝の中の最初の帝とされる伝説上の人物である。涿《たく》鹿《ろく》の戦いで神農の子孫である蚩尤《しゆう》を破り覇者となった。蚩尤は戦いの神として崇められていたのだが、この蚩尤を破ったのだから黄帝の実力は相当なものであったと想像できる。

黄帝は有熊国《ゆうゆうこく》、現在の河南省で生まれ、その首長であった少典の子で、偉大な存在となった彼に対して直接名前で呼ぶのは失礼にあたると思った民衆は、彼のことを「有熊土徳君」と呼び、「土」なので五行の黄を借りて「黄老」や「黄帝」と呼ぶようになった。

彼の元々の姓は「公孫」、名は「軒轅」という。二十一歳で即位し百二十一歳で没したと言われているので、在位期間は丁度百年になる。黄帝の後は顓頊《せんぎょく》、嚳《こく》、堯《ぎょう》、舜《しゅん》の順で後を継ぎ、舜の後を継いだ兎《う》が夏王朝を建国したと伝えられている。

第二章　基礎理論

第一項　陰陽説

陰陽の関係は次の四つで説明される。

一、陰陽対立…陰と陽とは互いに対立していて決して同化することはない。例えば上下、左右、天地、昼夜、明暗、寒熱、昇降等。

二、陰陽互根…陰と陽とは互いに対立しているとは言うものの互いに依存しているというもの。例えば上下、左右等。

三、陰陽消長…どちらの勢力が勝っているかは流動的でいつも一方が優勢とは限らないというもの。例えば昼夜、寒暖等。

四、陰陽転化…陰と陽とは対立しているが極まれば他方に変化するというもの。例えば冬至や夏至等。

人体において陰陽のバランスが崩れると次の四つが考えられる。これは陰陽消長の状態が正常ではなくなり病理状態となった場合を指している。

一、実熱証…陰はそのままで陽だけが過剰になるもの。

二、実寒証…陽はそのままで陰だけが過剰になるもの。

三、陽虚証…陰はそのままで陽だけが不足するもの。

四、陰虚証…陽はそのままで陰だけが不足するもの。

陽虚証と陰虚証はどちらか一方が正常なレベルより低下することであるが、陰陽互根の法則によりどちらか一方が虚すると、やがてもう一方が虚するようになる。これを「陰陽両虚」と呼ぶ。

古代中国の人々は陰陽説を図によって説明しようと努めた。それが「河図《かと》・別名十数図」と呼ばれるものである。

冬至は全てを支配していた陰から初めて陽に転化する瞬間であり、冬至の次の日に最初の陽が生じるため○をつける。（陽は奇数なので一個）

逆に夏至は全てを支配していた陽から陰に転化する瞬間なので、夏至の次の日に最初の陰が生じるため●●をつける。（陰は偶数なので二個）

春分は冬至より陽が多いので○○○をつける。秋分は夏至より陰が多いので●●●●をつける。この場合も陽が奇数で、陰が偶数という法則を忘れてはいけない。

中央を「五」として●●●●●と○○○○○をつける。

陽は奇数で表すので陽が多い場合は○もしくは○○○で表しているし、陰は偶数で表すので陰が多い場合は●●もしくは●●●●で表していることに注目していただきたい。

中央は陰でも陽でもないので陽である五つの「○」を一セット、陰である五つの●を二セット記すことによって陰陽どちらにも属していないことを表現している。ここでも○は陽なので奇数の一セット、●は陰なので偶数の二セットを記すという法則を忘れてはいけない。

そしてそれぞれの外側に「プラス五つ」の○もしくは●を配置して、天を表わす河図が完成する。この「プラス五つ」は陰にも陽にも属さない中央を表わす「五」をプラスすることによって、各季節に陰と陽が混在してバランスを保つことがその狙いである。

河図とともに紹介されるのが「洛書《らくしょ》」である。河図が十の数字を用いて表現しているのに比べ、洛書は九の数字によって森羅万象を表現した。

この洛書の特徴は縦、横、斜めのどれをとってもその和は十五になる点である。河図が天を表わすのに比べて、洛書は地を表わしている。

【河図】

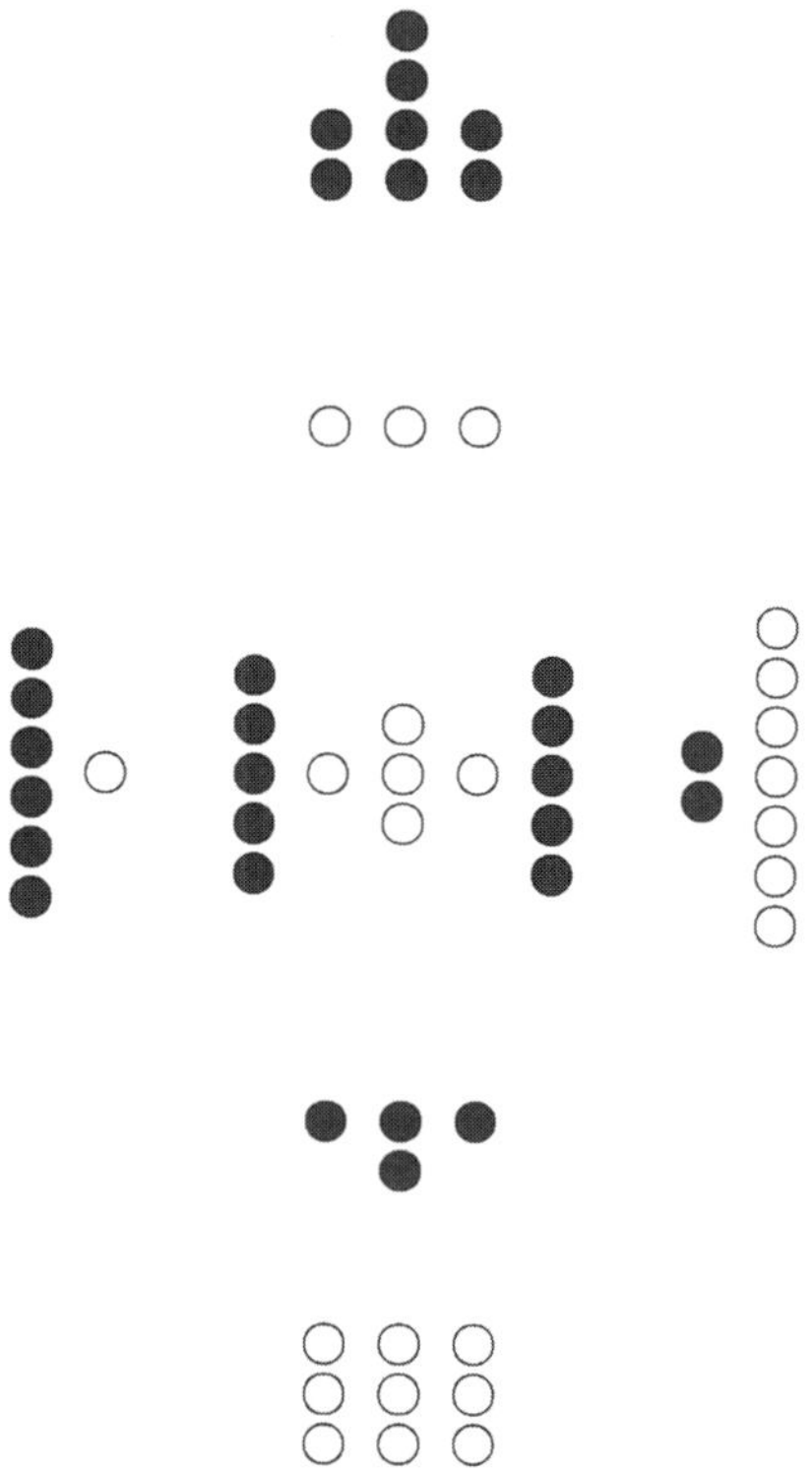

【洛書】

4	9	2
3	5	7
8	1	6

第二項　五行説

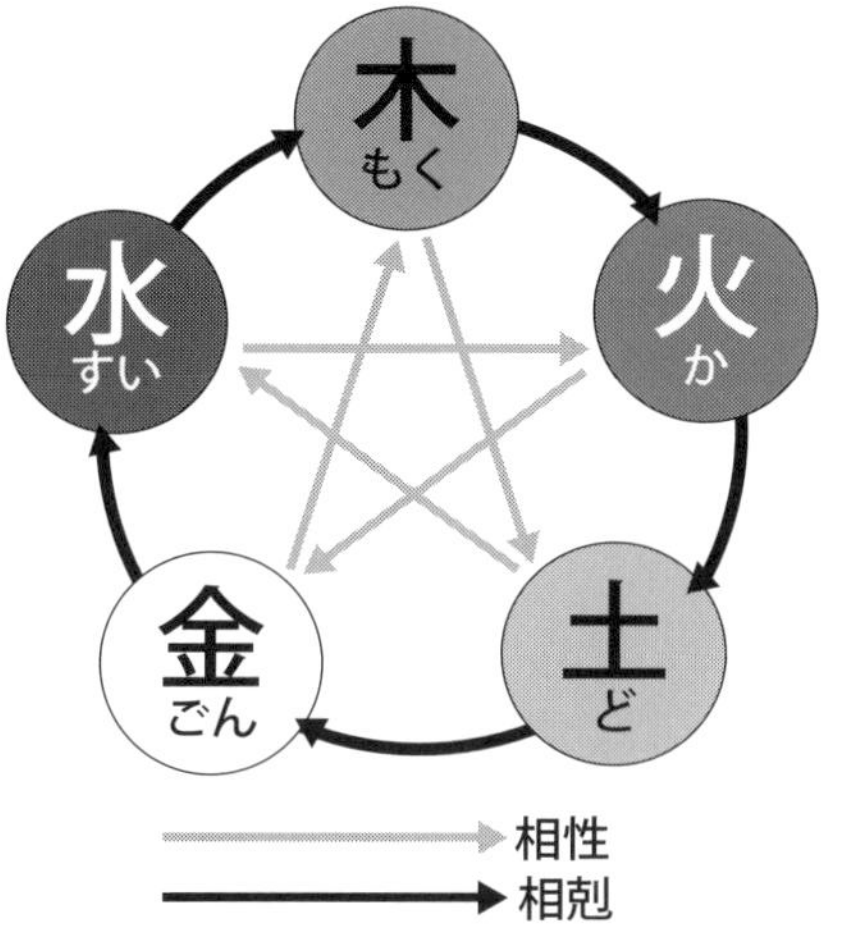

さて五行説であるが、五行説とは万物は木火土金水の五つからなるという思想で、陰陽説と結合することによってさらにその深みは増していったと言われている。そのそれぞれには象徴となる言葉がある。

木は「曲直《きょくちょく》」である。曲直とは樹木の成長をいい、樹木の持つ真っ直ぐ上に伸びて生長する条達《じょうたつ》を捉えている。

火は「炎上《えんじょう》」である。炎上とは温熱と上昇をいい、炎が持つ熱く上に昇って行く様子を捉えている。

土は「稼穡《かしょく》」である。稼穡とは播種《はしゅ》、収穫《しゅうかく》、生化《せいか》をいい、稼穡の本来の意味である農業を捉えている。

金は「従革《じゅうかく》」である。従革とは粛殺《しゅくさつ》、変革《へんかく》をいい、金の持つ冷たいイメージと粛の持つ引き締まって縮んでいる姿を捉えている。

水は「潤下《じゅんか》」である。潤下とは滋潤《じじゅん》をいい、乾いたものを潤すことを捉えている。


また、五行は孤立して存在しているのではなく、お互いに影響を与えながら存在している。それは、正常な関係と異常な関係に区別されている。正常な関係とは生理的な関係で相剋関係と相生関係がこれに該当する。相剋関係は相手を剋することにより正常な五行のバランスを取る働きがある。春秋戦国時代の鄒衍《すうえん》が提唱したと言われている。

ただし、この相剋関係も絶対的ではない。例えば金剋木を見てみると、金はどんな状況であろうと絶対的に木を剋することができるかといえばそうではない。弱い金なら木を剋せず逆に剋されるからである。これを相侮関係または反剋《はんこく》という。これは強い斧のような金ならば木を伐採することができるが、針のような弱い金属ならば返って負けて刃が欠けてしまうことを想像していただくとわかりやすい。また相侮関係には、剋される側があまりにも強すぎるために、本来剋する側に対して反対に剋してしまうこともあり得る。

もう一つの異常な相剋関係として、相乗関係というものがある。相乗関係は強者がいたずらに弱者を剋することをいう。原因は二つあり、一つ目は剋される側があまりにも弱すぎるために、剋する側がその虚に乗じてくるものである。二つ目は剋する側があまりにも強すぎるために、剋される側が対抗できないものである。

一方、相生関係は相手を生み育てることにより正常な五行のバランスを取っている。前漢時代の劉向《りゅうこう》と劉歆《りゅうきん》が提唱したと言われている。

相生関係においても相剋関係と同様に絶対的ではない。例えば水生木を見てみると、水が多すぎてせっかく生じてもらっているはずの木が枯れることもあり得る。これを「反生《はんせい》」という。また、特に土生金の相生関係において、土が過剰に金を生じることを「埋金《まいきん》」と呼び、土が強すぎて火の長所が出ないことを「晦火《かいか》」と呼ぶなど、一部には好ましくない相生関係も存在する。

この反対に一見好ましくないように見えるが、そうでもない相生関係もあり、「火土同根《かどどうこん》」がこれに該当する。これは土が大過していても火は必要とされる相生関係で、太陽と地球の関係を五行を用いて説明しているものである。いくら土（地球）が大過していても、やはり土には太陽（火）は必要である原理を活用しているのである。

第三項　十干

十干とは、古代中国（殷の時代紀元前十五世紀～紀元前十一世紀）に生まれた数詩で、時間と空間をあらわすのに使用したものとされ、甲骨文字にも記されている。五行の「木」「火」「土」「金」「水」が、陰陽それぞれに分かれたもので、「甲《こう》」「乙《おつ》」「丙《へい》」「丁《てい》」「戊《ぼ》」「己《き》」「庚《こう》」「辛《しん》」「壬《じん》」「癸《き》」の十個に分けられる。

また、十干は天干《てんかん》ともいう。それに対して、十二支を地支《ちし》ともいう。

十干は十二支と組み合わせて利用されることが多く、十二支と比較すると十干は陽に属し、十二支は陰に属する。

甲は木に属し、亀の甲羅を表わしていて、堅い殻に覆われた種の状態を表現している。

乙は木に属し、屈曲した姿を表わしていて、種から出た芽が地上に現れて屈曲している状態を表現している。

丙は火に属し、脚を真っ直ぐに伸ばした姿を表わしていて、根が土中で成長して分かれていく状態を表現している。

丁は火に属し、釘を表わしていて、芽が生長し固く安定した状態であることを表現している。

戊は土に属し、鉞《まさかり》を表わしていて、鉄器で刈り取るに値するくらい生長した草木を表現している。

己は土に属し、目印を表わしていて、植物が理想とする形になったことを表現している。

庚は金に属し、Ｙ字型の強い心棒を表わしていて、植物の茎が堅固なものとなり枝分かれすることを表現している。

辛は金に属し、刃物で刺す姿を表わしていて、成長した植物を伐採することを表現している。

壬は水に属し、中央部が盛り上がった糸巻を表わしていて、人で言えば妊娠を象徴し、植物で言えば受粉を表現している。

癸は水に属し、四方に突き出た刃を持つ鉾を表わしていて、回転して突き刺すことから十干の一巡を表現している。

十干も陰陽に区別されていて、甲丙戊庚壬は陽、乙丁己辛癸は陰である。陽に属する十干の呼び名の最後に「え」を付け、陰に属する十干の呼び名の最後に「と」を付ける。例えば甲ならば木に属し陽に属するので「きのえ」と呼び、乙は木に属し陰に属するので「きのと」と呼ぶ。

また十干はそれぞれが「干合」という組み合わせによってさらに別の五行を生み出す。甲と己、乙と庚、丙と辛、丁と壬、戊と癸の組み合わせで、甲己干合は土、乙庚干合は金、丙辛干合は水、丁壬干合は木、戊癸干合は火を生み出すのである。

これは求めたい干合の年の立春の月の十干の五行から生じられた五行に化生するという法則に起因している。例として甲己干合をみてみると、甲もしくは己の年の立春の月（二月）の十干の五行（丙なので十干の五行は火）は火で、火から生じられる五行（火生土なので生じる五行は土）は土なので甲己干合は土に化生するのである。

乙庚干合ならば、乙もしくは庚の年の二月は戊寅なので（戊なので五行は土）、土生金により乙庚干合は金に化生する。

丙辛干合ならば、丙もしくは辛の年の二月は庚寅なので（庚なので五行は金）、金生水により丙辛干合は水に化生する。

丁壬干合ならば、丁もしくは壬の年の二月は壬寅（壬なので五行は水）なので、水生木により丁壬干合は木に化生する。

戊癸干合ならば、戊もしくは癸の年の二月は甲寅（甲なので五行は木）なので、木生火により戊癸干合は火に化生する。

また十干は暦においても重要な役割を果たしてきた。月の初日を一日ではなく甲日、二日を乙日というように十干で表していたのである。そして十干が十日間をかけて一巡するとその一巡を「旬」と呼んだ。これが上旬、中旬、下旬のことなのである。

さて、例えば西暦二〇〇〇年は庚辰である。一体この十干十二支はいつを始めとしているのか。諸説あるが最も有力なのが紀元前二六九七年を開始年とする説である。この年は黄帝が即位した年（生まれた年という説もある）だからというのがその理由とされている。

【干合】

甲＋己＝土
乙＋庚＝金
丙＋辛＝水
丁＋壬＝木
戊＋癸＝火

第四項　十二支

十二支《じゅうにし》は、子《し》・丑《ちゅう》・寅《いん》・卯《ぼう》・辰《しん》・巳《し》・午《ご》・未《び》・申《しん》・酉《ゆう》・戌《じゅつ》・亥《がい》の総称で、古く殷の文字では十干と組み合わされて日付を記録するのに利用された。戦国時代（紀元前四〇三年～紀元前二二一年）以降、日だけでなく、年・月・時刻・方位の記述にも利用されるようになった。

子は子供のことを表わし、一人前になっていないことから、草木の種が地中で成熟していないことを表現している。

丑は手を曲げている状態を表わしていて、地上に出る寸前の曲がった芽の状態を表現している。

寅は家の中で体を伸ばすことを表わしていて、地中の芽が生長してようやく地上に出てくる瞬間を表現している。

卯は門を無理に開けて中に入ることを表わしていて、草木が地面から出てきた状態を表現している。

辰は二枚貝が開いて中の肉が動くことを表わしていて、風になびくくらい生長した草木を表現している。

巳は頭と体ができかけた胎児を表わしていて、草木の花が蕾である状態を表現している。

午は杵《きね》を表わしていて、生長した草木の葉が食用に変わることを表現している。

未は草木がまだ生長の余地のあることを表わしていて、未熟な草木を表現している。

申は伸ばすことを表わしていて、草木が伸びきった状態を表現している。

酉は酒を入れる容器を表わしていて、果実酒を作るために必要な果実が収穫できる状態になったことを表現している。

戌は作物を刈り取ることを表わしていて、果実を収穫した後の草木が刈り取られる状態を表現している。

亥は豚の骨格を表わしていて、骨格という全身に行き渡った器官と十二支が最後まで行き渡って完結したことを重ねている。

十二支も十干と同じく陰陽に区別されていて、子寅辰午申戌は陽、丑卯巳未酉亥は陰である。また五行に分類することもでき、木に属するのは寅卯、火に属するのは巳午、土に属するのは丑辰未戌、金に属するのは申酉、水に属するのは亥子である。（31ページ五行図参照）

六十干支										空亡
甲子	乙丑	丙寅	丁卯	戊辰	己巳	庚午	辛未	壬申	癸酉	戌・亥
甲戌	乙亥	丙子	丁丑	戊寅	己卯	庚辰	辛巳	壬午	癸未	申・酉
甲申	乙酉	丙戌	丁亥	戊子	己丑	庚寅	辛卯	壬辰	癸巳	午・未
甲午	乙未	丙申	丁酉	戊戌	己亥	庚子	辛丑	壬寅	癸卯	辰・巳
甲辰	乙巳	丙午	丁未	戊申	己酉	庚戌	辛亥	壬子	癸丑	寅・卯
甲寅	乙卯	丙辰	丁巳	戊午	己未	庚申	辛酉	壬戌	癸亥	子・丑

十干と十二支を組み合わせて六十干支を構成するが、一定の決まりがあり、陽干と陽支、陰干と陰支の組み合わせしか成立しない。つまり甲子は存在するが甲丑は存在しないことになる。そして甲子から順番に乙丑、丙寅、丁卯、戊辰、己巳、庚午、辛未、壬申、癸酉と組み合わせていくと、十干の方が十個しかないので十二支よりも早く甲に帰ってきてしまう。ということは戌と亥のパートナーがいないことになる。この場合の戌と亥を「空亡」と呼ぶ。

また十干と十二支の組み合わせにおいて、同じ「月令」になる組み合わせがある。甲寅、甲辰、乙卯、丙午、丁巳、丁未、庚申、庚戌、辛酉、壬子、癸亥、癸丑の組み合わせである。甲は木に属し寅は春に属するので（春は五行の木に属する）この関係を「月令を得る」と表現し、大変強く結びついていると考えるのである。

月齢以外で十二支同士の結びつきを表す場合、親密な関係と対立する関係を表す表現がある。前者を代表するものとして、「三合」「方合」「支合」と呼ばれるものがある。「三合」とは子辰申、卯亥未、午戌寅、酉丑巳の三つが揃った時の関係をいう。「方合」とは亥子丑、寅卯辰、巳午未、申酉戌の三つが揃った時の関係である。「支合」とは子丑、寅亥、卯戌、辰酉、巳申、午未の組み合わせである。

後者を代表するものは「七沖」「支刑」である。「七沖」とは子午、丑未、寅申、卯酉、辰戌、巳亥の六つである。「支刑」とは子卯、寅巳、巳申、未戌、戌丑である。

第五項　天体における十二支

十二支を十二ヵ月に配したものを十二月建《じゅうにげっけん》と呼ぶ。北斗七星の柄の部分がどの方角を向いているかをその方位の十二支に当てはめて各月の名前を記したのが月建なのである。

十二月下旬の冬至（旧暦十一月）は北斗七星の柄が北（子の方向で二次元でいうと下の方向）を指すので、月建が子の方角を指すことからこれを建子《けんし》と呼ぶ。同じく一月の大寒は建丑《けんちゅう》、二月の雨水は建寅《けんいん》、三月の春分は東（二次元でいうと右方向）を指すのでこれを建卯《けんぼう》、四月の穀雨は建辰《けんしん》、五月の小満は建巳《けんし》、六月の夏至は南（二次元でいうと上の方向）を指すのでこれを建午《けんご》、七月の大暑は建未《けんび》、八月の処暑は建申《けんしん》、九月の秋分は西（二次元でいうと左方向）を指すのでこれを建酉《けんゆう》、十月の霜降は建戌《けんじゅつ》、十一月の小雪は建亥《けんがい》と呼ぶ。

【月建】

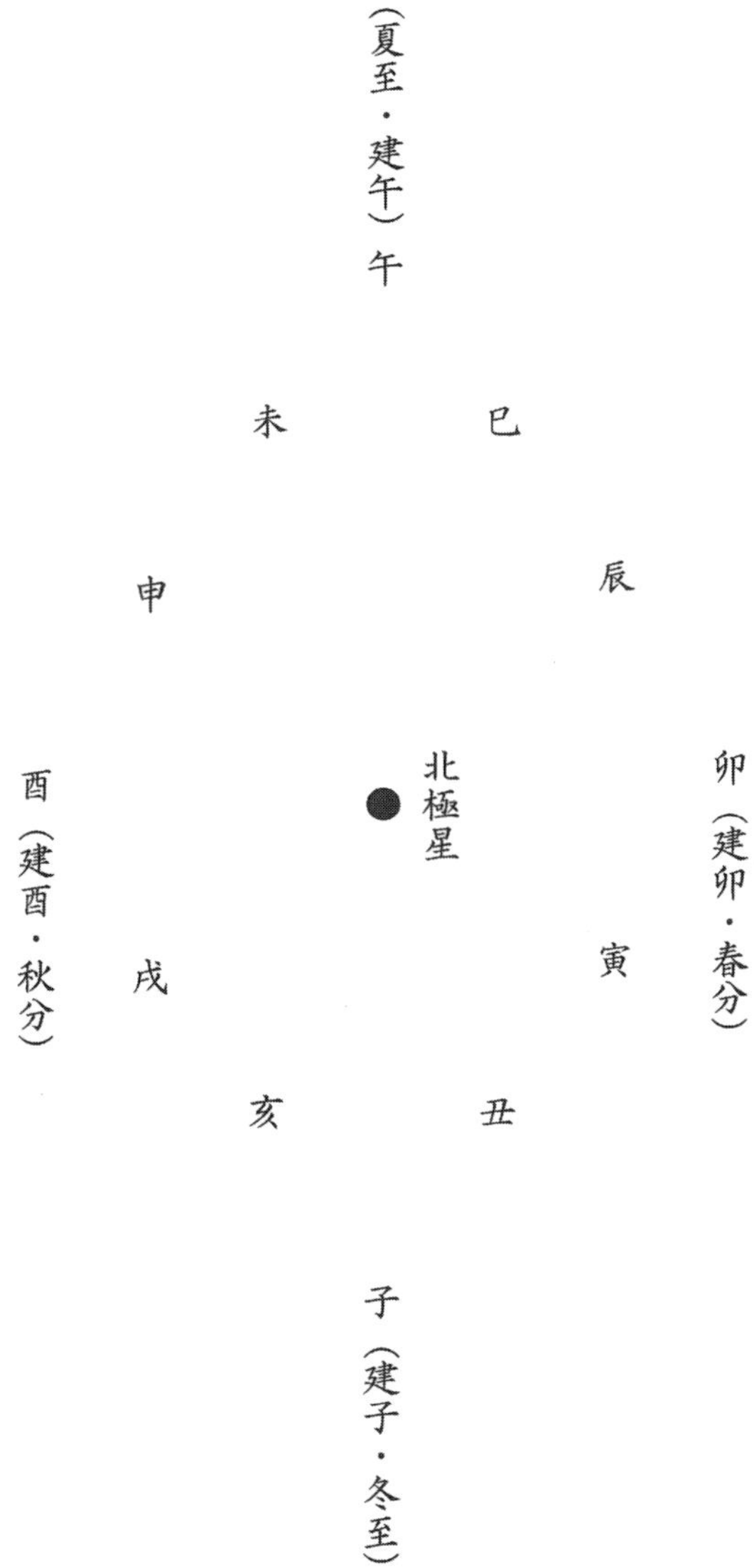
（夏至・建午）午
巳
未
辰
申
北極星
卯（建卯・春分）
酉（建酉・秋分）
寅
戌
丑
亥
子（建子・冬至）

【二十四節気】

立春（二月）春の気が起こる日
啓蟄（三月）地中の虫が出てくる時期
清明（四月）清らかな日が続く時期
立夏（五月）夏の気が起こる日
芒種（六月）穀物の種を植える時期
小暑（七月）暑さが厳しくなり始める時期
立秋（八月）秋の気が起こる日
白露（九月）草木に朝露が現れ始める時期
寒露（十月）草木に朝露が明確に現れる時期
立冬（十一月）冬の気が起こる日
大雪（十二月）降雪がピークを迎える時期
小寒（一月）寒さが厳しくなり始める時期

雨水（二月）雪から雨に変わる時期
春分（三月）昼夜の長さが同じ日
穀雨（四月）穀物に恵みの雨となる時期
小満（五月）万物の成長が満ち始める時期
夏至（六月）一年で最も昼が長い日
大暑（七月）暑さがピークを迎える時期
処暑（八月）暑さが弱まる時期
秋分（九月）昼夜の長さが同じ日
霜降（十月）草木に朝霜が現れる時期
小雪（十一月）降雪が始まる時期
冬至（十二月）一年で最も夜が長い日
大寒（一月）寒さがピークを迎える時期

第三章　応用理論

第一項　易経

「易」という文字は上が日で下が月から構成されていることから陰陽を表わす文字であるという説が主流である。中国では易経と呼ぶが、日本では四柱推命（古くは子平推命と呼んだ）と呼んだ方が理解されやすいかもしれない。つまり生まれた年月日時という四つの柱により人生の流れを推測する学問なのである。

易の性質を表す言葉として「変易」「不易」「簡易」と呼ばれるものがある。森羅万象というものは絶えず変化しているが（変易）、ある法則に則って秩序を保っていて（不易）、しかもその法則は簡単なものである（簡易）。洛書を用いて当てはめてみると（30ページ参照）、縦横斜めを構成する数字はそれぞれ異なるが（変易）、それらの和は一定していて（不易）、この法則は誰でもわかる簡単なものである（簡易）となる。

さて易経を行なう際に生まれた年月日時に該当する十干十二支から命式表を作成し、日干《にっかん》から見てそれぞれの十干を「類神」に当てはめる作業が必要となる。類神と呼ばれるものは比肩、劫財、食神、傷官、偏財、正財、偏官、正官、偏印、正印の十種類で、各類神にはそれぞれ象意と呼ばれる意味が配置されている。そして、その象意の状態をみて鑑定するのである。

類神	象意		
比肩	友人	自我	仲間
劫財	友人	自我	仲間
食神	衣食住	幸福	健康
傷官	総明	器用さ	直言
偏財	現金	社交性	愛人
正財	貯金	金銭感覚	正妻
偏官	頑固	武闘派	努力
正官	規律	常識	出世
偏印	直感	個性	義母
正印	学問	勲章	生母

比肩は友人、自我、仲間を表す。
劫財は比肩とよく似た象意だが、比肩と比べてやや凶意を帯びる。
食神は衣食住、幸福、健康を表す。
傷官は総明、器用さ、直言を表す。
偏財は現金、社交性、愛人を表す。
正財は貯金、金銭感覚、正妻を表す。
偏官は頑固、武闘派、努力を表す。

正官は規律、常識、出世を表す。

偏印は直感、個性、義母を表す。

正印は学問、勲章、生母を表す。

また鑑定に導くものは十干だけではない。十二支同士の関係性も非常に重要視する。この関係性をみる時に用いるのが、支合、三合、方合、七沖、支刑、六害などである。あるいは日干の強弱をみたり（強いのを身旺、弱いのを身弱、中間を中和という）、五行の偏り、十二運（長生、沐浴、冠帯、建禄、帝旺、衰、病、死、墓、絶、胎、養）、身殺（代表的なものとして天乙貴人、文昌貴人、天徳貴人、月徳貴人、華蓋、羊刃、駅馬など）、用神（格局用神、特定用神、調候用神）の状態なども参考にする。このように十干同士の関係、十二支同士の関係、日干の強弱、五行の状態、十二運の状態、用神の状態を総合的に判断して、最終的な結論へと導いて被鑑定者の吉凶をみるのが易経である。

鑑定内容によっては行運（十年毎に変わる大運、毎年変わる年運、毎月変わる月運、毎日変わる日運）を参考にする場合がある。したがっていくら命式表が素晴らしいからと言っても、凶意を帯びた行運が廻ってくれば吉象とは判断できないし、反対に命式表が劣っていたとしても、非常に吉意を帯びた行運が廻ってくれば凶象から脱皮できるというわけである。

なぜ私は易経の習得をお勧めするかと言えば、易経の学習を通じて陰陽五行説の学習に繋がるからである。例えば、日干が陽干ならば受剋または能剋に強く、陰干ならば弱いという性質がある。つまり陽干は剋されても耐えられるが、陰干はその忍耐力が弱いのである。これを人体に当てはめると五臓六腑でわかりやすく説明できる。

五臓は陰に属し、六腑は陽に属する。陰は受剋に弱いので堅く保護する必要がある。故に五臓は肋骨に守られた部位に存在しているのだ。逆に陽は受剋に比較的強いので、肋骨で保護する必要性がない。故に腹部の六腑を守るべく肋骨に該当する骨はないのである。

さらに言えば、心臓は陽中の陽に属しているので、体幹前面の表層近くに存在していて、腎臓は陰中の陰に属するので、体幹前面より深層に存在しているのである。

第二項　八卦

易はまず一つの太極《たいきょく》から始まる。そして一つの太極は二つの両儀《りょうぎ》を生じる。二つの両儀は四つの四象《ししょう》を生じ、四つの四象は八つの八卦《はっけ》を生じる。つまり易の根本は「太極」なのである。この太極から八つの「卦」に分かれるので「八卦」と呼ばれる。

ここで押さえておかなければならないポイントがある。それは一つの太極は陰に属するのか、あるいは陽に属するのかという疑問である。両儀ならば二つから形成されているので、一方が陽で他方が陰である。四象ならば二つの陰と二つの陽から構成されている。同じく八つの八卦は四つの陰と四つの陽から構成されている。ではたった一つである太極は陰陽どちらに属するのか。

こういったまさに陰陽の基本的発想も易経を学習することにより理解しやすくなる。答えは陽である。つまり陰は静に属し、陽は動に属するという性質から、一つから二つに変化するためには動の作用が必要となるのだ。したがって太極は陽に属するのである。もし太極が陰に属するならば、永遠に一つのままで終わってしまうであろう。

八卦を構成するものは「乾《けん》」「兌《だ》」「離《り》」「震《しん》」「巽《そん》」「坎《かん》」「艮《ごん》」「坤《こん》」で、象意について言えば乾は天、兌は沢、離は火、震は雷、巽は風、坎は水、艮は山、坤は地であり、五行で言えば乾は金、兌は金、離は火、震は木、巽は木、坎は水、艮は土、坤は土に属する。

八卦を円状に並べる場合、先天の図と後天の図という二種類の並べ方がある。前者は相生関係を表わし「伏犠八卦図《ふぎはっけず》」ともいい、後者は相剋関係を表わし「文王八卦図《ぶんおうはっけず》」ともいう。

離（火）は坤（土）を生じる。艮（土）は兌（金）を生じる。乾（金）は坎（水）を生じる。震（木）と巽（木）は同じ行である。坎（水）は離（火）を剋する。乾（金）は巽（木）を剋する。兌（金）は震（木）を剋する。艮（土）と坤（土）は同じ行である。

また伏犠八卦図を天地逆に描いてみる。つまり地図で言えば北から南西へ乾兌離震という陽卦の陽気を減らしながら順番に並べ、北東から南へ巽坎艮坤という陰卦の陰気を増やしながら順番に並べてみる。これによって完成した図が太極図になるのである。乾兌離震という四つの陽卦は乾から震に向かって陽を減らしながら時計と逆回りに進み、巽坎艮坤という四つの陰卦は巽から坤に向かって陰を増やしながら時計と同じ回りに進む。

通常八卦を図で表す場合は「爻《こう》」を用いる。

【伏羲八卦図】

坤
艮　震
坎　離
巽　兌
乾

【文王八卦図】

坎
乾　艮
兌　震
坤　巽
離

【爻】

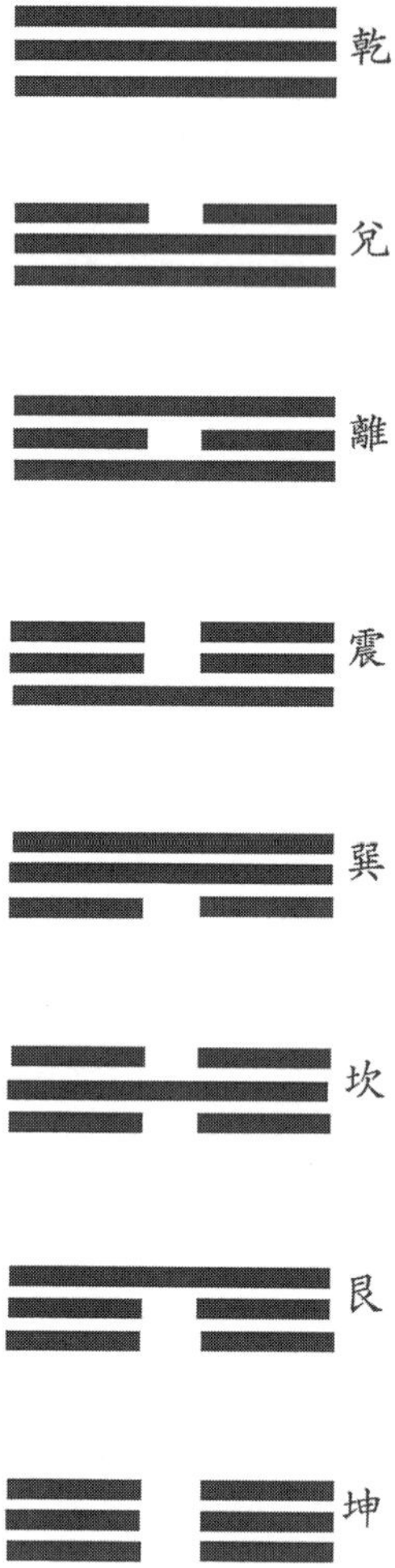

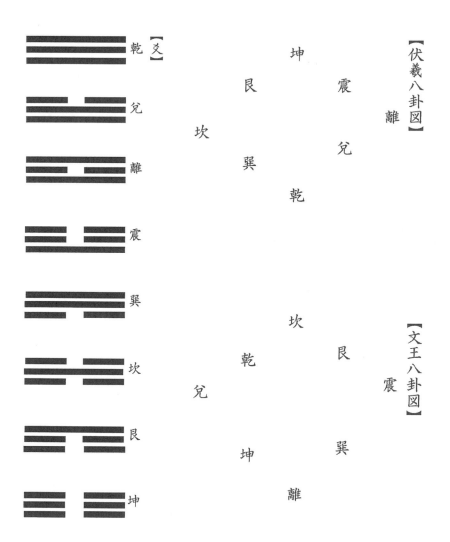

第三項　宇宙を支配する数字

河図で使用されている数字（白と黒を合わせた丸の数）を全て足すと「五十五」になる。ここから天の数字は五十五とみなすのである。一方の洛書は地に則り相剋を表わしている。二と七（巽坎）の火は四と九（乾兌）の金を剋し、四と九の金は三と八（離震）の木を剋し、三と八の木は中央の土を剋し、中央の土は一と六（艮坤）の水を剋している。そして洛書で使用されている数字を全て足すと「四十五」になる。ここから地の数字は四十五とみなすのである。さらに河図の五十五と洛書の四十五を足すと「百」になる。この百が河図と洛書を使って編み出された宇宙を支配する数字とみなされている。

易と「圭表《けいひょう》」との関係について述べてみる。圭表で重要となるものは「股《こ》」と呼ばれる棒である。股を真っ直ぐに立てて作られた影を「句《こう》」といい、股の頂点から句の尖端までを「弦《げん》」と呼んでこれら三つを巧みに使って方位、四季、二十四節気等を測定した。日時計を想像すると理解しやすいのではないだろうか。

ちなみに股の長さを四、句の長さを三、弦の長さを五とした場合、それぞれを二乗した和は五十となり、この五十という数字を「大衍《だいえん》の数」と呼ぶ。

さて句が最長の日が冬至、最短の日が夏至、冬至から夏至あるいは夏至から冬至になる間に句が同じ長さになる日が春分と秋分である（古代人は同じ冬至の日になるのには約三六五・

二五日かかることをつきとめた）。

古代中国人は太陽が三六五．二五日かかって昨年と同じ位置に戻ることをつきとめたが、月が地球を一周するのに二十七．三日かかることもつきとめた。

そこから彼らは月が地球の周りを回る日数を二十八日と定め、一日毎に名前を付けた。これが「二十八宿《にじゅうはっしゅく》」である。二十八宿の二十八は一編を七とする正方形で表すことができ、これを「地」とする。一方その正方形の中に納まる円形を描く。この円形の直径は七となりこれを「天」とする。つまり正方形の長さの合計（二十八）と円形の円周（約二十二）の和である「四十九」を天地の数つまり宇宙の数とみなした。

したがってこの宇宙を数字で表現したいならば河図と洛書から導いた「百」と、二十八宿から導いた「四十九」の二つが導かれるのである。

ちなみに易占では五十本の筮竹《ぜいちく》を使用することになっている。何故五十本かと言えば河図で見られる数が五十（河図の総数は五十五だが中央の土がダブっているため五を引くという発想をしている）であるのと、大衍の数が同じく五十だからである。そして実際に易占を行なう際には五十本の筮竹から一本を抜いて四十九本で占っている。

一本抜く理由として、この一本は太極を表わしていて天地が生じる前の象徴という意味がある。故に易占で使用する筮竹の数四十九は二十八宿から導いた四十九という数字と重ねることによってその意味をさらに深めているのである。

【圭表】

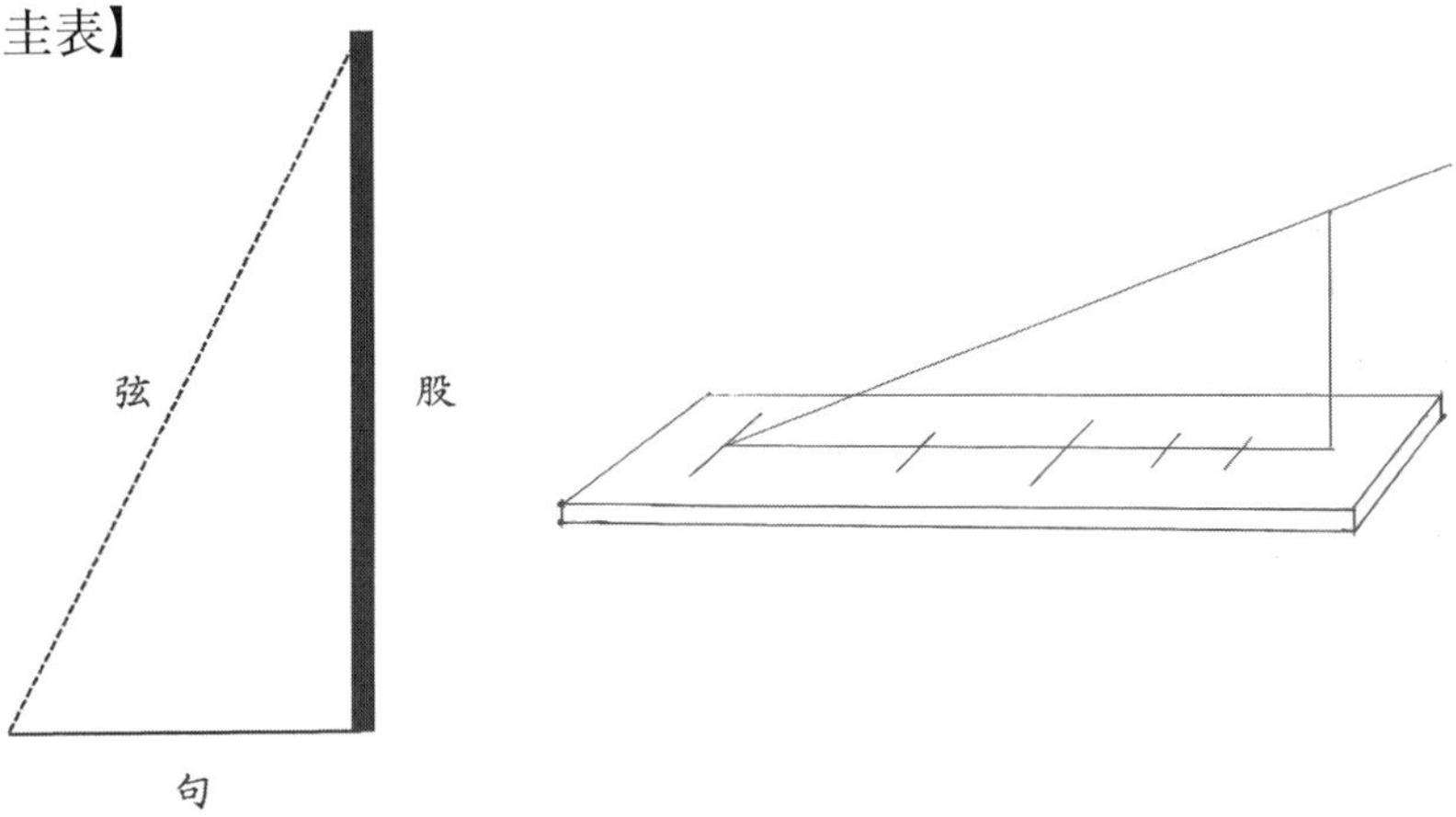

【二十八宿の図】

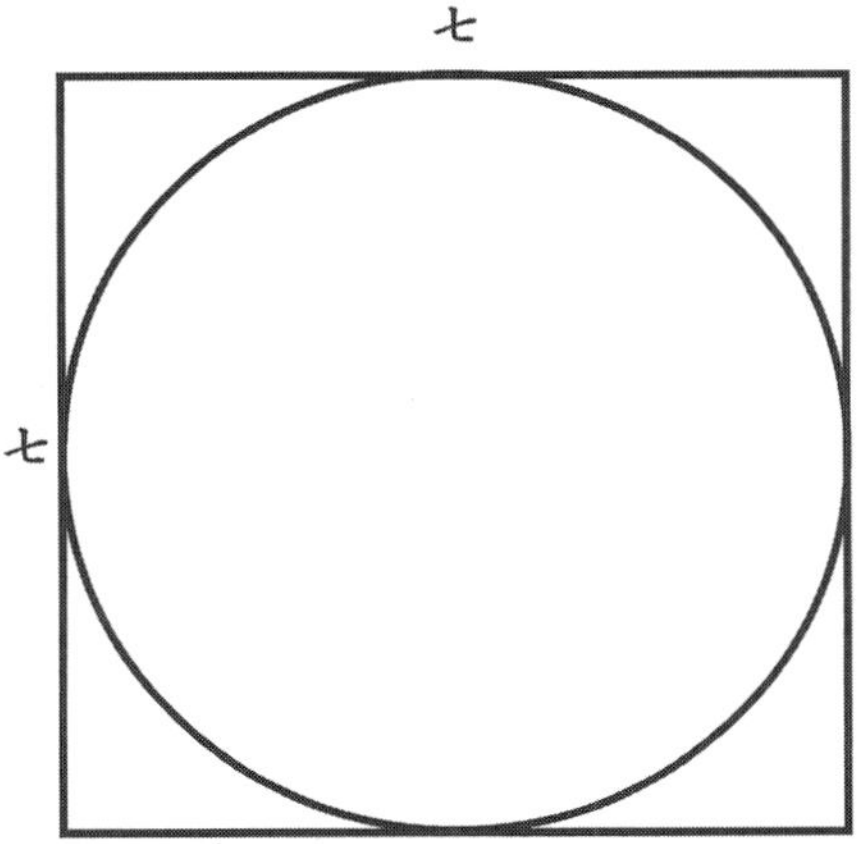

第四章　歴史

第一項　古代の中医学

太古の昔においても現代と変わらず各地方を統治していた者は首長である。首長と言っても現在のように政治活動のみに専念していればいいというものではなく、病気が蔓延すれば社会が成立しないという危険性を含んでいたので、首長自らが病人に対応していたと想像できる。

病人は首長から直々に手当を受けることによりこの統治者に対して益々信頼を深め、結果として安定した社会の構築が実現していたのではなかろうか。

しかし、いくら首長といえども全ての病人に対して充分な施術を行なうことは甚だ不可能な話である。まだまだ医学と呼べるほどのシステムや技術が確立されていないし、まず、医学の知識すらほとんど無に等しい時代である。できることといえば病人の話を聞き、痛い所があれば手を当てながら、優しい言葉を投げかけて、心の鎮静を目的とする治療によって病人を癒やすことが精一杯であったと思われる。

ということは、いくら首長といえどもいわゆる医療ミスの可能性も十分に含んでいるということである。民が敬う首長の治療に万が一誤診や施術ミスがあれば、それこそ統治においても影響することは明らかである。

これはあくまで想像だが、この対応策として首長は統治と医療を分離させることを思いついたのではないだろうか。あくまでも首長は政治家であり医者ではないというスタンスである。

そして、病人を癒やす者として首長から公認されて生まれたのが巫医《ふい》なのである。
巫医は神の声を聞くことができる者として崇められ、首長とはまた違った絶対的権力を手にしたが、巫医はあくまでも神の使いなので威厳を維持し、神格的な存在でなければならなかった。

病人達の理解を苦しめるもの、それは正当な理由もないのに何故病に罹るのかという素朴な疑問であり、それらに対する回答も巫医は受け持つようになるのである。そして、医学の道から逸脱して霊魂や怨念といったスピリチャルな例えで病人を非科学的な世界に導き、その地位を不動のものとしていったのである。その姿を漢字で表現すると「毉《い》」になり、現在の「医」の原型と言われている。

しかし巫医と言っても民衆の信頼を勝ち取る者ばかりではない。巫医の中には呪術において威厳を欠く者もいて、その者達は今で言うマッサージや指圧といった物理療法、あるいは薬草を煎じて病人に飲ませるといった、これも現代で言う投薬治療法も呪術の付加価値として行なうことによって足りない威厳を補完した。

ところが、この補完行為が思わぬ効果を生むことになる。それは、民衆の絶対的信頼が威厳ある巫医から物理療法や投薬療法を施す巫医へ変わっていったからである。それはやはり呪術だけの医療の限界を示唆していると言える。

この頃から、「毉」は「醫」に変わりつつあった。「醫」の「酉」は酒のことで、現在の薬酒や中医薬のことを指している。そして文字の発明により病名や臓器の名称を書として残すことが可能になり、これが古代中医学を今日まで発展させた大きな一因と言われている。

別の観点から古代の医学を見てみよう。一説によると三皇五帝の時代は大した争いもなく、中国は平和な時代であったという。そのような時代では女性が力を持ち、いわゆる母権社会であった。母権社会の特徴は老荘思想が説く無為自然に近いもので、少欲に撤して他人に対しても束縛することはなかったと言われている。自然治癒力のなすがままにこの身を委ねることが当時の医学の姿であったというのである。

しかし三皇五帝の時代が終り、実力で天下を治めることが可能とわかると、文明を発展させてよりよい生活を送ろうとする者が現われ始めた。そういった野望を持った者達のほとんどが男性だったので権力は男性が握るようになり、母権社会から父権社会に推移していった。

医学においても疾病の治癒を自然治癒力に任せることから、自らの手で治癒に導く方法を模索するようになった。生命の重要性に比重を置き、治癒に結びつくあらゆる方法を試すことが医学の本道であると認識するようになったのである。

こうして見てみると、中医学の創成期は自然治癒力を狭い見地によって応用していたのだが、その後何千年もかけて徐々にその応用範囲を広げてきたとみることができる。しかし、あくまでもその応用範囲は自然治癒力の及ぶ範囲という枠組みは逸脱していないというのが頑なに守ってきた存在意義なのかもしれない。

第二項　中医学の科学性

この章では西洋医学と中医学の違いについて検証していくことにする。

前者と後者を区別することは非常に困難である。解剖した結果によって理論を構築していくのが西洋医学で、解剖しないで人体の現象を見るのが中医学と定義しても良いのだろうか。いや、中医学の歴史を見ても解剖を行なったと思われる痕跡もあるし、現実に『黄帝内経霊枢』（経水篇十二）には「死体を解剖して観察する」と記載されている。

器質的疾患に重点を置くのが西洋医学で、機能的疾患に重点を置くのが中医学なのか。そうとも言い切れない。中医学にも内癰《ないよう》と外癰《がいよう》という、現在でいうところの腫瘍に対する記述が見られ、それらを治療する道具（鈹鍼《ひしん》など）の記載もある。

ではいったい両者の違いは何か。

話は古代にさかのぼる。まだ正式に医学と呼べるものがなかった時代である。それこそ前項で述べた巫医が全盛の時代で、病人は巫医による祈祷に加えて、他人に自分の病気の話を聞かせることによって精神の安定を図り病気に立ち向かっていたと思われる。現代でも他人に自分の症状を語り続ける方は少なくない。

威厳があり位の高い巫医は祈祷のみによって病人の病気を追い払うことができたが、位が低く威厳のない巫医は知恵を駆使して病人に接し、病の除去に努めた。これが投薬や手当ての始まりで、やがて民衆は位こそ低いが効果の高い巫医を慕うようになるということは前述した。実はこれが現在の医師の誕生の瞬間と言われている。

祈祷に物理療法を加えた巫医は病人とまではいかないが健康ではなく治療によって治癒が可能な者、治癒の見込みがない不治の病の者という二種類の者たちを相手にした。

健康的な者たちは独自の健康法によって健康の維持に努めることができたので、巫医の必要性を感じることはなかったが、治療可能な者たちは巫医の持っている技術や知識によって病を克服することができた。また不治の病の者たちは宗教や信仰といった人智では測りきれない世界によって、病を治すというよりもむしろ人がこの世に生まれた意義や目的等を深く考えることにより闘病という苦痛を少しでも和らげようとした。

この治療可能な者に対する行為が現代まで続く医療の原型で、特に人体をアナログ的に捉えて発達してきたのが中医学で、人体をデジタル的に捉えて発達してきたのが西洋医学なのである。換言すれば、自然治癒力を重視してきた学問が中医学と呼ばれ、自然治癒力を超自然的現象と捉え、超自然的現象を一切排除して見える医学に撤してきた学問が西洋医学と呼ばれるようになったのである。

よく西洋医学は科学的な医学であり中医学は非科学的だと言われるが、これは正確ではない。なぜなら中医学も堂々とした科学的医学だからである。

ここで科学という言葉が出てきたので、科学について考察してみたいと思う。

科学とは何か。

まず、科学と非科学を区別する明確な基準はない。そのため科学的か否かの区別をする際には常に多くの議論が付きまとうが、多くの専門家達に受け入れられている基準に「反証可能性」というものがある。反証可能性とは、ある仮説が実験あるいは観察によって反証される可能性を含むことで、反証されなければ科学的ではないという考え方である。

この考え方をわかりやすく説明すると、ある仮説を立ててその仮説が正しいかどうかの実験を繰り返し行ない、何度行なっても仮説通りの結果しか見ることができなかったとする。しかし、そのうち一度でも仮説に反する結果が得られたならばその仮説は反証されたと表現する。つまり、最初に立てた仮説は反証される余地があったということであり、この仮説を証明しようと努力した道程は科学的であったとされるのである。

逆に反証できない仮説を立てたとする。例えば「人間は死んでもまた生まれ変わる」という仮説である。これは反証することができない。したがって、この仮説は科学的ではないという扱いを受けるのだ。つまり穿った言い方をすれば、世の中の科学的と呼ばれるものは常に反証され完璧ではないと非難される運命にあるとも言える。

我々は科学的と言えば一〇〇パーセントの確率で起こる現象と誤解している向きがあるが、実際にはその反対なのである。科学的に証明されたとは反証によって鍛えられて磨かれたものに与えられた称号なのである。

では、中医学が科学的かどうかを考えてみることにしよう。例として「腰背は委中を取る」という中医学の常識を仮説としてみる。腰背痛には委中という経穴を取れという教えであるが、人類はこの仮説が正しいかどうかを何千年もかけて実験してきたのである。かなり高い確率で仮説通りの結果が得られたからこそ、廃れずに今日まで言い伝えられてきた。

ただし、この仮説通りに施術しても思うような結果が得られなかった場合もある。いくら腰痛の患者さんに委中に刺鍼しても全く効果が無い場合である。

つまり、自らが立てた「腰背は委中を取る」という仮説を自らの手で反証してしまったのである。しかし、反証される余地があったということも同時に証明してみせたことから、何千年と続いている中医学は科学的であると断言しても良いのである。

結論は、西洋医学と中医学を比較した場合、どちらも科学的であり、両者の違いを決定させるものは「自然治癒力の及ぶ範囲を治療範囲とするかしないか」なのである。したがって、誠実に国民の医療を考えた時に必要な発想は、自然治癒力で治る者に対しては中医学を利用し、自然治癒力を待つ時間の無い者に対しては西洋医学を利用するということなのである。

二〇〇五年十月、「保健サービス期間を自由に選択し、また変更する権利を有する」という患者の権利がリスボンで宣言された。この宣言は世界が承認した文言である。この宣言は患者にとって今どの医学が必要なのかを検討し、適切な選択を促すための非常に重要な宣言である。

第三項　古代以後の中医学

甲骨文字の出現によって体の部位、病、症状に対して名前を付けることが可能になったことに加えて、口伝ではなく書として後世に伝えることができるようになった。これは病気に対する研究を深めるのには十分であった。この進歩が周の時代に淳于意《じゅんうい》による「診籍《しんせき》」と呼ばれる現代のカルテにつながり、病を治す者は「食医《しょくい》」「瘍医《ようい》」「疾医《しつい》」「獣医《じゅうい》」の四つに分類され、中医学はようやくシャーマンと分離するようになった。

中医学の発展に大きく貢献したのはやはり書物である。『陰陽十一脈灸経《いんようじゅういちみゃくきゅうけい》』、『足臂十一脈灸経《そくひじゅういちみゃくきゅうけい》』、『黄帝内経霊枢《こうていだいけいれいすう》』、『黄帝内経素問《こうていだいけいそもん》』、『難経《なんぎょう》』、『傷寒雑病論《しょうかんぞうびょうろん》』、『鍼灸甲乙経《しんきゅうこうおつきょう》』『黄帝内経太素《こうていだいけいたいそ》』『鍼灸大成《しんきゅうたいせい》』等がその代表で、現代においても時代を超えて研究の対象になっている。

中医学発展に貢献したのは書物だけではない。秦の時代から始まったとされている煉丹術は道士が行う長生術を指し、外丹《がいたん》と内丹《ないたん》に分かれていて、前者は水銀や金等の鉱産物を人工的に加工して服用することによって長生をはかるもので、後者は体内の気を養うことによって長生をはかるものである。この煉丹術を世に出したのが『抱朴子《ほうぼくし》』や『肘後備急方《ちゅうごびきゅうほう》』等で有名な葛洪《かっこう》である。

そして、何と言っても中医学発展の歴史において最も飛躍的だったのが、隋と唐の時代であろう。その代表的なものが「太医署《たいいしょ》」の創設である。

太医署とは現代の医科大学のことで、「医科《いか》」「鍼科《はりか》」「按摩科《あんまか》」「呪禁科《じゅごんか》」の四つの学科が定められ、学生は厳しい評価の下で懸命に学業に励んだと言われている。この太医署は宋の時代に「太医局《たいいきょく》」と名を変えて学生にとってさらに厳しい制度になり医療のレベルアップが狙われたのである。

その後、西洋医学伝来により中医学の持つ「人体は未知の物体」という観点から脱皮し、帰納法的な考えも導入された。その結果生まれたのがいわゆる鍼麻酔である。鍼麻酔についてては現在でもその機序が明確に判明しているわけではないが、一応仮説として候補に挙がっているのが脳内麻薬の存在である。

ここで、鍼麻酔との関係が推測されている脳内麻薬について簡単に触れておくことにする。刺鍼をすると脳下垂体から脳内麻薬が分泌される。これまで発見されている代表的な脳内麻薬はエンケファリン、エンドルフィン、ネオエンドルフィン、ダイノルフィンなどで、いずれもナロキソンと拮抗し、その麻薬効果はモルヒネの数倍から数百倍とも言われている。

作用機序についても不明な点が多いが、「下行性疼痛抑制系」と呼ばれる系統が関与しているのではないかという説が今のところ主流であると見て良いようである。

下行性疼痛抑制系とは痛みを伝えるニューロンが脊髄後角やＰＡＧ（中脳水道灰白質）などで脳から分泌される脳内麻薬という痛みを抑制するニューロンによって遮断されることにより、最終的に脊髄後角までたどり着くことができないため、痛みを感じないという現象をいう。

この分野は今後益々研究されていくに違いない。

【下行性疼痛抑制系】

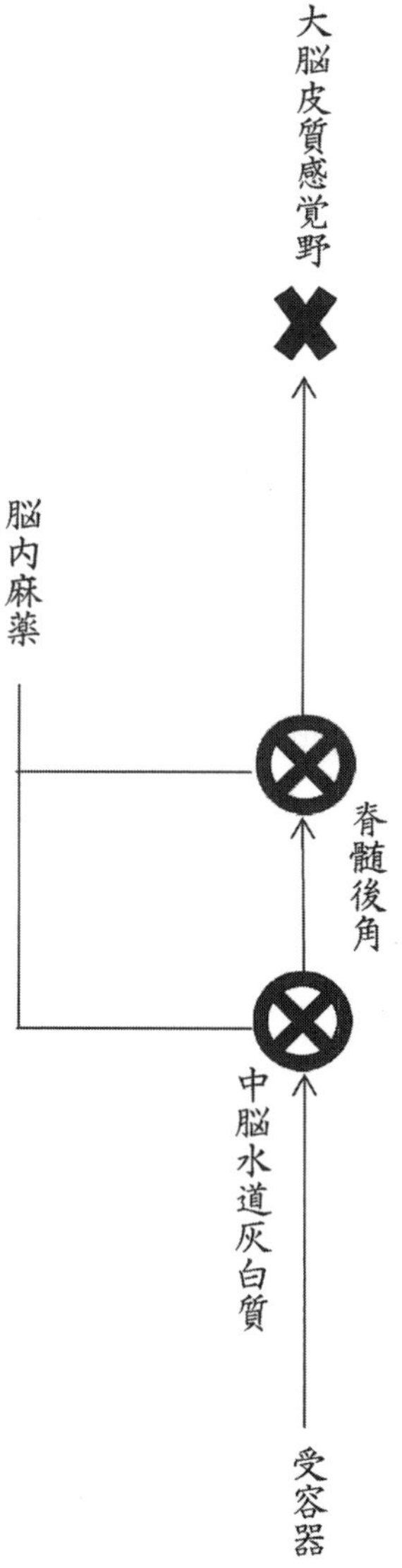

第四項　主な古典書物

一九七三年湖南省長沙の馬王堆漢墓《まおうたいかんぼ》から大量の帛書《はくしょ》（絹に書かれた書物）が出土した。主な書物は『導引図《どういんず》』、『陰陽十一脈灸経《いんようじゅういちみゃくきゅうけい》』、『足臂十一脈灸経《そくひじゅういちみゃくきゅうけい》』、『五十二病方《ごじゅうにびょうほう》』、『脈法《みゃくほう》』、『胎産書《たいざんしょ》』、『陰陽脈死候《いんようみゃくしこう》』『却穀食気《きゃっこくしょっき》』『養生方《ようじょうほう》』『雑療法《ざつりょうほう》』等である。周の時代から秦の時代に書かれた可能性が高いと見られている。

鍼灸に関わる書物は『足臂十一脈灸経』と『陰陽十一脈灸経』である。両者を比べると興味深いことがわかる。まず両者に共通するのは心包経の記載がないこと、鍼の記載がないこと、経穴名の記載がないことである。

若干の違いはあるものの似ている点は、前者は全てが四肢末端から起始して体幹あるいは頭部に終始するが、後者は小腸経と腎経が逆の流れになっていることである。

逆に異なる点は、前者に記載されている経脈の順番が足の次に手の経脈になっているが、後者は足と手の経脈が交互に記載されていること、同じく後者では小腸経を「肩脈」、三焦経を「耳脈」、大腸経を「歯脈」と記載されていることが挙げられる。

上の二つの書物の後に書かれたと推測されている書物が『黄帝内経《こうていだいけい》』である。『素問《そもん》』と『霊枢《れいすう》』からなり中医学の鍼灸においてはバイブルとされている書物である。

『黄帝内経素問』という文字が最初に見ることができるのは後漢時代の『傷寒雑病論』である。

一方の『黄帝内経霊枢』は『傷寒雑病論』においては『九巻』、晋の時代の『鍼灸甲乙経』では『鍼経《しんきょう》』として登場し、やがて唐の時代で今日の『黄帝内経霊枢』となった。

前漢時代の『七略《しちりゃく》』に『黄帝内経』の名が記されていて、『七略』とは『方技略《ほうぎりゃく》』、『輯略《しょうりゃく》』、『詩賦略《しぶりゃく》』、『六芸略《りくげいりゃく》』、『諸子略《しょしりゃく》』、『術数略《じゅっすうりゃく》』、『兵書略《へいしょりゃく》』の七つから構成されている。

『方技略』は『医経《いけい》』、『経方《けいほう》』、『神仙《しんせん》』、『房中《ぼうちゅう》』からなり、『医経』は『黄帝内経』（十八巻）、『黄帝外経《こうていがいけい》』（三十七巻）、『白氏内経《はくしだいけい》』（三十八巻）、『白氏外経《はくしがいけい》』（三十六巻）、『扁鵲内経《へんじゃくだいけい》』（九巻）、『扁鵲外経《へんじゃくがいけい》』（十二巻）、『傍篇《ぼうへん》』からなる。

『黄帝内経』の時代の脈診は「三部九候診《さんぶきゅうこうしん》」である。人体を天地人の三部位に分け、それぞれの部位の動脈拍動部を三部位ずつ選んで合計九箇所の動脈拍動部を診ることによって弁証するのである。しかしこれが『難経《なんぎょう》』の出現によって変わることとなる。

『難経』は内容を六つに分類することができる。一〜二十二難は脈学、二十三〜二十九難は経絡、三十〜四十七難は臓腑、四十八〜六十一難は疾病、六十二〜六十八難は兪穴、六十九〜八十一難は鍼について書かれていて、脈学に最も多く比重を置いているのがわかる。この『難経』の主張する脈診が現在の主流である寸口脈診《すんこうみゃくしん》なのである。

また『難経』（六十九難）では脈診以外に注目すべきは「虚していればその母を補い、実していればその子を瀉する」という五行説を用いて補法と瀉法をさらに昇華させている点を見逃してはいけない。

これまでの経緯を見ると、中医学は鍼と灸による治療法を主軸として医療が進化して

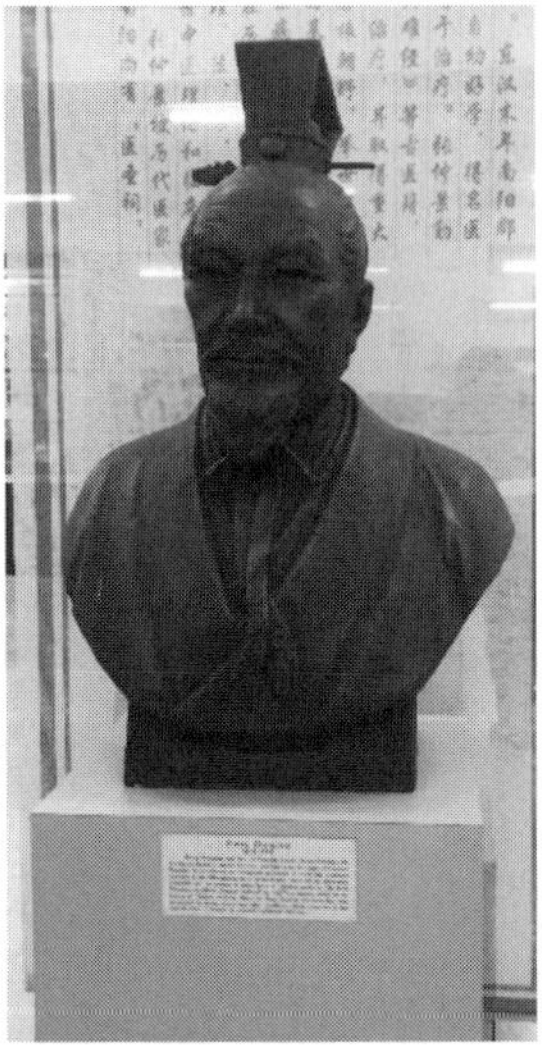

張仲景

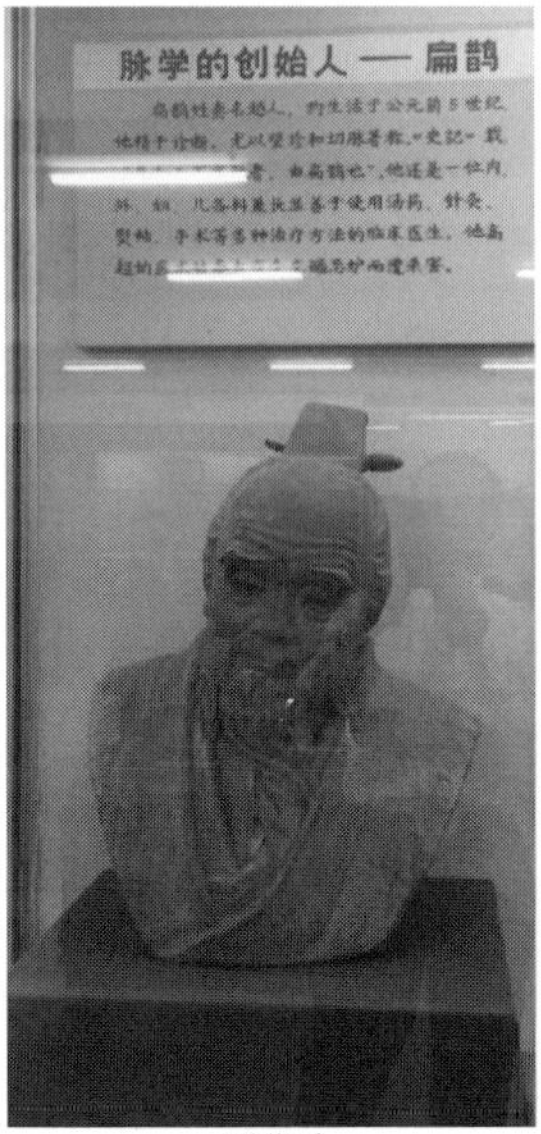

扁鵲《へんじゃく》

きたように思える。しかし、後漢時代に『傷寒雑病論《しょうかんぞうびょうろん》』が張仲景《ちょうちゅうけい》によって著されたことによってその流れに変化が見られるようになる。

これは「傷寒」と「雑病」の二部からなり、前者は後年に『傷寒論《しょうかんろん》』として、後者は『金匱要略《きんきようりゃく》』として再び世に出ることになる。

この書の業績の一つに「治療八法」を確立させたことが挙げられる。治療八法とは「汗《かん》」「下《げ》」「吐《と》」「和《わ》」「清《せい》」「温《おん》」「補《ほ》」「消《しょう》」の八つのことで、どの疾病に対してどのような対処をすべきなのかを明らかにしている。

『黄帝内経』が偉大過ぎたのか鍼灸の分野は鳴りを潜めていた感じがしたが、晋の時代に『鍼灸甲乙経《しんきゅうこうおつきょう》』が皇甫謐《こうほひつ》によって著されて再び活力を取り戻したようである。同書は『黄帝内経』にない「交会穴《こうえけつ》」を提唱した。

隋と唐の時代に入ると『黄帝内経太素』が楊上善によって著された。同書は『黄帝内経霊枢』と『黄帝内経素問』の研究書である。したがって本文を見ると『黄帝内経霊枢』、『黄帝内経素問』とよく似た内容になっている。どういうわけか同書は京都の仁和寺に保管されている。

明の時代には李時珍の『本草綱目』『奇経八脈考』、楊継洲の『鍼灸大成』、が中医学業界を牽引し、清の時代になると温病《おんびょう》が猛威を振るったが、医家達の研究により克服へと大きく前進した。これは呉瑭《ごとう》が著した『温病条弁』が大きく貢献したと言われている。

【黄帝内経】

- 『七略』
  - 『輯略』
  - 『詩賦略』
  - 『諸子略』
  - 『六芸略』
  - 『術数略』
  - 『兵書略』
  - 『方技略』
    - 『経方』
    - 『房中』
    - 『神仙』
    - 『医経』
      - 『黄帝内経』
      - 『黄帝外経』
      - 『白氏内経』
      - 『白氏外経』
      - 『扁鵲内経』
      - 『扁鵲外経』
      - 『傍篇』

第五項　砭石《へんせき》の歴史

砭石は打製石器を特徴とする旧石器時代からその原型が始まったと言われていて、当時は狩猟に使用する石器を排膿行為に使用していたにすぎなかった。おそらく石と石をぶつけあって破壊し、割れた石の断片に手を加えることなくそのまま医療用器具として使用していたと思われる。

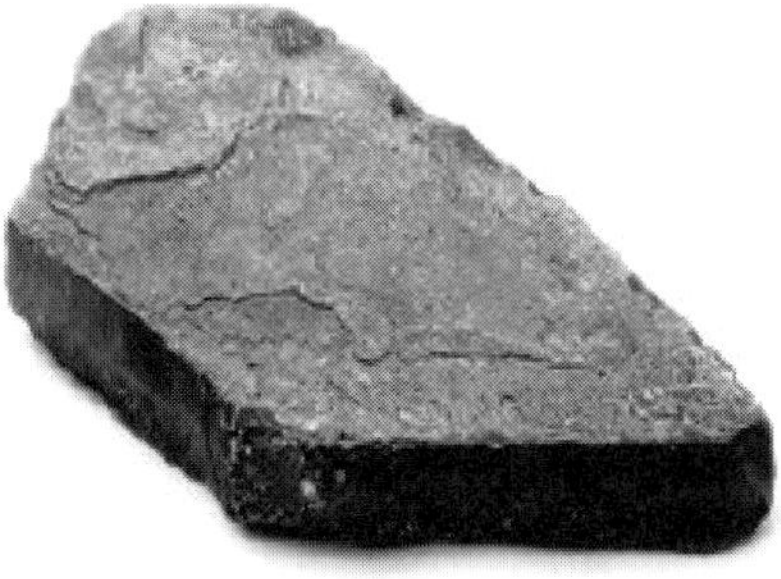

砭石

磨製石器を特徴とする新石器時代になると、石器の尖端を尖らせて鏃《やじり》のように加工し、皮膚にできた膿疱を切開するようになったのだが、この砭石が古代九鍼の中の鈹鍼、鋒鍼、鑱鍼に姿を変えて現代に受け継がれている。

また石を磨くという行為を体得した古代人は単に切開するだけの道具では終わらせなかった。まず尖端を滑らかに磨いて、どう見ても皮膚を切開するための道具ではない砭石を作成した。このタイプの砭石はおそらく軽擦や押圧のために使用されたものと判断されていて、つまりは古代九鍼の中の円鍼や鑱鍼の原型と思われている。

また砭石を細長く研磨加工して火であぶり、適当に温かくなった砭石を患部に当てて、病を癒す使い方もされていた。いわば石器を用いた灸のようなものである。

砭石については『黄帝内経素問』（異方法宜論篇十二）に、「東方は魚介類を食する文化があるため瘀血《おけつ》を生じやすく癰《よう》を病みやすい。したがって砭石は東方より来たのである」と書かれている。

この記述から砭石とは現代でいうところの外科的医療器具に該当すると思われる。しかし素材が石のため、思うような効果は期待できなかったのではないだろうか。そのため古代人は石ではなく動物の骨を研磨して、さらに切開する機能の改善を図り、病の治癒向上を目指したと考えられる。

特に動物の骨を研磨して使用した砭石は石器と違い、わずかではあるが浅く刺入することが可能であったと推測できるので、これをヒントに現代の鍼につながったと見る向きが少なくない。

石器時代から青銅器時代さらには鉄器時代に移り変わるにつれて、砭石もその切れ味が大幅に進歩し、まさしく医療器具として十分に有益な存在へと進化した。そして砭石が鉄製になったのを機会に、動物の骨から作成された砭石で皮膚を浅く刺入するというヒントが現実のものとなり、現在の鍼へと繋がった。古代九鍼の中の大鍼、長鍼、毫鍼、員利鍼がその名残りであるというのが一般的な説である。

第六項　古代九鍼

中医学には古代九鍼と呼ばれる九種類の鍼が古くから受け継がれている。出典は『黄帝内経霊枢』（九鍼十二原篇一）である。実際にはなかなか九種類全てを使いこなすことは不可能に近いが、この九鍼を研究することによって鍼の本質に触れることができるという点では、避けては通れない分野である。

では、九鍼について具体的に見てみよう。

大鍼《だいしん》とは、鍼体が太くて硬くかつ長いもので、関節に貯留している関節液を取り除く時に用いる。

長鍼《ちょうしん》とは、鍼体が他の九鍼の中で最も長く、深部にある痺証《ひしょう》に対して用いる。

毫鍼《ごうしん》とは、鍼体は細く慢性の痺証に対して用いる。現在我々が治療に使用している鍼はこの毫鍼を指すことが多い。

員利鍼《いんりしん》とは、鍼体が毫鍼よりやや太く急性の痺証に対して用いる。

鈹鍼《ひしん》とは、剣のような形をしていて癰《よう》を取り除く時に用いる。

鋒鍼《ほうしん》とは、鍼尖《しんせん》が鋒《ほこ》のように鋭く、痼疾《こしつ》（頑固な病）を取り除く時に用いる。現代我々は鋒鍼を「三稜鍼《さんりょうしん》」と呼ぶことが多い。

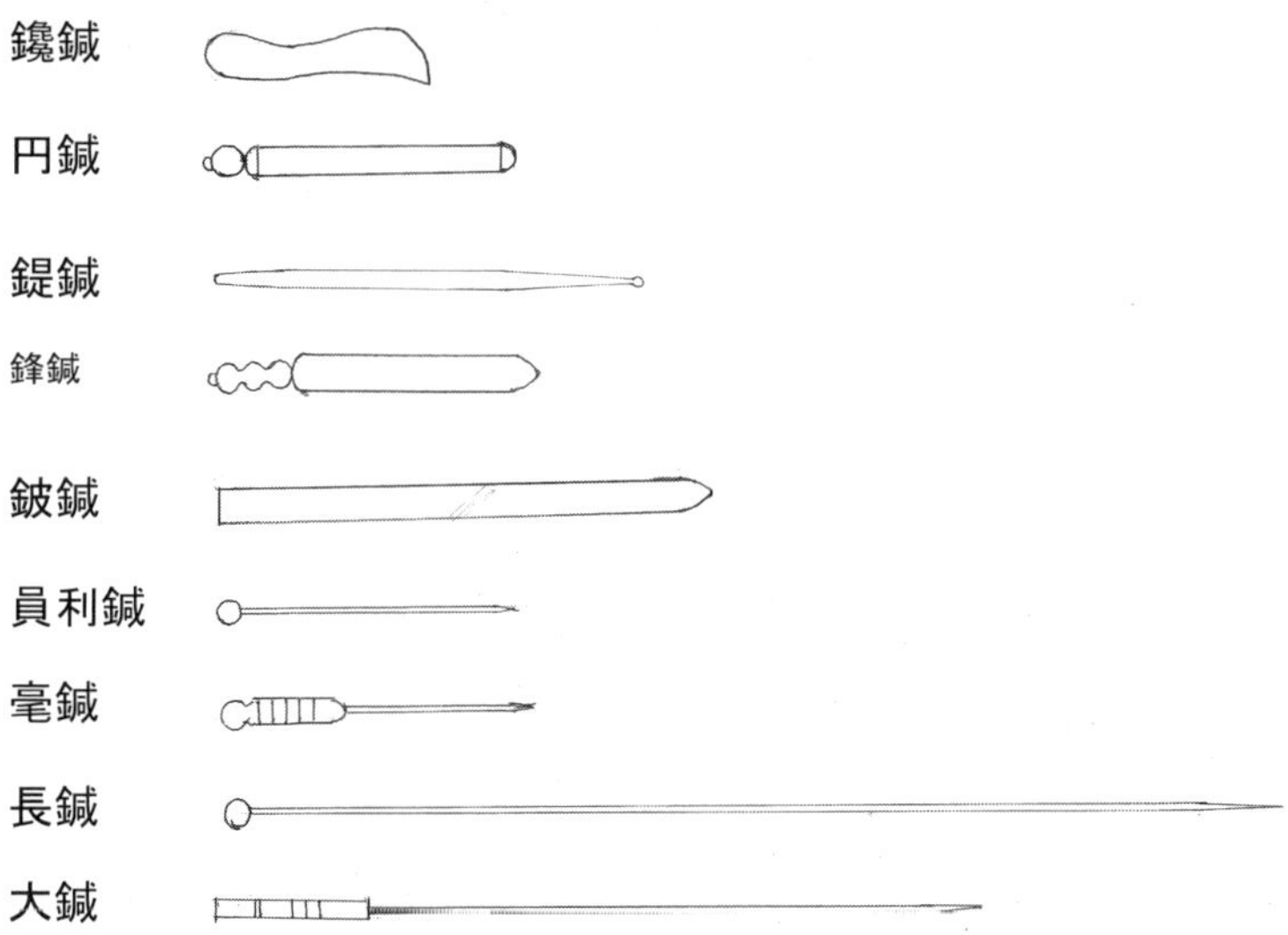

鑱鍼《ざんしん》とは、尖端は鋭利で皮膚を浅く切って体表の邪気を除去する時に用いる。

円鍼《えんしん》とは、鍼尖が卵のように丸く、肌肉《きにく》を軽擦《けいさつ》する時に用いる。

鍉鍼《ていしん》とは、鍼尖が米粒のように丸く、肌肉を軽く圧迫する時に用いる。

大鍼、長鍼、毫鍼、員利鍼は刺すことを目的とした鍼である。鈹鍼、鋒鍼、鑱鍼は皮膚を破ることを目的とした鍼である。円鍼、鍉鍼は一切刺入しないことを目的とした鍼である。

この古代九鍼についても曖昧な点が少なくない。まず大鍼の使い方である。一般的には関節に貯留している関節液を取り除く時に用いると言われているが、実際やはり貯留している関節液を取り除くためには注射器の原理が必要である。ただ鍼を刺しただけでは現代のような取り除き方は不可能である。

私は大鍼の使い方として、関節内に刺鍼し関節液を抜くのではなく、関節内に到達するまで刺入し関節液が自然治癒力によって減少するまで刺鍼しておくのが正しい方法だと推測する。そして、その際に取穴する経穴は梁丘の下一寸、鶴頂の外方一寸のところである。

また鑱鍼は皮膚を破る鍼なので、丸い部分を使うのではなく鋭利な部分を使う。鋭利な部分を使って皮膚を破るのが本来の目的だから、これは皮膚炎等のように皮膚に熱を持っている場合に用いる。

時にはこの鑱鍼の発展形が小児鍼であるといったことが言われるが、私は否定させていただく。円鍼と鍉鍼の発展形が小児鍼というのが私の持論である。鑱鍼は破る鍼として分類されていて、小児鍼は小児の皮膚を破ることはないのがその理由である。皮膚を破らない鍼といえば円鍼と鍉鍼のみである。

第五章　技術

第一項　刺鍼手技

刺鍼方法には三刺、五刺、九刺、十二刺がある。三刺の出典は『黄帝内経霊枢』（官針篇七）である。

三刺とは、浅刺して衛《え》に侵入した陽邪を取り除く方法、深刺して営《えい》に侵入した陰邪を取り除く方法、最も深く刺入して穀気《こっき》を通じさせる方法の三つをいう。

三刺

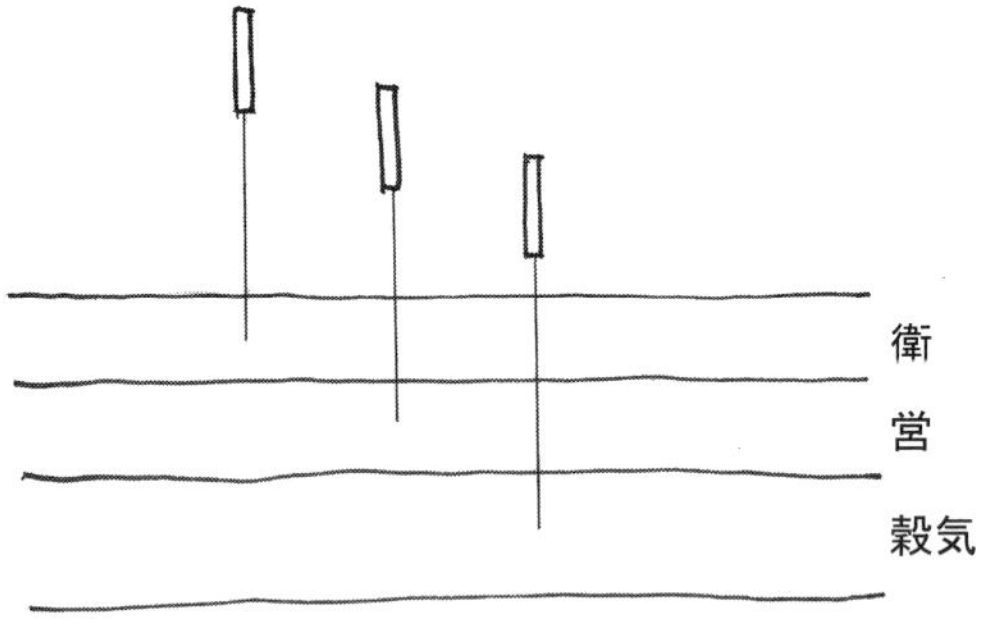

五刺とは次の五種類を指す。

関刺《かんし》は、筋痺の時に関節部に刺鍼する手技である。肝に応じている。

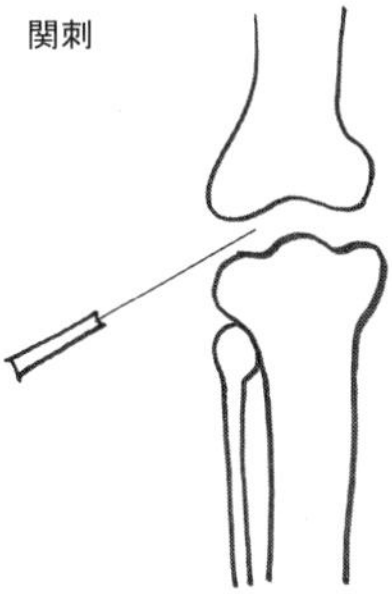

豹文刺《ひょうもんし》は、浅く多刺《たし》して瘀血を取り除く手技である。多刺して出血させるとまるで豹柄のようになるのでこの名がある。心に応じている。

五刺

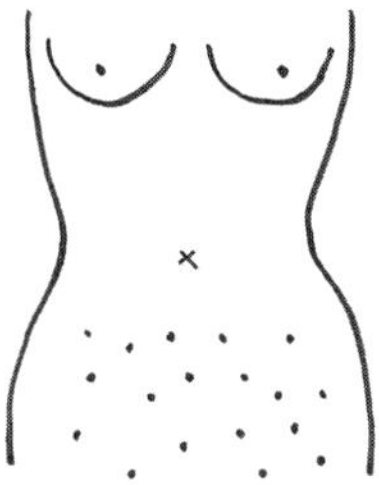

合谷刺《ごうこくし》は、まず一本の鍼を患部に刺して、次に刺鍼転向法によって斜めに刺し、再び刺鍼転向法によって逆方向の斜めに刺す手技で、刺した方向が鶏の足のようになるのでこの名がある。脾に応じている。

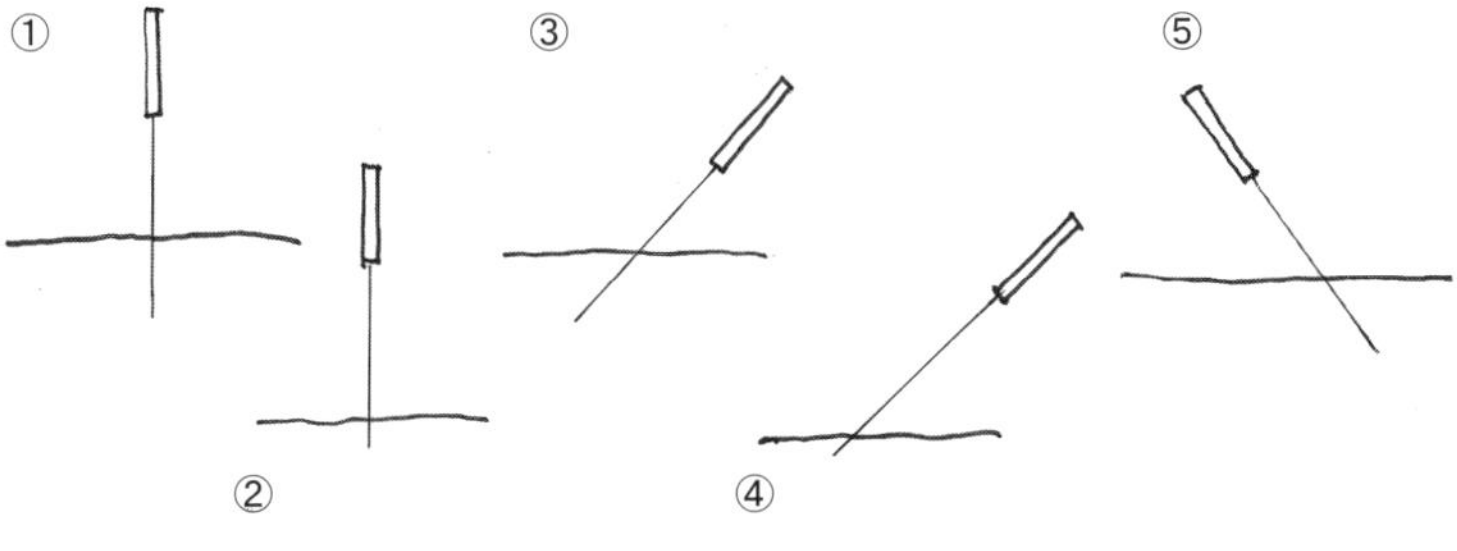

五刺

半刺《はんし》は、毛を抜くように刺抜する手技である。肺に応じている。

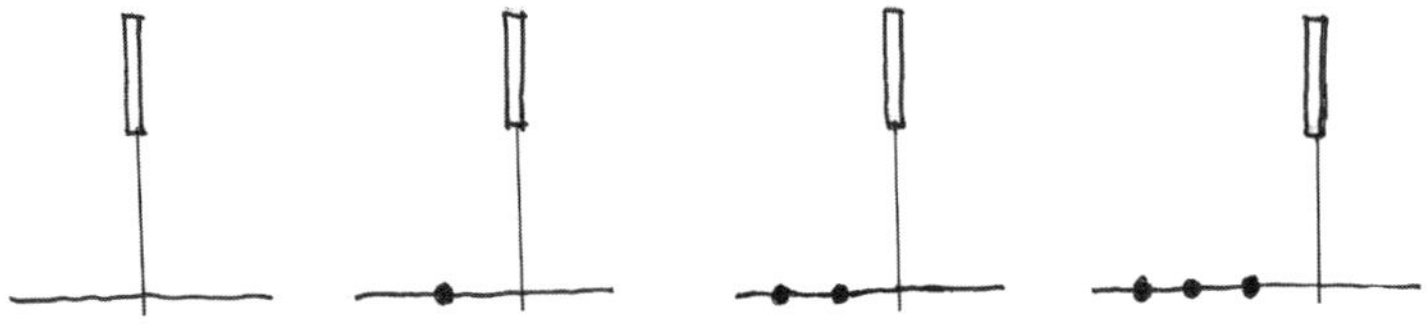

輸刺《ゆし》は、直刺して骨に当てる手技である。腎に応じている。

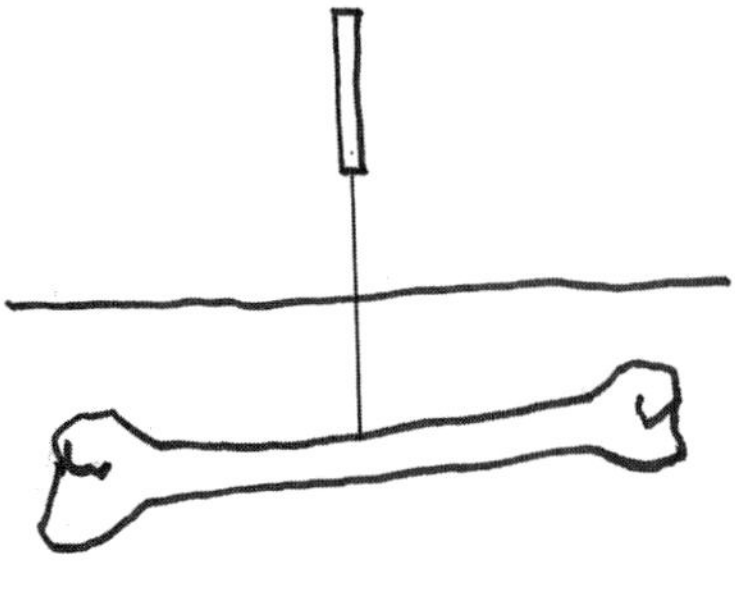

九刺とは次の九種類を指す。

遠道刺《えんどうし》は、病が上にある時は下から取穴する手技で、病が腑にある時に下合穴を用いる手技である。胆は陽陵泉、小腸は下巨虚、胃は足三里、大腸は上巨虚、膀胱は委中、三焦は委陽に対応している。

九刺

遠道刺

胆が悪いと	→	陽稜泉
小腸が悪いと	→	下巨虚
胃が悪いと	→	足三里
大腸が悪いと	→	上巨虚
膀胱が悪いと	→	委中
三焦が悪いと	→	委陽

輸刺《ゆし》は、四肢にある五行穴《ごぎょうけつ》を刺鍼する手技である。

腧刺
四肢末端にある五行穴を利用して刺すものです。

大瀉刺《だいしゃし》は、外癰に対して鈹鍼で対処する手技である。

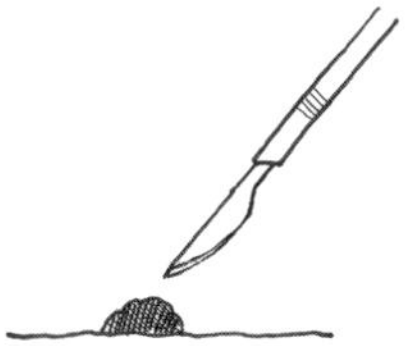

分刺《ぶんし》は、分肉の間（筋肉）に刺す手技である。

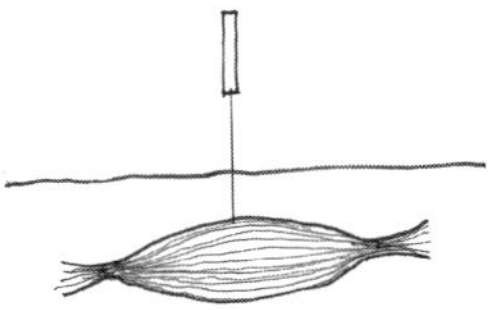

絡刺《らくし》は、鋒鍼で血絡《けつらく》から瀉血《しゃけつ》する手技である。

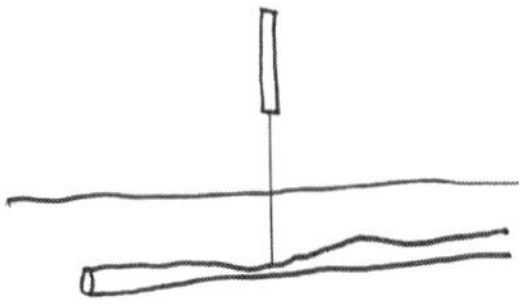

経刺《けいし》は、毫鍼で経脈《けいみゃく》に刺鍼する手技である。

※経絡上にあるツボに刺すこと

九刺

毛刺《もうし》は、皮膚表面に浅く刺鍼する手技である。

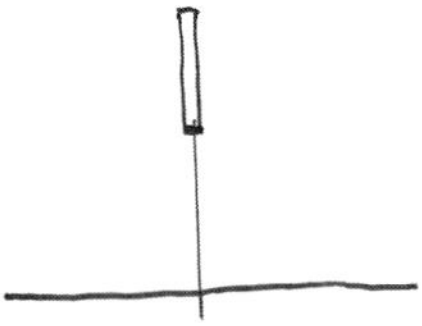

焠刺《さいし》は、燔鍼《ばんしん》で筋痺に対処する手技である。燔鍼とは火で鍼を焼いてその熱が冷めないうちに刺す手技のことである。

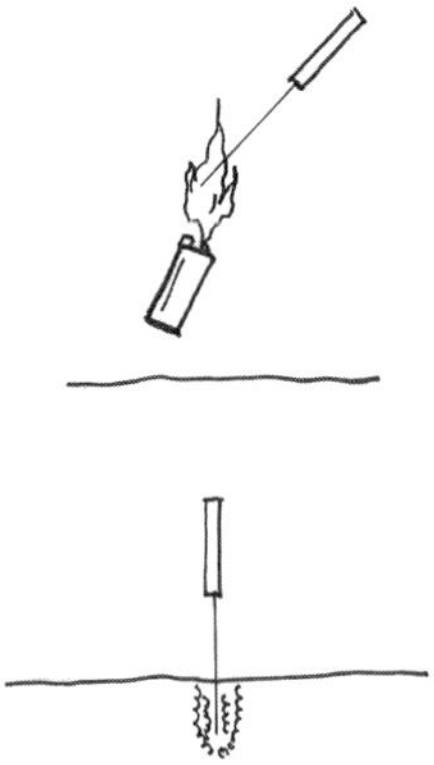

巨刺《こし》とは、病が左にあれば右に取り右にあれば左に取る手技である。

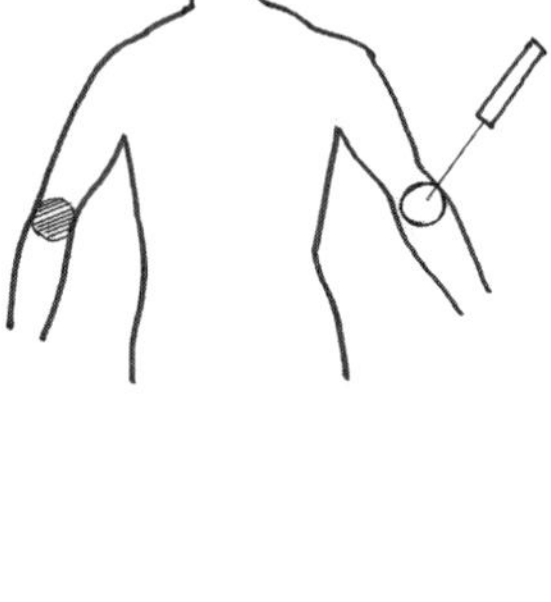

十二刺

十二刺とは次の十二種類を指す。

傍鍼刺《ぼうしんし》は、固定的な痺証の時に痛む箇所の傍らに刺鍼する手技である。

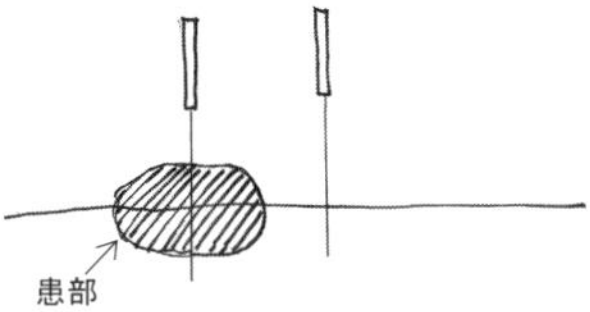

贊刺《さんし》は、外癰《がいよう》に対して毫鍼や鋒鍼で除去する手技である。

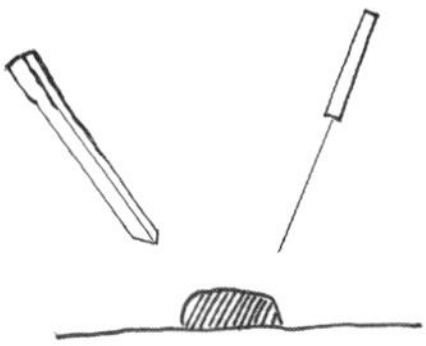

偶刺《ぐうし》は、背腰部と胸腹部に一本ずつ刺鍼する手技である。病を表裏から挟んで治す手技なのだが、この時に取穴する経穴は背腧穴と募穴であると提案する。したがって一部の書物には心疾患に有効な手技と書かれているが、私の持論では心疾患だけでなく全ての臓腑に対して有効な手技なのである。そして、募穴において私は次記した新説を唱えている。これはできる限り「門」の付く経穴を意識してのことである。

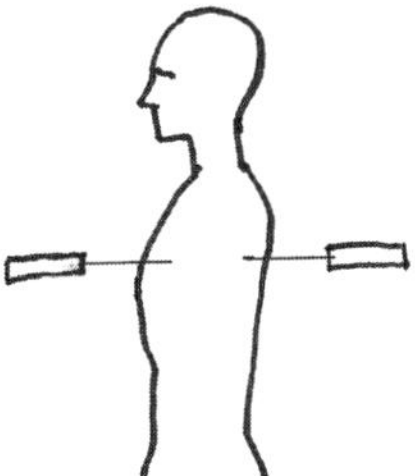

【新説・募穴】
肝（期門）
心（幽門）
脾（章門）
肺（雲門）
腎（京門）
心包（巨闕）
胆（日月）
小腸（関門）
胃（梁門）
大腸（滑肉門）
膀胱（中極）
三焦（石門）

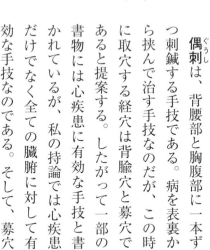

浮刺《ふし》は、筋肉が寒邪《かんじゃ》によって痺証を起こしている時に斜刺《しゃし》で浅く刺す手技である。

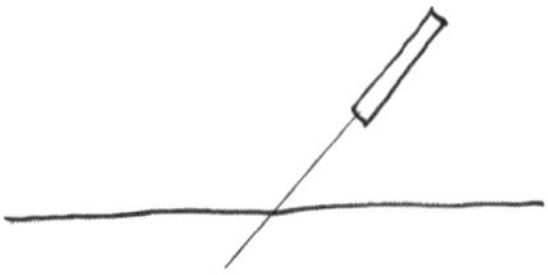

陰刺《いんし》は、寒厥《かんけつ》の時に太谿《たいけい》に刺鍼して心疾患を治療する手技である。

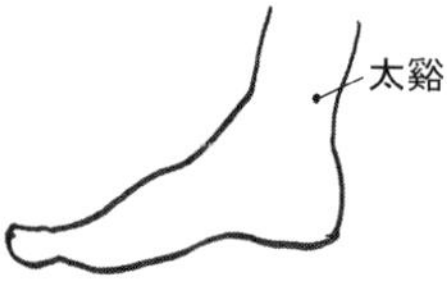

短刺《たんし》とは、骨痺《こつひ》の時に深刺して骨に到達したら鍼で骨を擦る手技である。

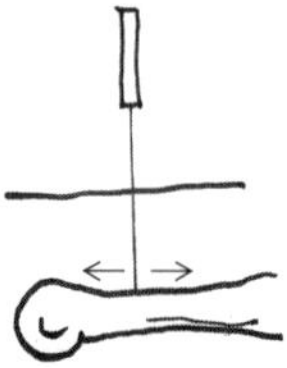

※骨まで刺して骨に当たることが確認できたら、左右に移動して骨の表面をこする

報刺《ほうし》とは、痛む所が定まらない時に一本をまず痛む所に刺し、次に痛む所を二本目の鍼によって刺すもので、痛む所を追いかけて刺鍼する手技である。ただし、この手技については最初の一本目を抜いて抜いたその鍼を二ヶ所目の痛む所に刺すという説を唱える者もいる。

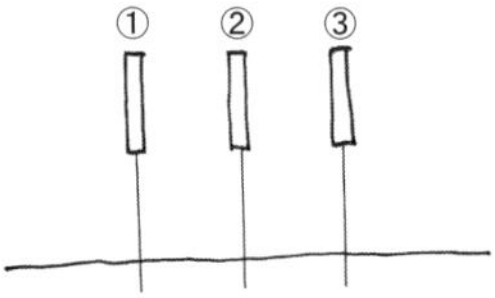

十二刺

恢刺《かいし》とは、筋痺《きんぴ》の時に行なうものでいわゆる刺鍼転向法のことである。痛む所に刺し、刺した後は少し上げて鍼尖を違う方向に向けて刺す手技である。

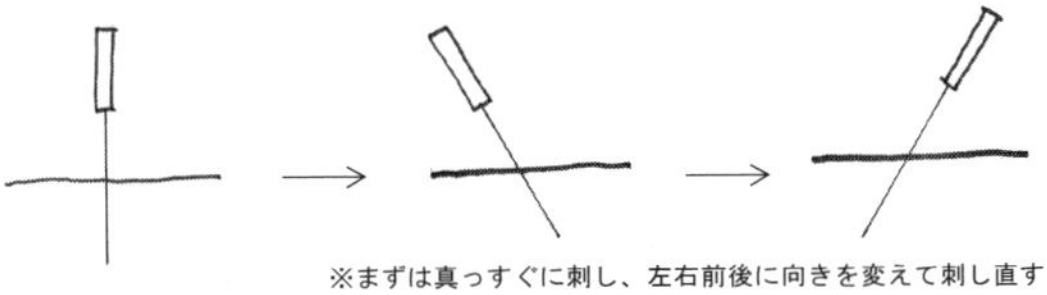

※まずは真っすぐに刺し、左右前後に向きを変えて刺し直す

輸刺《ゆし》とは、熱のある部位に直刺直抜して熱を奪う手技である。

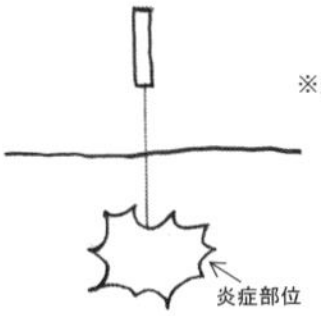

※炎症部位に当てて炎症の熱を除く

斉刺《さいし》とは、患部に一本刺鍼しその両側に一本ずつ刺鍼をする手技である。寒邪が狭い範囲で人体に侵入してきた場合に用いる。

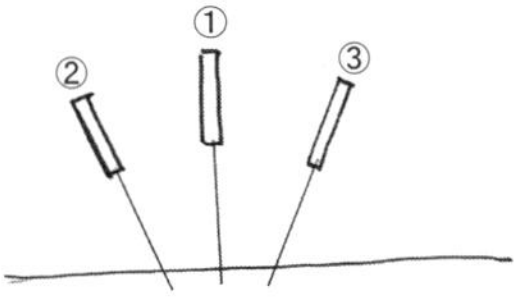

揚刺《ようし》とは、患部に一本刺鍼しその四方に一本ずつ刺鍼をする手技である。寒邪が広い範囲で人体に侵入してきた場合に用いる。

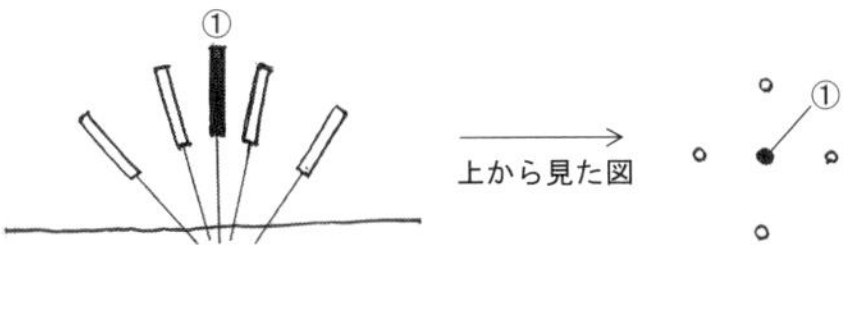

直鍼刺《ちょくしんし》とは、皮膚をつまんで引っ張りながら刺鍼する手技である。

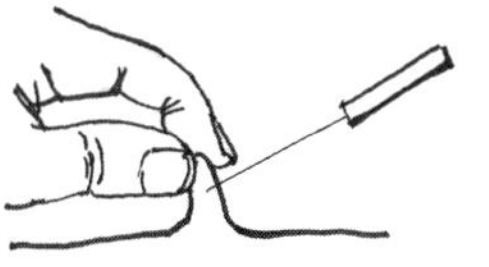

第二項　補瀉法

補瀉法の「補法」とは足りないものを身体に補うことで、「瀉法」とは不要なもの、害のあるものを身体から取り去ることである。

補瀉方法においては迎随補瀉《げいずいほしゃ》、捻転補瀉《ねんてんほしゃ》、提挿補瀉《ていそうほしゃ》、開蓋補瀉《かいこうほしゃ》、呼吸補瀉《こきゅうほしゃ》、徐疾補瀉《じょしつほしゃ》、平補《へいほ》平瀉《へいしゃ》の七種類の手技がある。出典は『黄帝内経霊枢』（九鍼十二原篇一）（小針解篇三）、『黄帝内経素問』（離合真邪論篇二十七）（刺志論篇五十三）（鍼解篇五十四）（調経論篇六十二）、『難経』（七十二難）（七十八難）である。

七つの補瀉法を施すに当たり、虚実の概念を説明しておく必要がある。虚とは、正気の不足と定義されている。もう少しわかりやすく表現するならば、健康な体を形成する際に必要なものが不足している状態を虚というのである。元気がないようであれば、それを「気虚」と呼び、貧血であれば「血虚」と呼ぶ。逆に健康な体を形成する際に必要以上に存在している状態を実というのである。外邪が侵入している状態や、血滞の状態などがこれに該当する。

迎随補瀉は、鍼尖を経絡《けいらく》の流れに沿うように向けて刺鍼するのを補法《ほほう》、鍼尖を経絡の流れに逆らうように向けて刺鍼するのを瀉法《しゃほう》とする。補瀉法に共通するのは痛みをできる限り起こさせないで、なおかつ抜鍼後出血させない手技が補法で、明らかに痛みが起こり、抜鍼後出血する可能性が高い手技が瀉法という原則である。しかし、迎随補瀉だけはこの原則に反する。まさか経絡の流れに沿って刺鍼すると痛みが緩和されて、経絡の流れに逆らって刺鍼すると痛みが増幅されるとは考えにくい。そこで私は迎随とは鍼尖の向きではなく刺鍼する順序のことを言っていると提案する。つまり経絡の流れに順行して刺鍼していくものを補法と呼び、逆行して刺鍼していくものを瀉法と呼ぶのである。

虚しているので経絡に順行して刺鍼して気血の流れを促進させるのを補法とし、実しているので経絡に逆行して刺鍼して気血の流れを抑制させるのを瀉法とするのである。

捻転補瀉は刺鍼した鍼を捻転《ねんてん》（鍼を時計回りあるいは時計と逆回りに動かす手技）する時にゆっくりかつ回転数が少ないものを補法、素早くかつ回転数が多いものを瀉法とする。

提挿補瀉は刺鍼した鍼を提挿《ていそう》（鍼を上下に動かす手技）する時にゆっくりかつ提挿幅が小さいものを補法、素早くかつ提挿幅が大きいものを瀉法とする。一般的に捻転と提挿を別々に行なうことは少なく、同時に行なうことの方が多い。捻転補瀉と提挿補瀉は主に四肢に刺鍼した場合に用いることが多い。

開蓋補瀉は抜鍼した時に刺鍼した痕を素早く押さえて気の漏れるのを防ぐようにするものを補法、痕を押さえないで気を漏らすものを瀉法とする。ここでいう気とは実際は血のことである。臨床経験を積んだ方なら理解できるだろうが、抜鍼すると同時に鍼痕を押さえれば（いわゆる補法）出血を防げるし、押さえずに放置しておくと（いわゆる瀉法）一滴ほどの出血をみる可能性は高まるからである。この開蓋補瀉は主に頭部などのように筋肉が少ない部位に刺鍼した場合に用いることが多い。

呼吸補瀉とは患者の呼気時に刺鍼し吸気時に抜鍼するものを補法、吸気時に刺鍼し呼気時に抜鍼するものを瀉法とする。この呼吸補瀉は主に体幹に刺鍼した場合に用いることが多い。

徐疾補瀉はゆっくり刺鍼し素早く抜鍼するものを補法、素早く刺鍼しゆっくり抜鍼するものを瀉法とする。この徐疾補瀉は主に疼痛のある患部に刺鍼した場合に用いることが多い。

平補平瀉法は虚証でもなく実証でもない場合に用いるもので、補法でもなく瀉法でもない手技である。体幹や四肢を問わずに用いるが、主に提挿と捻転によることが多い。

第三項　刺鍼方法

日本では鍼管を使って刺鍼することが多いが、中国では鍼管はほとんど使わない。そのため刺鍼方法にも幾つかの手技がある。

指切式《ゆびきりしき》と呼ばれ、中国では最も多用される手技である。右手の中指と薬指を刺鍼する経穴の上において、右手の母指と次指で鍼柄《しんぺい》を掴み、右手の母指と次指の力で刺入する。短い鍼を用いて刺鍼する時に使う手技である。

挟持式《きょうじしき》と呼ばれ、左手の拇指と次指で鍼体の下方を挟み、右手の拇指と次指で鍼柄を持って左手で経穴に圧を加えると同時に右手にも力を加えて刺入する。長い鍼を用いて刺鍼する時に使う手技である。

舒張式《じょちょうしき》と呼ばれ、左手の拇指と次指で経穴部位の皮膚を引っ張って伸展させておいてから指切式によって刺鍼する。腹部などのような皮膚が弛んでいる部位に対して使う手技である。

抓押式《そうおうしき》と呼ばれ、左手の母指と次指で経穴部位の皮膚を抓み、右手で抓み上げられた皮膚に

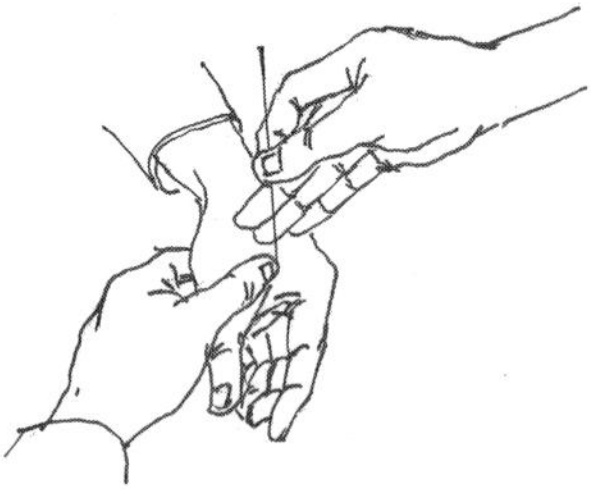

指切式

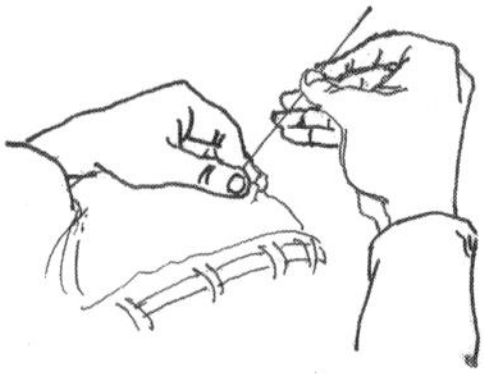

挟持式

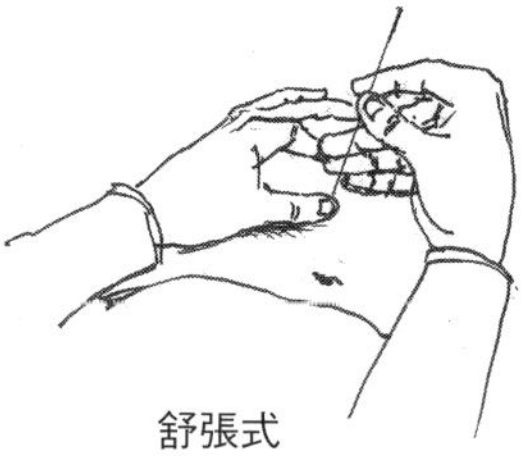

舒張式

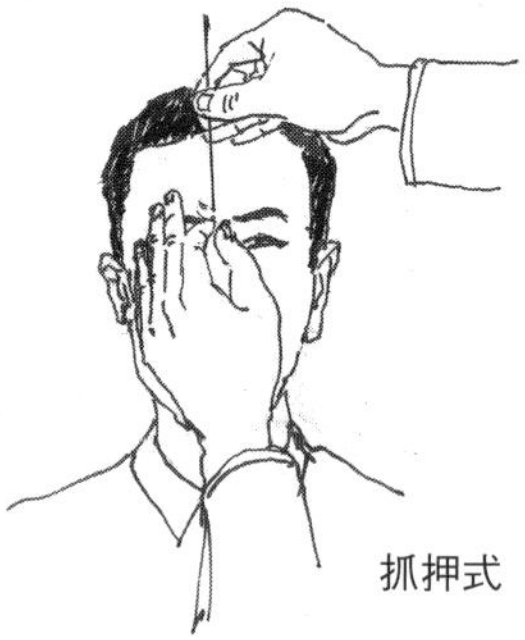

抓押式

対して指切式によって刺鍼する手技である。「つまみおししき」と呼ぶ人もいる。顔面部に対して使う手技である。この手技は十二刺の直鍼刺に似ている。

日本の鍼灸師がいかにして切皮痛をなくそうと努力しているか、実際に中国の臨床をご覧いただいた方なら一目でおわかりになると思う。中国の臨床を見て「痛そう」という感想を持つのは私だけではないはずである。やはりあのチクッとするいやな痛みは避けたいものである。

痛みに強いと言われている大陸性民族と、痛みに弱い我々島国民族との違いが刺鍼方法の違いを生み出したと言われているが、この刺鍼方法の違いは敢えて統一しなくても良いと思う。

第四項　灸

灸の源流も鍼と同じく旧石器時代と考えられていて、火の活用を覚えるとまず火を罨法《あんぽう》として用いたと思われる。罨法とは熱の力を利用して寒邪から身を守る方法のことで、例えば、石を熱して温まった石を自分の体に当てて暖を取ることなどがこれに該当する。また同時に枯れた植物を燃料として局所に温熱刺激を加えるやり方も学習し、これも文明期間の試行錯誤の繰り返しによって現在の灸に繋がっていると考えられている。

灸の起源であるが、『黄帝内経素問』（異方法宜論篇十二）に書かれている「北方は乳製品を食べる文化があるため、内臓が冷える疾患を患うことが多い。したがって、灸は北方から来たのである」という説をそのまま理解してもよさそうである。

ただし一言付け加えるならば、人類が最初に動物を家畜化したのは地中海に近い西アジアと言われている。家畜にしたのは羊や山羊で、目的は食肉の安定供給と搾乳である。この搾乳行為が西アジアから北方に伝わり、チーズやバターといった乳製品を食する文化を生み出した。

そもそも北方は遊牧民を誕生させた土地柄で、食糧は農耕民のような穀物ではなく肉食が中心となる。肉を食する場合、炙ったり煮たりする方が、生肉を食するよりも衛生面から考えると妥当な調理方法である。火を使うことに長けた北方民族が乳製品を食することにより、内臓が冷えてしまう欠点を補うべく灸を発達させたと私は思っている。

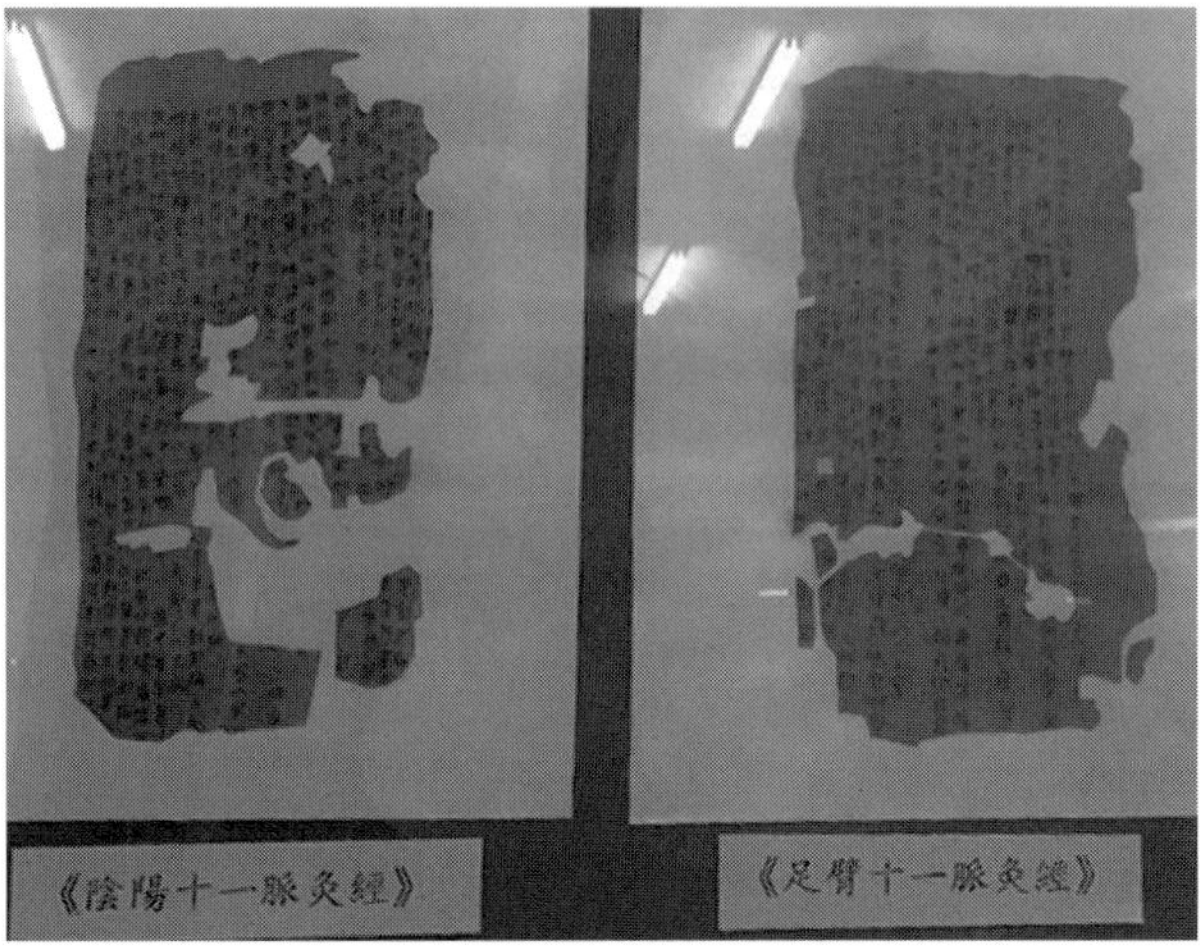

ちなみに家畜化した羊や山羊が搾乳目的ではなく、食肉目的に発展させたのが西方で、肉食ゆえに脂肪過多の体型になってしまった対処として解毒作用のある薬草を服用することを発達させていったのである。

また殷の首都は殷墟（現在の安陽市）、西周の首都は長安（現在の陝西省西安）、東周は洛陽（現在の河南省）、秦の首都は咸陽（現在の陝西省）、前漢の首都は長安、後漢の首都は洛陽、長安、許昌（現在の河南省）である。

各首都を地図で見ればわかるように、中国のほぼ中央に位置している。首都というのはどの時代も同じように人口が多く便利である。便利とはつまり運動不足になりやすいともいえる。したがって中央では導引や按蹻《あんきょう》が発達したのである。

そして東方に位置する有名な都市は上海である。上海は海に面していて魚介類を多く食する食文化が有名で、その味付けも濃厚である。故に瘀血を生じやすく刺絡を多用する傾向にあると想像できる。したがって砭石は東方で発達したのである。

さて灸は鍼より古い歴史を持つと私は睨んでいる。その証拠に鍼について記載されていることで有名な『黄帝内経霊枢』『黄帝内経素問』よりも古い『陰陽十一脈灸経《いんようじゅういちみゃくきゅうけい》』『足臂十一脈灸経《そくひじゅういちみゃくきゅうけい》』や『医書《いしょ》』『引書《いんしょ》』をみると灸の記載はあるが鍼の記載はない。『陰陽十一脈灸経』や『足臂十一脈灸経』は湖南省長沙にある馬王堆漢墓から出土したが、そこは中国の南方に位置していて、鍼の発祥の地に近い。したがって鍼の情報が乏しく情報が届かず、灸のことしか書き残すことができなかったという理論は説得力に欠けるというものである。


灸は直接灸と間接灸に区別される。

直接灸は患部に艾《もぐさ》を直接置く方法で有痕灸《ゆうこんきゅう》と無痕灸《むこんきゅう》がある。有痕灸は艾が自然に消えるのを待つ方法で患者の皮膚には瘢痕《はんこん》が残る。無痕灸は患者が熱いと訴えたら燃えている艾を除去する方法で患者の皮膚に瘢痕は残らない。

間接灸は膈物灸《かくぶつきゅう》とも呼ばれていて艾の下に生姜《しょうが》、附子《ぶし》、大蒜《にんにく》を厚くスライスしたものを敷いて、その上に艾を乗せて行なう方法である。また塩灸《しおきゅう》というのもあり、これは臍《へそ》を塩で埋めてその上に艾を乗せて行なう方法である。

灸にも補法と瀉法があり、点火してから火が自然に消えるのを待つのが補法で、風を送って消すのが瀉法である。これは燃焼温度から見た補瀉で、できる限り熱く感じさせないような手技は補法、わざと熱く感じさせる手技は瀉法になる。

第五項　推拿《すいな》

推拿とは按摩のことで、按摩《あんま》の「按」は手を用いて安らかにするという表意文字で、「摩」は手で麻を擦り合わせて繊維を作る意味があり、『黄帝内経』を見ると按摩は「触れる」「押す」「揉む」といった意味で記載されている。按摩とはもちろん中国語なのだが、私は来たる中医学の時代にふさわしい新しい呼称として、日本で行われている揉んだり擦ったりする行為を按摩ではなく推拿と改名することを提唱している。

『黄帝内経素問』（血気形志篇二十四）を見ると「驚いたり恐れたりして、経絡の流れが悪くなると知覚麻痺を生じる。この場合は推拿や薬草酒を用いて治すのが良い」と書かれている。

こういった記述からみて、推拿というのは気血の滞りを解消する手段として有効であると判断できる。

推拿の手技には推法《すいほう》、拿法《なほう》、按法《あんほう》、摩法《まほう》、揉法《じゅうほう》、捏法《ねつほう》、滾法《こんぽう》、掐法《こうほう》、振法《しんぽう》、搓法《さほう》、擦法《さつほう》、抹《まつ》法《ほう》、撥法《はっぽう》、刮法《かつほう》、捲法《けんほう》、捏脊法《ねつせきほう》、扯法《たほう》、捶法《すいほう》、拍法《はくほう》、叩法《こうほう》、弾法《だんほう》、伸法《しんぽう》、屈法《くっぽう》、抖法《とほう》等がある。

よく推拿、マッサージ、指圧の違いを指摘されるが、推拿は主に筋肉疾患の治癒を目的として施術する行為、マッサージは主に精神疾患の治癒を目的として施術する行為、指圧は内臓疾患の治癒を目的として施術する行為と思っている。

例えば、筋肉痛の場合（マラソンで足の筋肉が痙攣した等）ならば推拿、精神疾患の場合（鬱病等）ならばマッサージ、内臓疾患の場合（体内に圧が加わるため内臓に有効）ならば指圧を行なうといった具合に、患者の主訴によって使い分けるのである。

第六項　導引按蹻

我々は通常、導引按蹻と一言で言うが、学術的には導引と按蹻を別のものとして捉えなければならない。また導引と気功とは同じものという認識があるが、長い歴史を経て導引と内丹（道教の世界において仙人を目指す手段として内丹と外丹があり、内丹とは人体と自然が合することを目的とする手段で、「天人合一」という言葉で表現される）が結びついて現在の気功になったと言われているので、基本的に両者は別として学習する方が良いと思う。

導引には「動功《どうこう》」と「静功《せいこう》」があり、よく中国の公園で早朝より行われている太極拳は後者に属する。

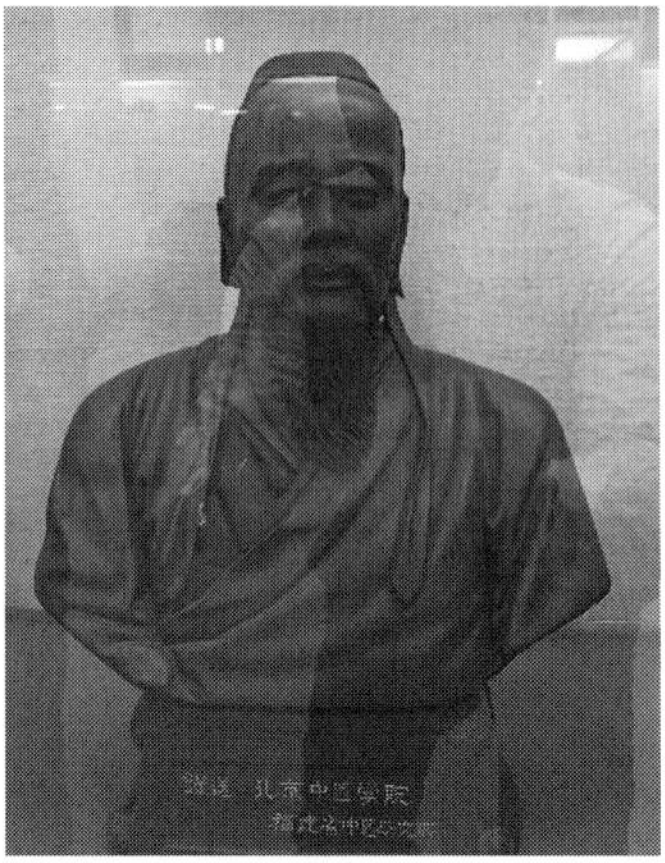

華佗

馬王堆漢墓から出土した『導引図《どういんず》』を参考にして導引の本質に近づいてみる。まず『導引図』に描かれている人物は服装から見て一般庶民なので導引は一般大衆に普及していたということ、動的な導引と静的な導引の二種類があること、棒等の器具を用いて運動を補完していること、呼吸においては吸気よりも呼気を重視していること、後漢時代の華佗《かだ》が提唱した猿熊鹿虎鳥の動きを真似る運動の五禽戯《ごきんぎ》、八種類の動作からなり健康維持や病気

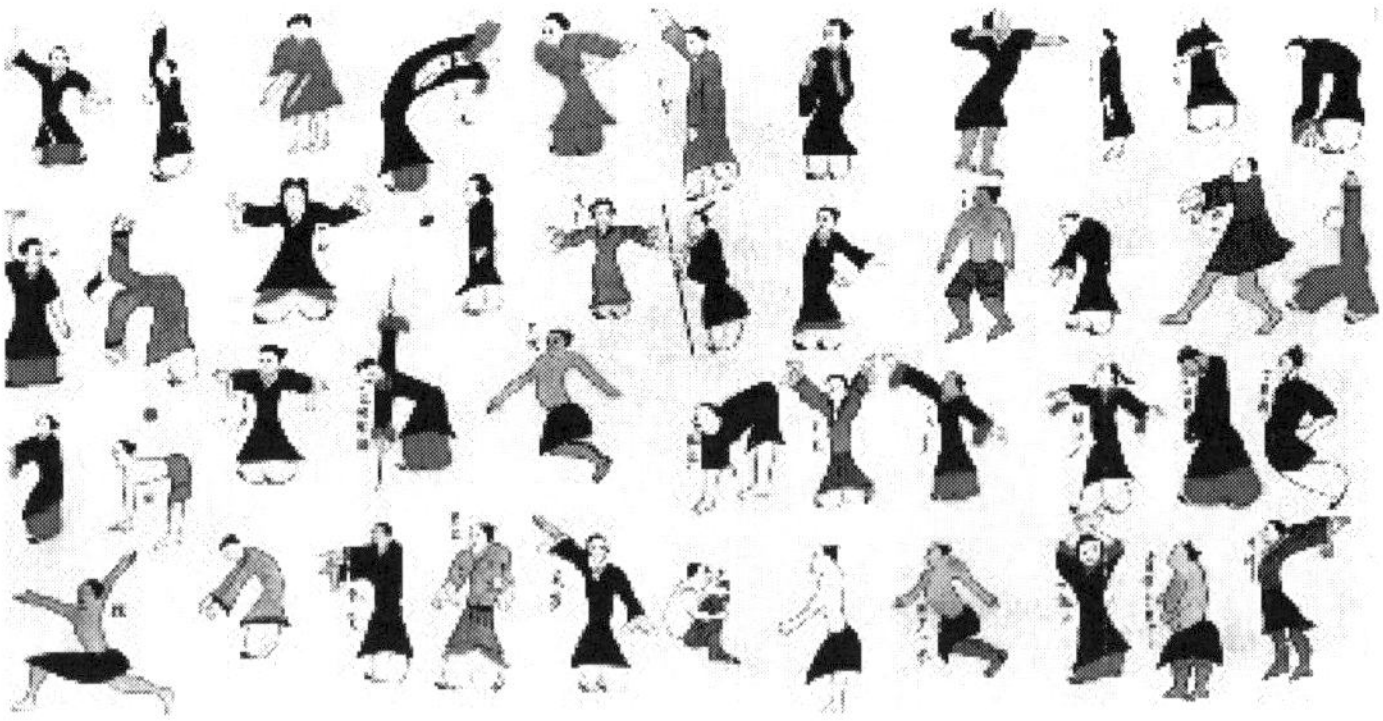

導引図

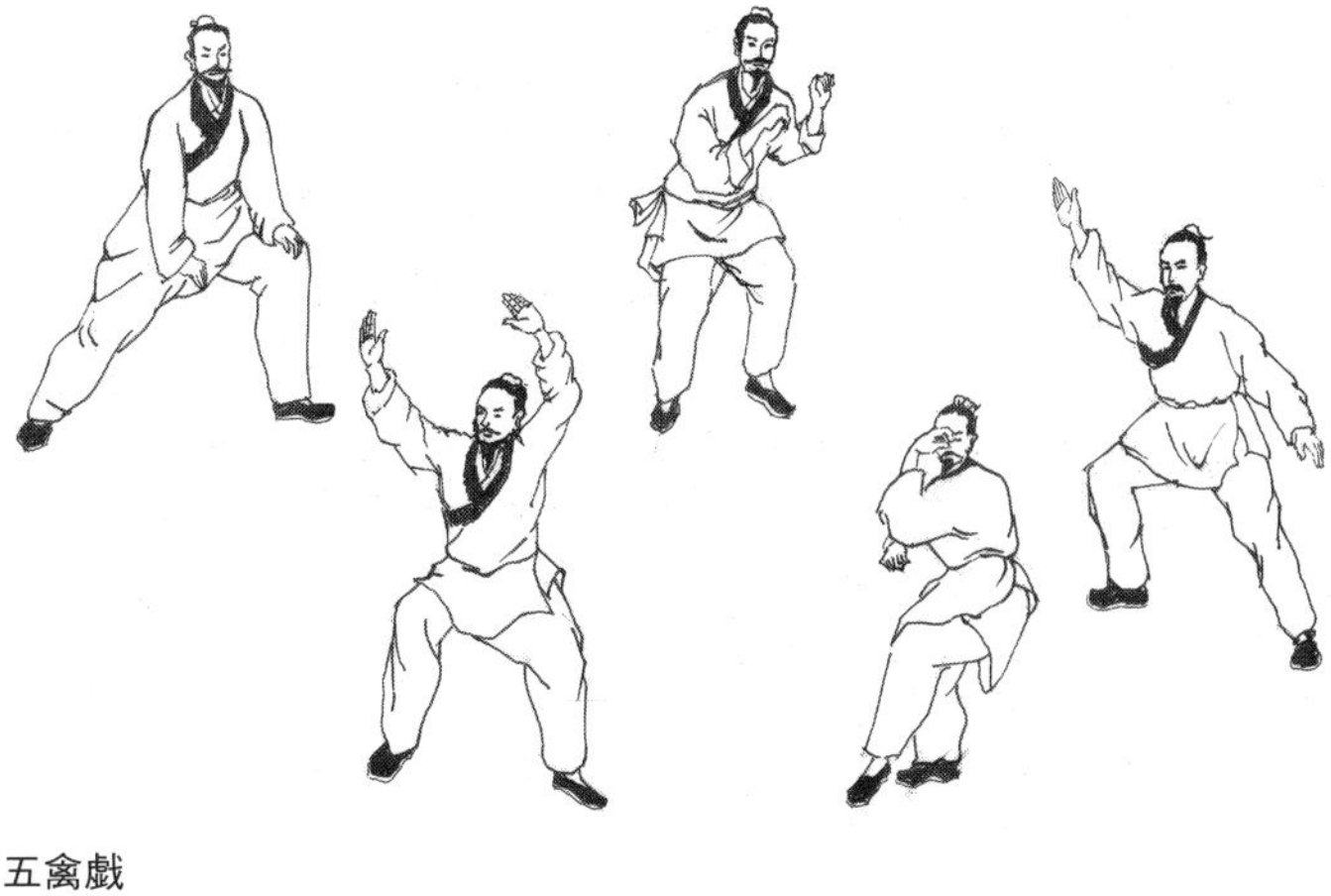

五禽戲

の回復に効果がある八段錦《はちだんきん》、筋肉の鍛錬を目的とする易筋経《えききんきょう》、明の時代に兵力増強を目的として創始された太極拳《たいきょくけん》とよく似た動作があることからこの『導引図』が中国の体操教育の原点であることは間違いがないようである。

一方の按蹻は、『黄帝内経素問』(金匱真言論篇四《きんきしんげんろん》)(異方法宜論篇十二《いほうほうぎろん》)等に記載されていて、金匱真言論篇四には「冬に按蹻をしなかったら、春に鼽衄《きゅうじく》を病まず」、異方法宜論篇十二には「中央は物産豊富により過食傾向にありながら労働しない者が多い。したがって導引按蹻は中央から来たのである」と書かれている。

按蹻は導引とよく似ているが、「蹻」という文字が足を高く挙げることを意味するので、導引はゆっくりした動きで、按蹻は導引と比較するとやや激しい運動を指しているものと思われる。

第六章　経絡

第一項　十二正経

人体には経絡が存在する。経絡とは中医学が持つ最大の特徴であることは言うまでもない。経穴の発見が先かあるいは経絡の発見が先かがよく議論されるが、『足臂十一脈灸経』や『陰陽十一脈灸経』を見ると経絡の記載はあるが経穴の記載がないことから経絡の発見の方が先とみても良いだろう。

さて全身を循《めぐ》る経絡の流注《るちゅう》であるが、ここでは『黄帝内経霊枢』（経脈篇十）を参考にする。

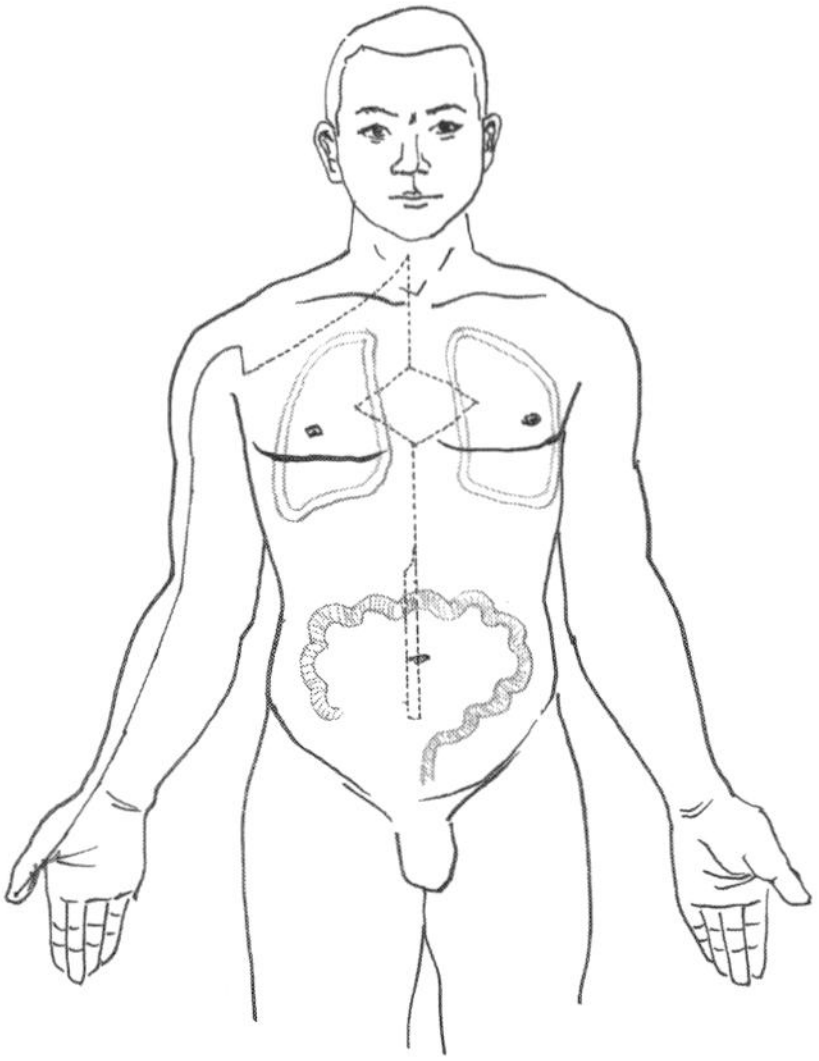

肺経は中焦（腹部）に起こり下って大腸をまとい、返って胃口を循り、膈（横隔膜）に上って肺に属する。

肺の系（肺と心臓とを結ぶ小循環）より腋窩《えっか》に出て臑内《じゅない》を循って少陰心主《しょういんしんしゅ》の前を行き肘中に下る。臂内上骨《ひないじょうこつ》（前腕）の下廉《げれん》を循り、寸口《すんこう》（手首の動脈拍動部）に入り魚《ぎょ》（拇指球）に上がる。その支なる者は腕後《わんご》（前腕遠位端）より直ちに次指の内廉《ないれん》に出てその端に出る。

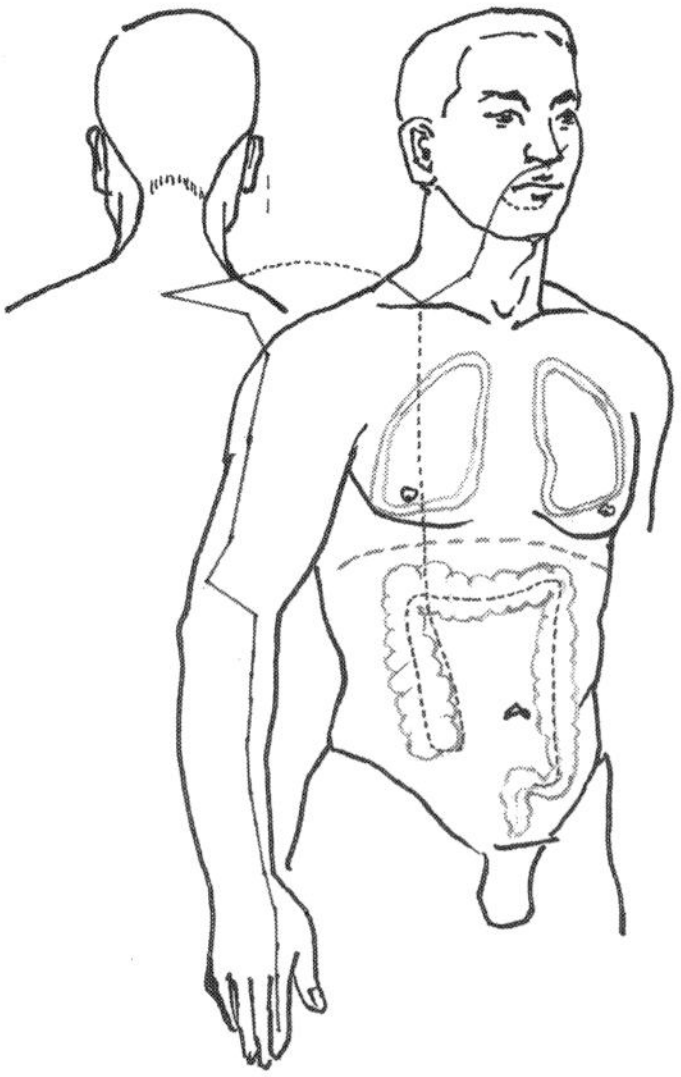

大腸経は大指の次指の端に起こり、指の上廉《じょうれん》を循って合谷《ごうこく》の両骨の間に出て、上がって両筋（長短拇指伸筋）の中に入る。

臂《ひ》の上廉を循って肘の外廉に入り、臑外《じゅがい》（上腕）の前廉《ぜんれん》を循って肩に上がる。髃骨《ぐうこつ》（肩峰）の前廉に出て、上がって柱骨（頸椎）の会上（第七頸椎）に出る。下って缺盆《けつぼん》に入って肺をまとい膈に下って大腸に属する。その支なるものは缺盆より頚に上がって頬を貫き、下歯に入り、人中《じんちゅう》に交わり、左は右に行き、右は左に行き、上がって鼻孔を挟む。

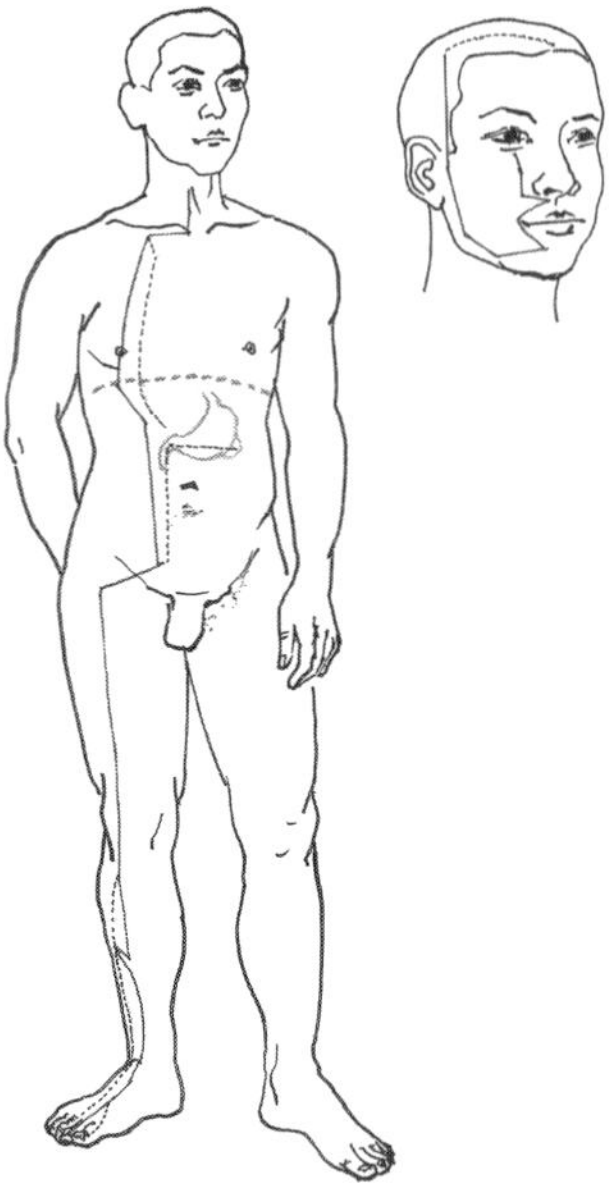

胃経は鼻に起こり上がって頞中《あっちゅう》（左右の内眥《ないし》の高さで正中線と交わる点）に交わる。下って鼻外を循り上歯の中に入り、口を挟み承漿《しょうしょう》で左右が交わる。頤《おとがい》の下廉を循り、大迎《たいげい》に出て頬車《きょうしゃ》を循り、耳前に上がって、客主人《きゃくしゅじん》を過ぎて、髪際を上がり額顱《がくろ》（頭維付近）に至る。その支なるものは大迎より人迎《じんげい》に下り喉嚨《こうろう》（喉）を循り、缺盆に入り、膈に下り、胃に属し脾をまとう。缺盆から乳を下り、臍を挟み、気衝《きしょう》に入る。その支なるものは胃の下口より起こり、腹裏を下り、気衝に合し、伏兎《ふくと》を下り膝臏《しっぴん》の中に入り、骭《こう》（脛骨）の外廉を循り、足附《そくふ》（足背）に至って次趾に至る。その支なるものは膝を下ること三寸から分かれて下り、次趾に合する。その支なるものは附上から大趾の端に出る。

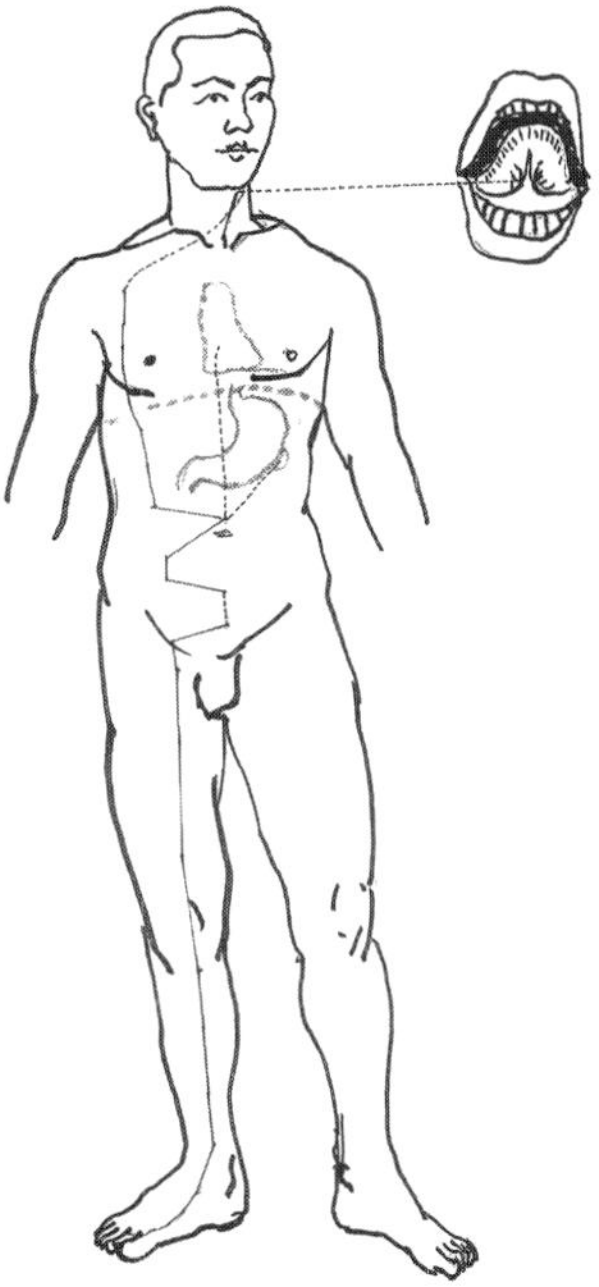

脾経は大趾の端に起こり、内側白肉際を循り、核骨《かくこつ》（第1中足骨遠位端膨隆部）の後ろを循って内踝《うちくるぶし》の前廉に上がる。腨内《せんない》（ふくらはぎ）に上がり、骭骨《こうこつ》の後ろを循り、厥陰の前に出る。

上がって膝股《しっこ》の内前廉を循り、腹に入って脾に属し胃をまとう。膈に上がって咽を挟み、舌本《ぜっぽん》に連なり舌下《ぜっか》に散じる。その支なるものは胃より分かれて膈に上がり、心中にそそぐ。

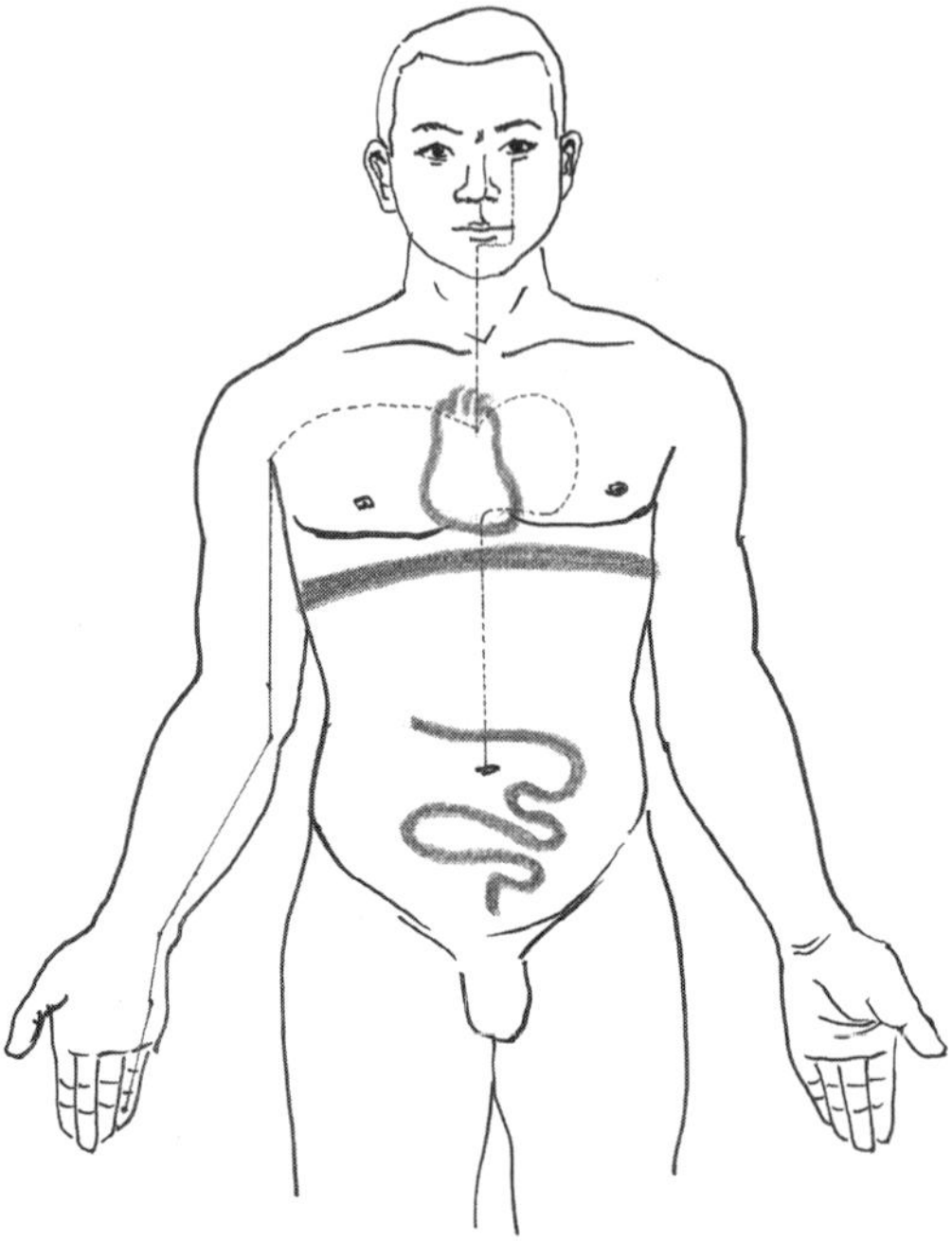

心経は心中に起こり、心系に属し、膈を下って小腸をまとう。

その支なるものは心系より上がって咽を挟み、目に至る。その直なるものは心系より肺に上がって腋窩に出て、臑内の後廉を下って、太陰心主の後ろを行き、肘の内廉に下る。臂の内後廉を循り、掌後《しょうご》（手掌尺側）兌骨《だこつ》（尺骨茎状突起）の端に至り、掌の内廉に入り、小指の端に至る。

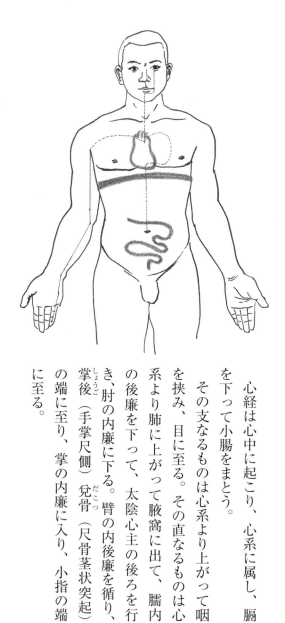

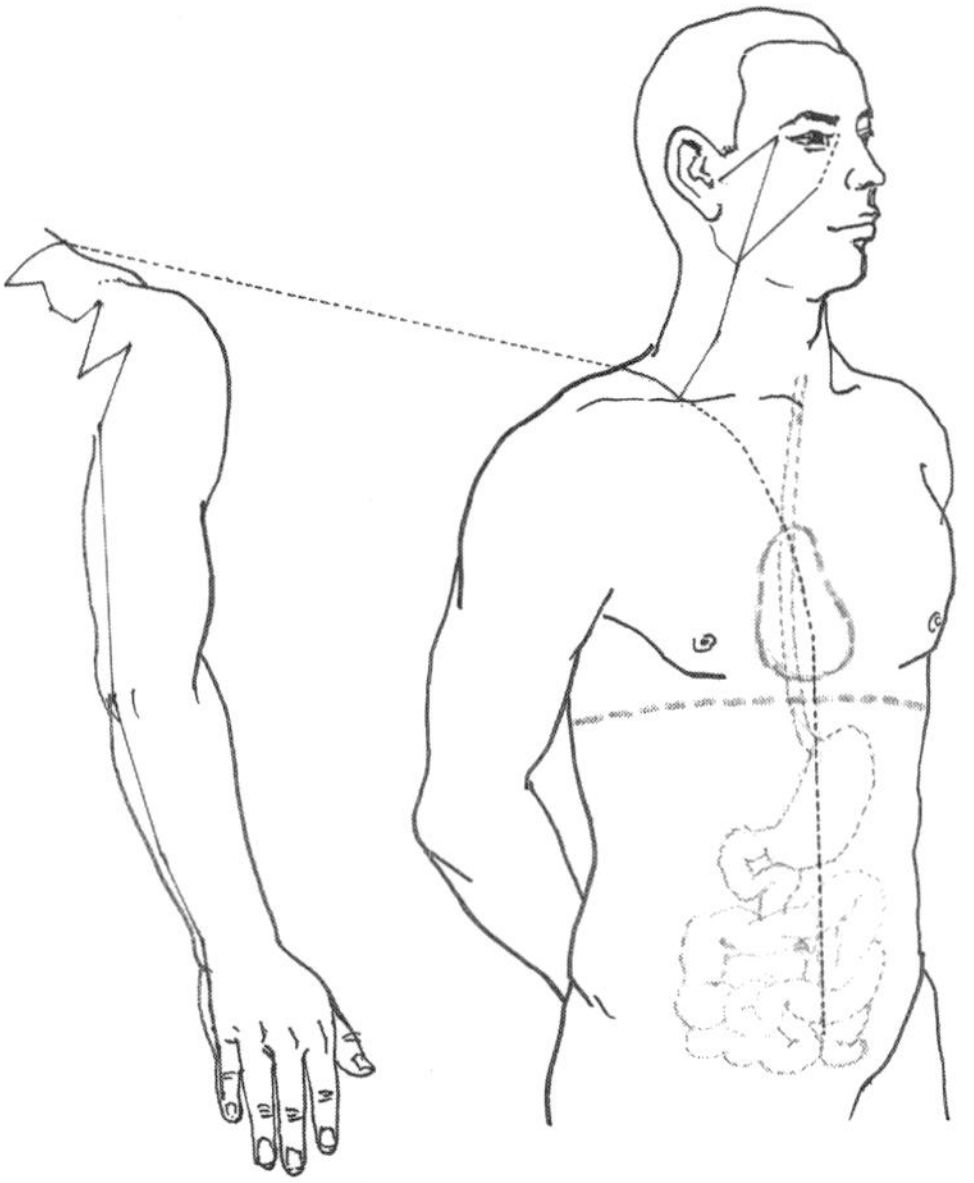

小腸経は小指の端に起こり、手の外側を循り、腕に上がって外果に出る。

臂骨の下廉を循り、肘の内側両骨の間に出て、臑外の後廉を上がって肩解《けんかい》（肩関節）に出て、肩甲をまとい、肩上で左右が交わる。肩上から缺盆に入り、咽を循り、心をまとい、膈に下り、胃に至り小腸に属する。その支なるものは缺盆より頚を循り、頬に上がり、目の鋭眥《えいし》に至り、耳中に至る。その支なるものは頬から分かれて鼻に至り、目の内眥に至る。

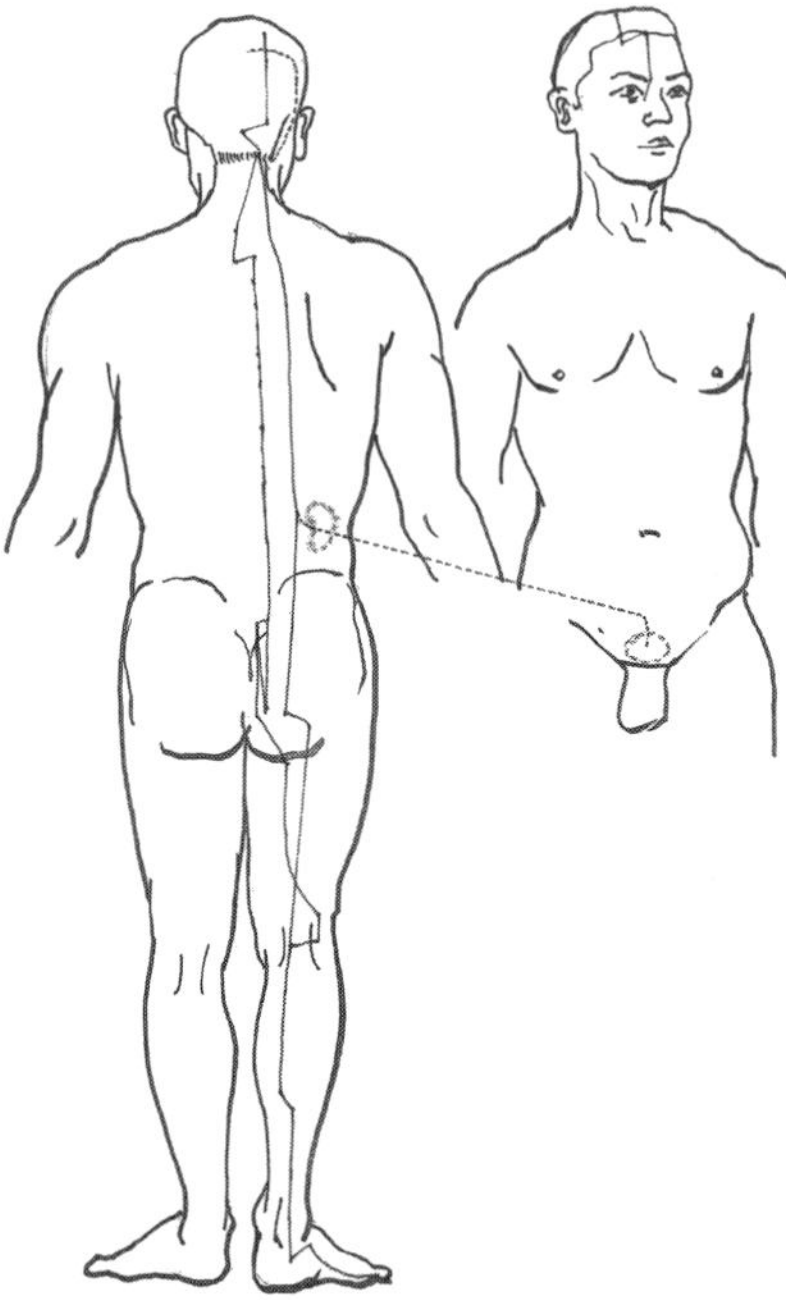

膀胱経は目の内眥に起こり、額に上がって巓上《てんじょう》（頭頂）で左右が交わる。

その支なるものは巓《てん》より耳の上角に至る。その直行するものは巓より入って脳をまとい、還って項《うなじ》に下る。項から肩髆《けんぱく》（肩甲骨）の内を下り、脊《せき》（脊椎）を挟み、腰に至り、中に入って腎をまとい、膀胱に属す。その支なるものは腰より下って臀《でん》（臀部）を貫いて膕中《かくちゅう》（膝裏）に入る。その支なるものは髆内《はくない》（肩甲骨内側）より左右に分かれ、下って脊を挟んで髀枢《ひすう》（股関節）に至る。髀外《ひがい》（大腿）の後廉を下り、膕中に合し、腨内を貫いて外踝《そとくるぶし》の後ろに出て、京骨《けいこつ》を循り、小指の外側端に至る。

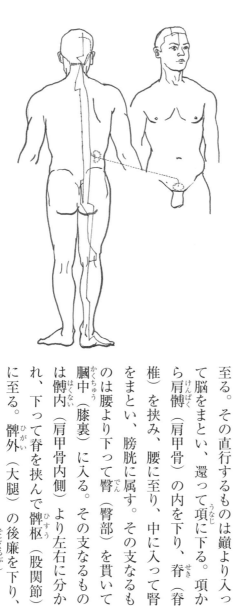

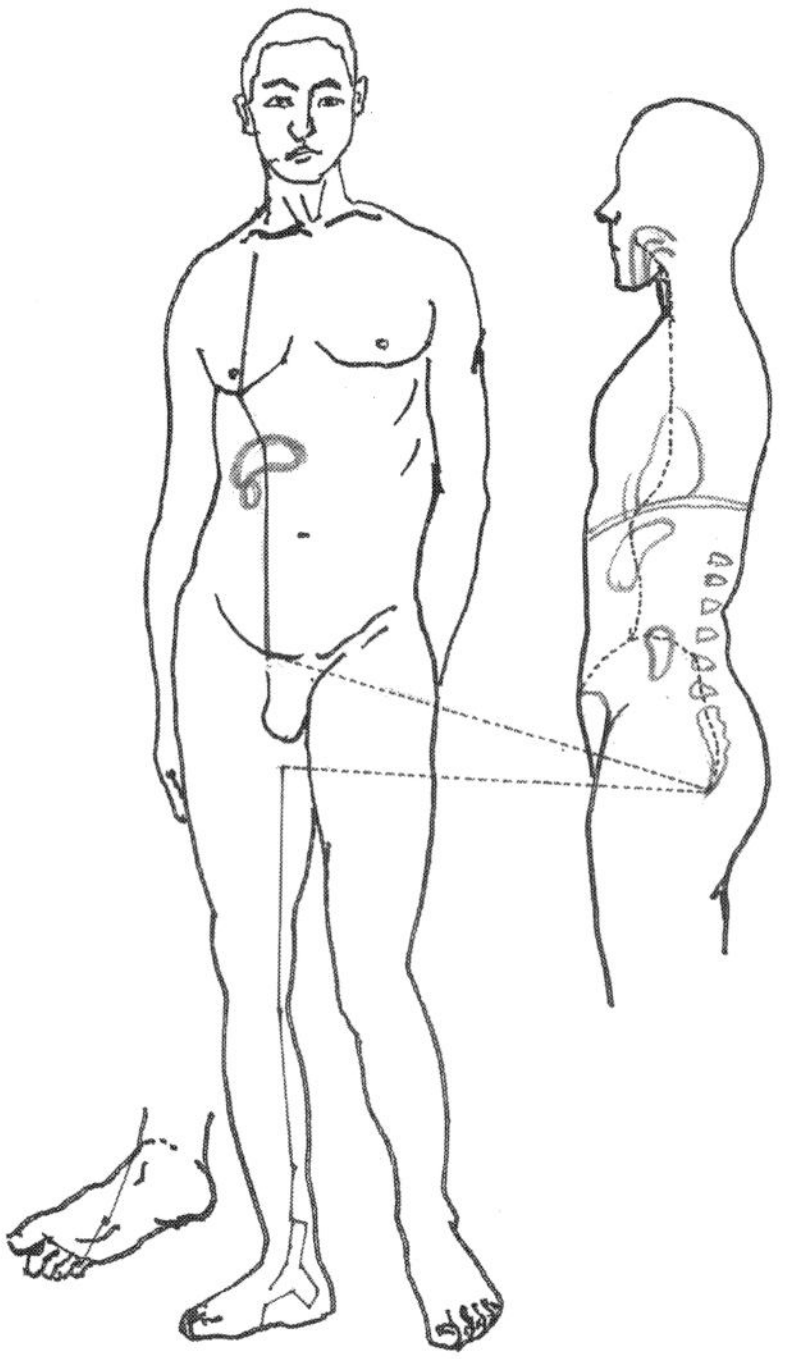

腎経は小指の下に起こり、足心《そくしん》（足底中心部）に向かう。

然骨《ねんこつ》（舟状骨）の下に出て内踝の後ろを循り跟中《こんちゅう》（踵骨）に入り、腨内を上がり、膕の内廉に至る。股内の後廉を上がり、脊を貫いて腎に属し膀胱をまとう。その直なるものは腎より上がって肝膈を貫いて肺に入り、喉嚨を循り、舌本を挟む。その支なるものは肺より出て心をまとい、胸中に注ぐ。

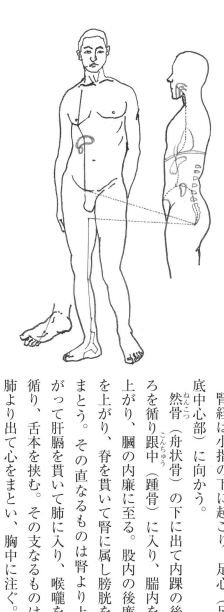

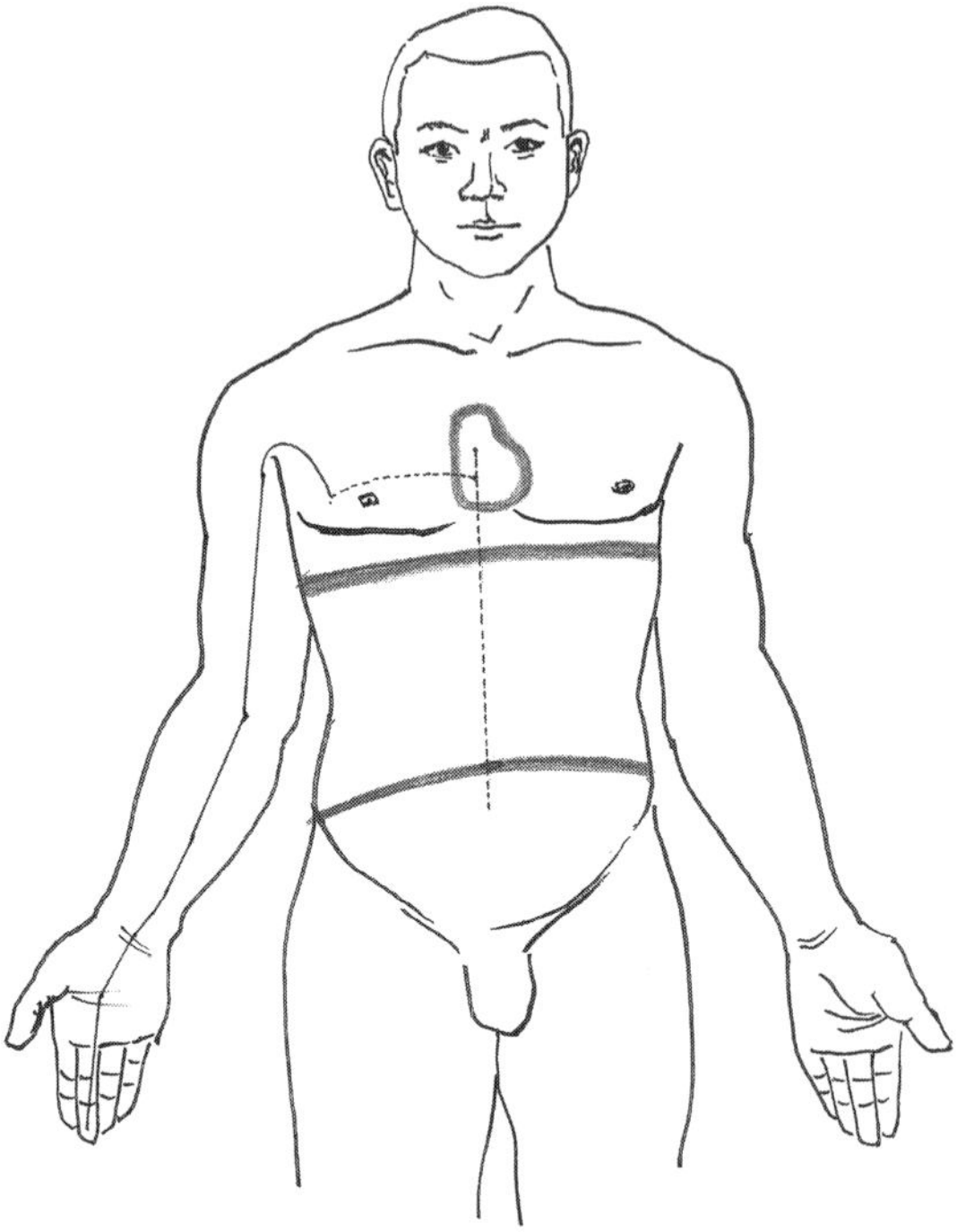

心包経は胸中に起こり心包に属し三焦をまとう。

その支なるものは胸を循って腋窩に出て臑内を下り、太陰少陰の間を下って肘中に入る。臂を下って両筋の間（橈側手根屈筋と長掌筋の間）を下って掌中に入り、中指の端に至る。その支なるものは掌中より小指の示指の端に至る。

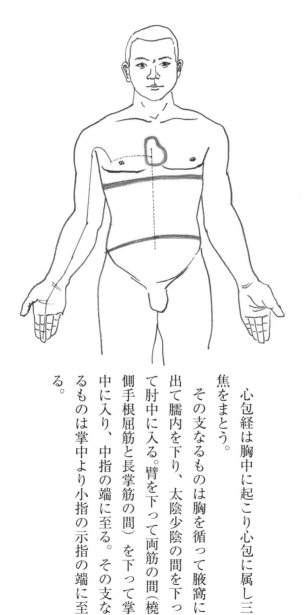

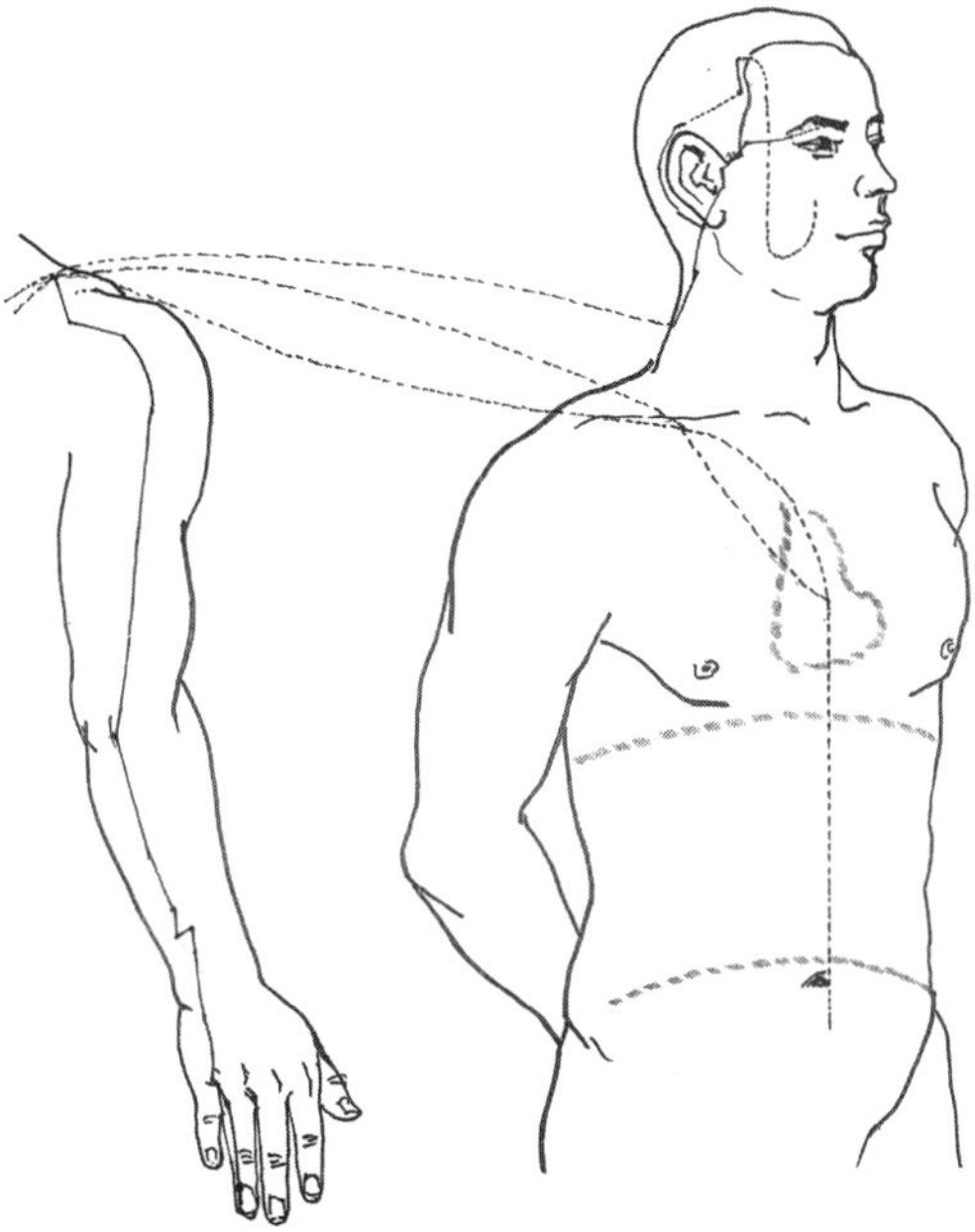

三焦経は小指の次指の端に起こり、上がって次指の間に出て臂外両骨の間に出て、上がって肘を貫く。

臑外を循り、肩に上がって足の少陽の後ろに出て、缺盆に至り、膻中《だんちゅう》（胸中）に下って、心包をまとい、三焦に属する。その支なるものは膻中より上がって項に至り、耳後を循り、耳の上角に至って、頬に下り、頬に至る。その支なるものは耳後より耳中に入った後、目の鋭眥に至る。

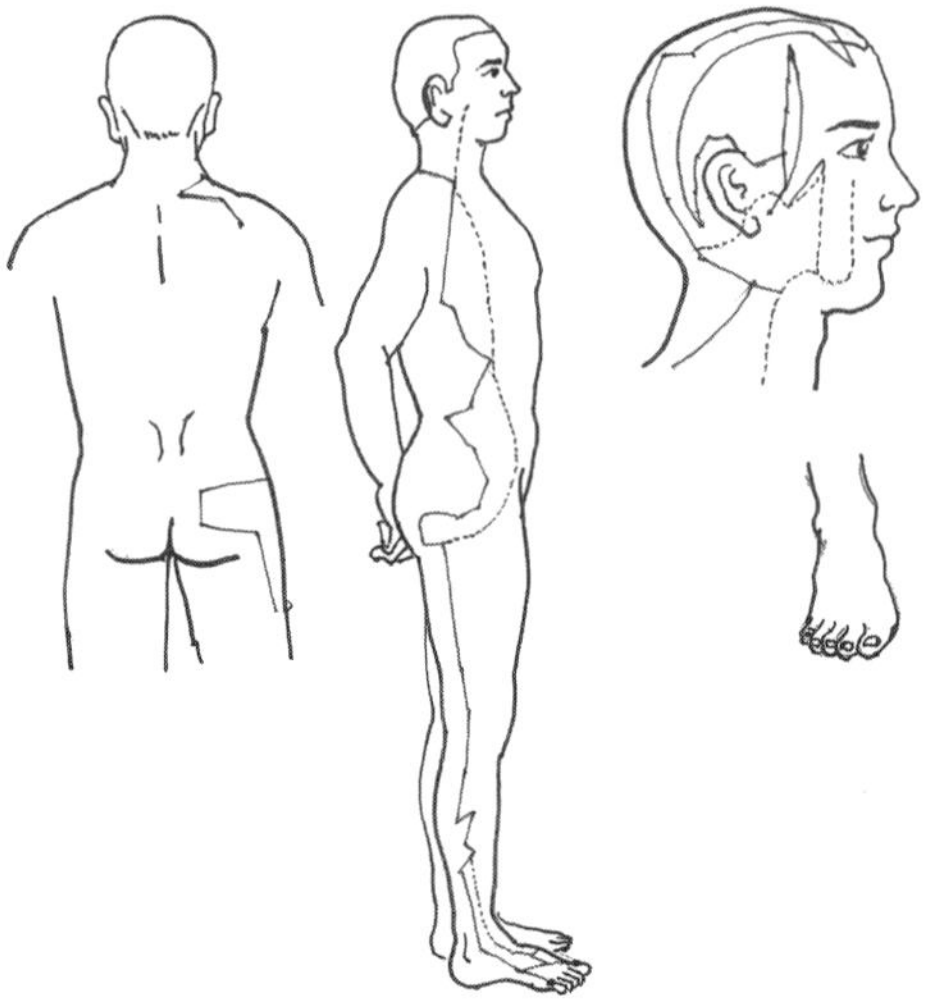

胆経は目の鋭眥に起こり、額角に至り、耳後に下る。

頚を循って手の少陽の前を循り、肩上に至り、手の少陽の後ろに出て、缺盆に至る。

その支なるものは耳後より耳中に入って耳前に行き、目の鋭眥に至る。

その支なるものは目の鋭眥より分かれて大迎に下り、手の少陽に合して頬に至り、下って頬車にいき、頚を下り、缺盆に合して、胸中を下り、肝をまとい胆に属した後、脇裏《きょうり》を循り、気衝にでて毛際を循り、髀厭《ひえん》（股関節）の中に入る。缺盆から直行するものは胸を循り、季脇《ききょう》（側胸部で第十一から第十二肋軟骨部）を下り、髀厭に合する。髀厭から膝の外側を下り、外踝の前にでて足跗を循り、小指の次指の外側端に至る。その支なるものは附上から分かれて大指と次指の間に入り、大指岐骨《きこつ》（二本の骨の末端が交差している部分）の内を循って三毛《さんもう》（拇趾の背側に生えている毛）に至る。

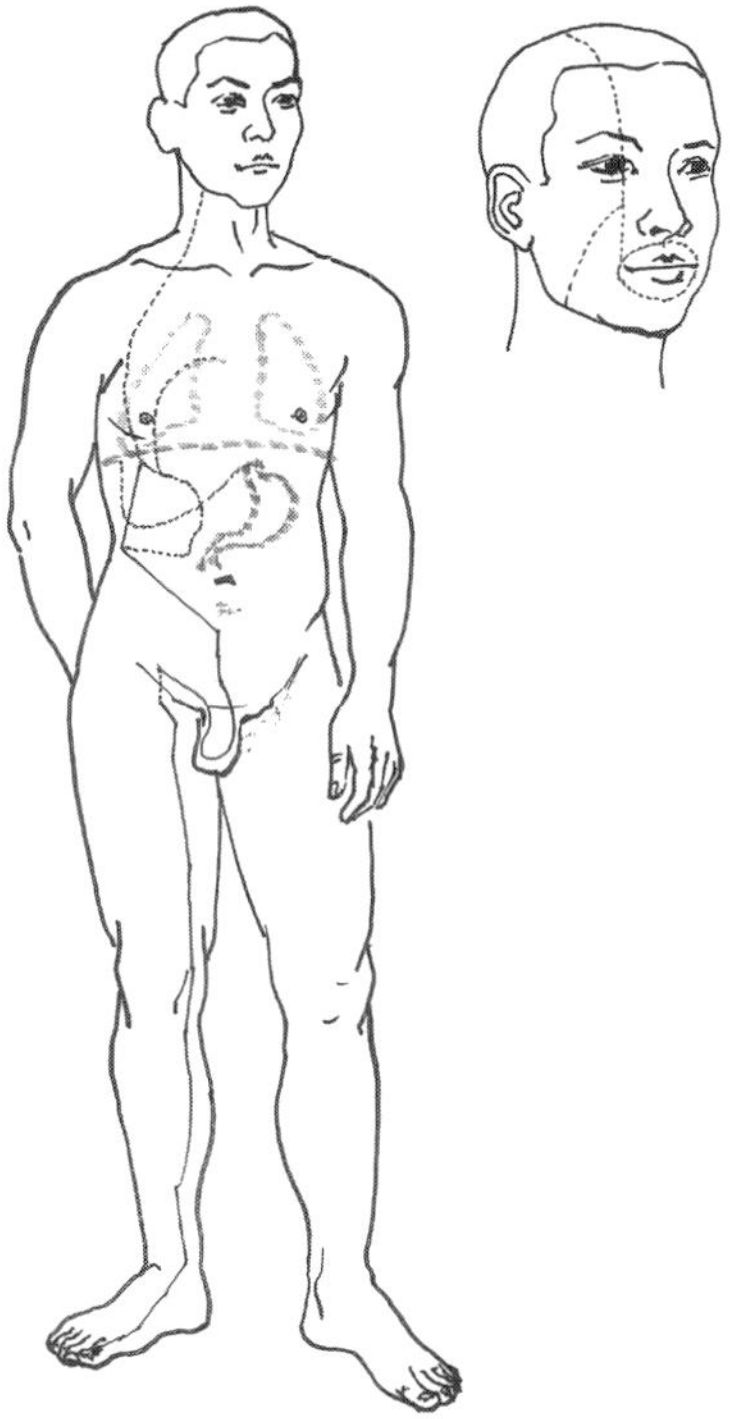

肝経は大指聚毛《じゅもう》（三毛）の上に起こり、足附の上廉、内踝を去ること一寸を循る。

内踝を上がること八寸にして太陰の後ろに出て、膕の内廉に上がる。

股を循り、陰中に入って陰器を循り、小腹《しょうふく》（臍から恥骨までの部位）に至って胃を挟み、肝に属し胆をまとう。膈を貫き脇肋《きょうろく》（脇）を循り、喉嚨を上がって頏顙《こうそう》（咽頭上部で鼻道と繋がっている部位）を通り、目系にかかって額に出て、上がって百会に合する。その支なるものは目系より頬裏《きょうり》に下って口唇《こうしん》を循る。その支なるものは肝より分かれて肺に至る。

第二項　経絡の長さと正しい呼吸

『黄帝内経霊枢』（脈度篇十七）によると、手の陽経は一本の経絡の長さが五尺（左右六本あるので三丈）、手の陰経は一本が三・五尺（左右六本あるので二丈一尺）、足の陽経は一本が八尺（左右六本あるので四丈八尺）、足の陰経は一本が六・五尺（左右六本あるので三丈九尺）、任脈と督脈がそれぞれ四・五尺（合わせて九尺）、陰と陽の蹻脈がそれぞれ七・五尺（合わせて一丈五尺）なので、全ての和は十六丈二尺となる。

また『黄帝内経霊枢』（五十営篇十五）では、一呼吸するごとに脈気は六寸（呼気で三寸、吸気で三寸）進むとされているから、全身の経絡を一周するのに二七〇呼吸（十六丈二尺÷六寸＝二七〇）を必要とする。

同じく『黄帝内経霊枢』（五十営篇十五）に、脈気は一日に五十周（一日は一〇〇刻、経絡一周するためにかかる時間は二刻と定められている）すると書かれているので、一日に経絡を五十周するためにかかる呼吸数は一三五〇〇呼吸（二七〇呼吸×五十周＝一三五〇〇呼吸）ということになる。

この一三五〇〇呼吸を一分間あたりで計算すると九・三七五呼吸（一三五〇〇呼吸÷二十四時間÷六十分＝九・三七五呼吸）となる。ここから一呼吸あたりに何秒かかるのかを導くと六・四秒（六十秒÷九・三七五呼吸＝六・四秒）という数字が出てくる。つまり六・四秒かけて一呼吸するのが正常な呼吸リズムということになるのである。

第三項　陰陽十一脈灸経

一九七三年、湖南省長沙の馬王堆漢墓から複数の医学書が出土した。その中に帛書として出土したのが『陰陽十一脈灸経』『足臂十一脈灸経』である。いつ頃書かれたかについては明確にされていないが、約二〇〇〇年以上は経過しているであろうと推測されている。したがってその保存状態は良好とは言えず一部に欠損があるが、以下に原文を紹介する。欠損部位は□とした。

『陰陽十一脈灸経』

肺経

臂巨陰脈在于手掌中出内陰両骨之間上骨下廉筋之上出臂内陰入心中

大腸経

歯脈起于次指与大指上出臂上廉入肘中乗臑穿頬入歯中

胃経

陽明脈系于骭骨外廉循骭而上穿臏出魚股之外廉上穿乳穿頬出目外廉環顔□

脾経
太陰脈是胃脈也被胃出魚股陰下廉腨上廉出内踝之上廉
心経
臂少陰脈起于臂两骨之間之間之下骨上廉筋之下出臑内陰入心中
小腸経
肩脈起于耳後下肩出臑外廉出臂外腕下乗手背
膀胱経
巨陽脈踵外踝娄中出郄□中上穿□出厭中挟脊出于項□頭角下顔挟齃系目内廉
腎経
少陰脈系于内踝外廉穿腨出膕中央上穿脊之□廉系于腎挟舌本
三焦経
耳脈起于手背出臂外两骨之間上骨下廉出肘中入耳中

胆経

少陽脈系于外踝之前廉上出魚股之外出□上出目前

肝経

厥陰脈系于足大指叢毛之上乗足跗上廉去内踝一寸上踝五寸而出太陰之後上出魚股内廉触少腹

□大眦傍

第四項　足臂十一脈灸経

『足臂十一脈灸経』

肺経
臂太陰脈循筋上廉以走臑内出腋内廉之心

大腸経
臂陽明脈出中指間循骨上廉出臑外廉上凑枕之口

胃経
足陽明脈循　中上貫膝中出股挟少腹上出乳内廉出嗌挟口以上之鼻

脾経
足太陰脈出大指内廉骨際出内踝上廉循胻内廉上膝内廉出股内廉

心経
臂少陰脈循筋下廉出臑内下廉出腋凑脇。

小腸経
臂太陽脈出小指循骨下廉出臑下廉出肩外廉出項□□□目外眦

膀胱経
足太陽脈出外踝娄中上貫膞出于膕枝之下臀其直者貫臀挟脊出項上于脰枝顏下之耳其直者貫目内眦之鼻

腎経
足少陰脈出内踝胠中上貫膞入膕出股入腹循脊内上廉出肝入胠系舌本。

三焦経
臂少陽脈出中指循臂上骨下廉湊耳

胆経
足少陽脈出于踝前枝于骨間上貫膝外廉出于股外廉出脇枝之肩髆其直者貫腋出于項耳出枕出目外眦

肝経
足厥陰脈循大指間以上出胻内廉上踝八寸交太陰脈循股内上入脞間

第五項　十二経別

十二経別は十二正経から分かれた経脈という扱いで、十二正経から離れる点を「離《り》」、体内に入る点を「入《にゅう》」、体内から出て体表に出てくる点を「出《しゅつ》」、再び十二正経に合流する点を「合《ごう》」といい、体表と臓腑の関係を強調する、臓腑の表裏関係を強調する、四肢と体幹の関係を強調する等の機能を有している。

注目すべき点を幾つか挙げてみる。

まず手の陽経は全て肩関節周辺から出ている。これは肩関節周辺の病（例えば五十肩など）は手の陽経との関係が深いと読みとることができる。

手の陰経は全て腋窩から出て体内に入っている。これは心と肺の病があれば腋窩から取穴すれば効果的であると読み取ることができる。

足の陽経は全て膝関節から出ている。これは膝関節の病（例えば変形性膝関節症など）は足の陽経との関係が深いと読み取ることができる。

足の陰経は肝経を除いて膝関節から出ている。これは脾と腎の病があれば膝関節から取穴すれば効果的であると読み取ることができる。また肝経については足背から出ているので、肝の病があれば足背から取穴すれば効果的であるということになる。

肺経

肺経の経別は腋窩から分出し（離）、鎖骨上窩から体内に入り（入）、肺に属し大腸を絡《まと》う。

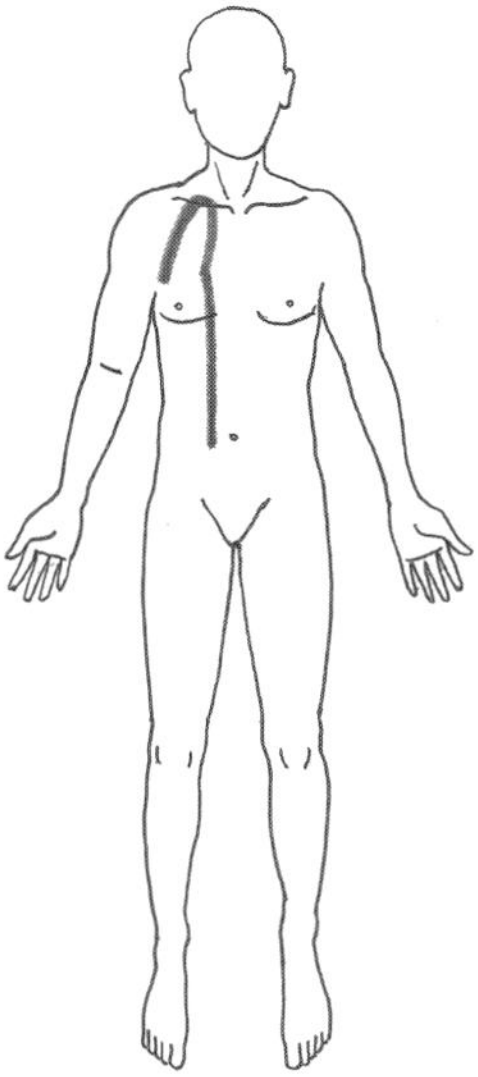

大腸経

大腸経の経別は肩関節から分出し（離）、項を通って鎖骨上窩から体内に入り（入）、大腸に属し肺を絡う。

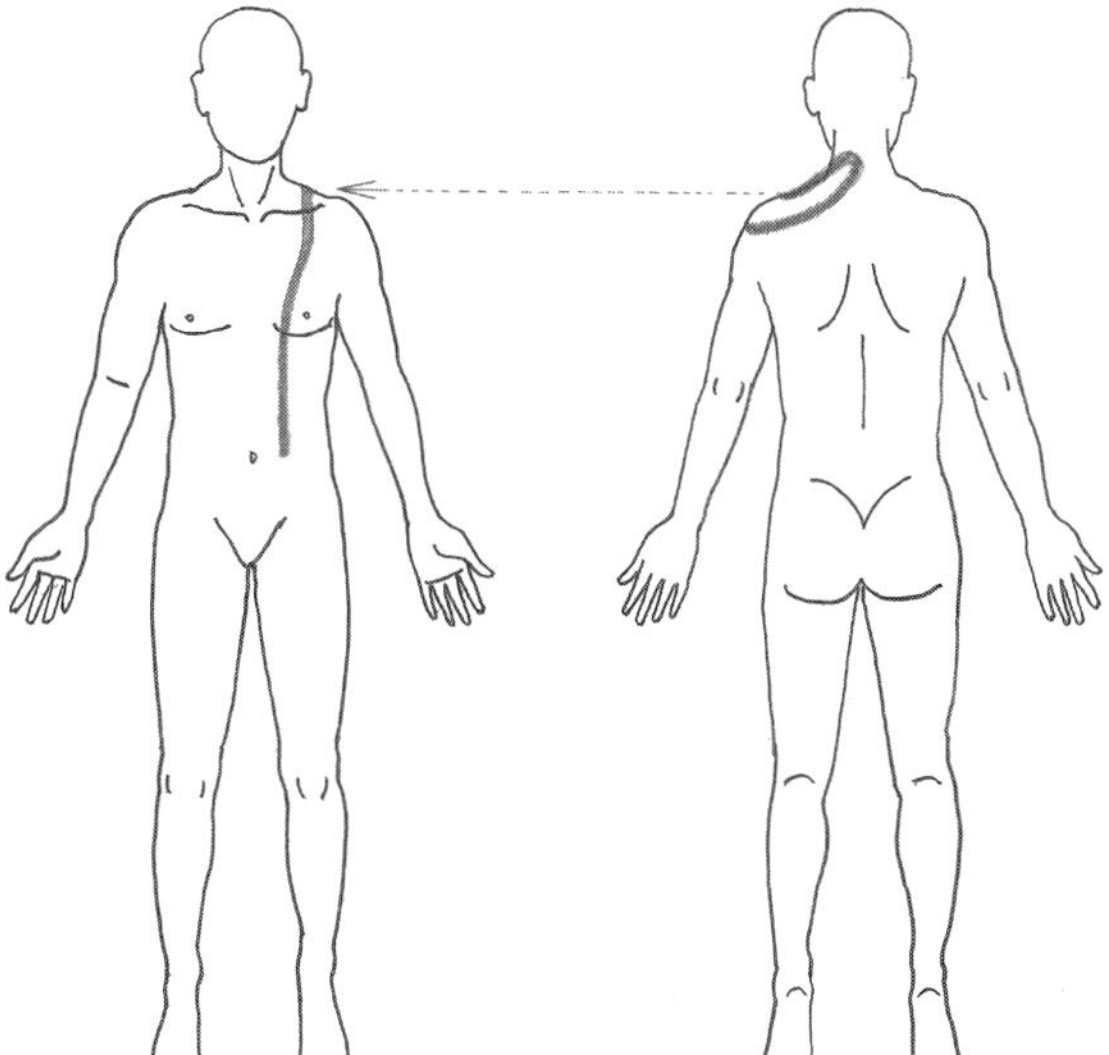

胃経

胃経の経別は膝関節から分出し（離）、鼠径部《そけいぶ》より腹腔内に入り（入）、胃に属し脾を絡う。脾を絡った後は、上行して心を通り口腔《こうくう》と目に至る。

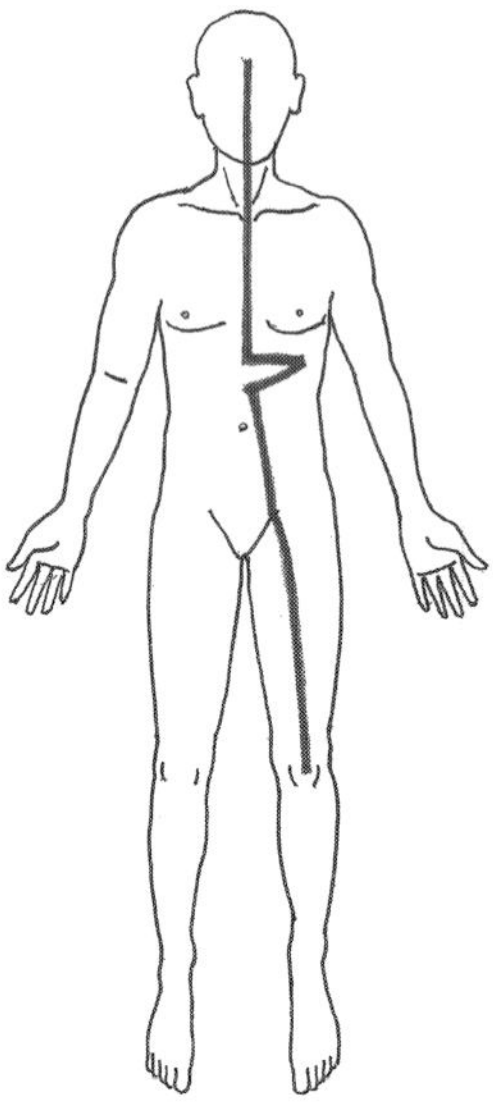

脾経

脾経の経別は膝関節から分出し（離）、鼠径部より腹腔内に入り（入）、脾に属し胃を絡う。胃を絡った後は舌に至る。

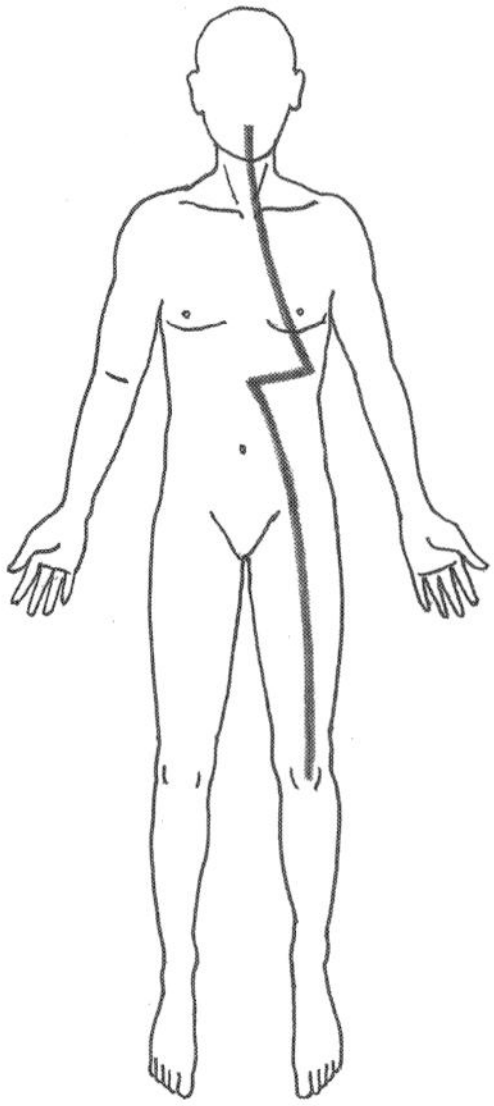

心経

心経の経別は腋窩から分出し（離）、体内に入り（入）、心に属し小腸を絡う。小腸を絡った後は上行して目に至る。

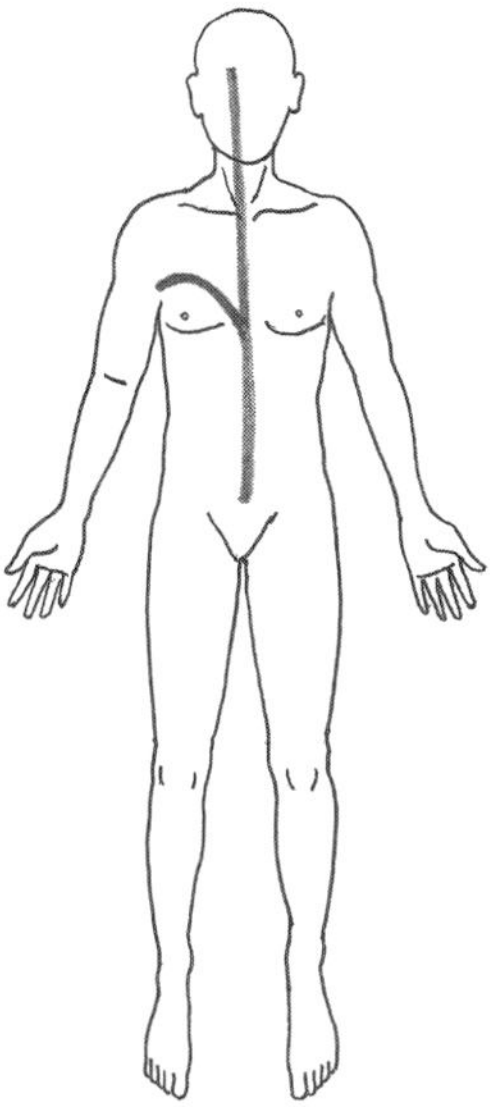

小腸経

小腸経の経別は肩関節から分出し（離）、腋窩から体内に入り（入）、小腸に属し心を絡う。

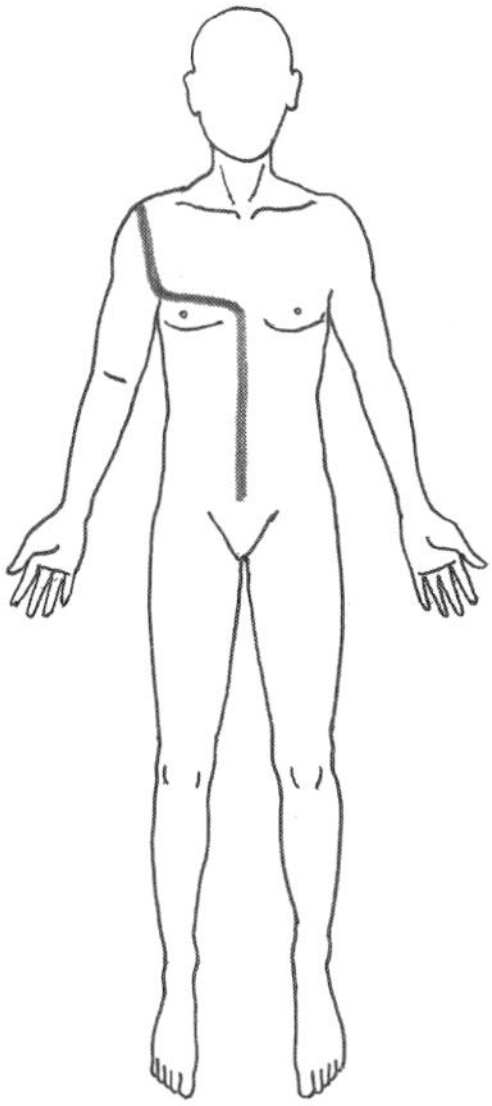

膀胱経

膀胱経の経別は膝関節から分出し（離）、仙骨《せんこつ》の下五寸の所で二本に分かれる。一本目は肛門から体内に入り（入）、膀胱に属し腎を絡う。腎を絡った後は上行して心に至る。二本目は仙骨の下五寸の所から脊柱の両側を上行して項部に至る。

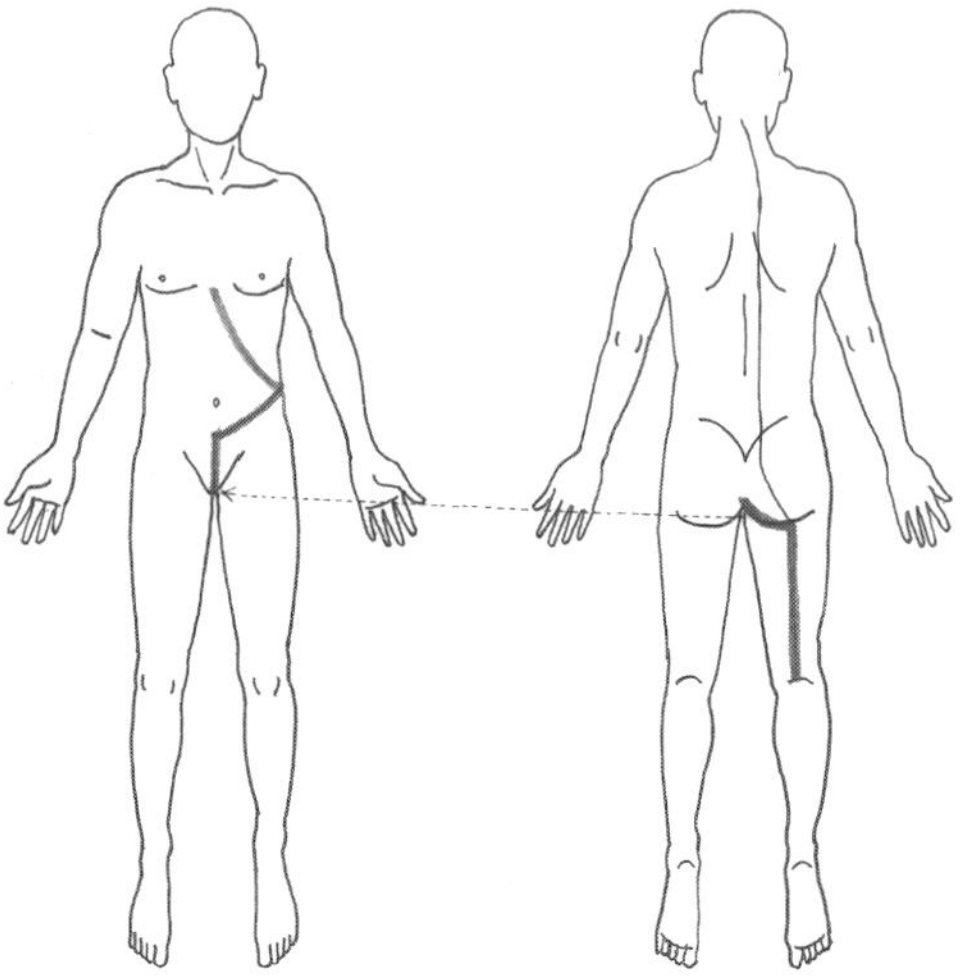

腎経

腎経の経別は膝関節から分出し（離）、肛門から体内に入り（入）、膀胱を絡い腎に属する。腎に属した後は第二腰椎に至り（出）、二本に分かれる。一本目は奇経の帯脈《たいみゃく》に沿って走行し腰部を横断する。二本目は第二腰椎から上行し（出）、舌根《ぜっこん》を絡って（合）、項部に至る。

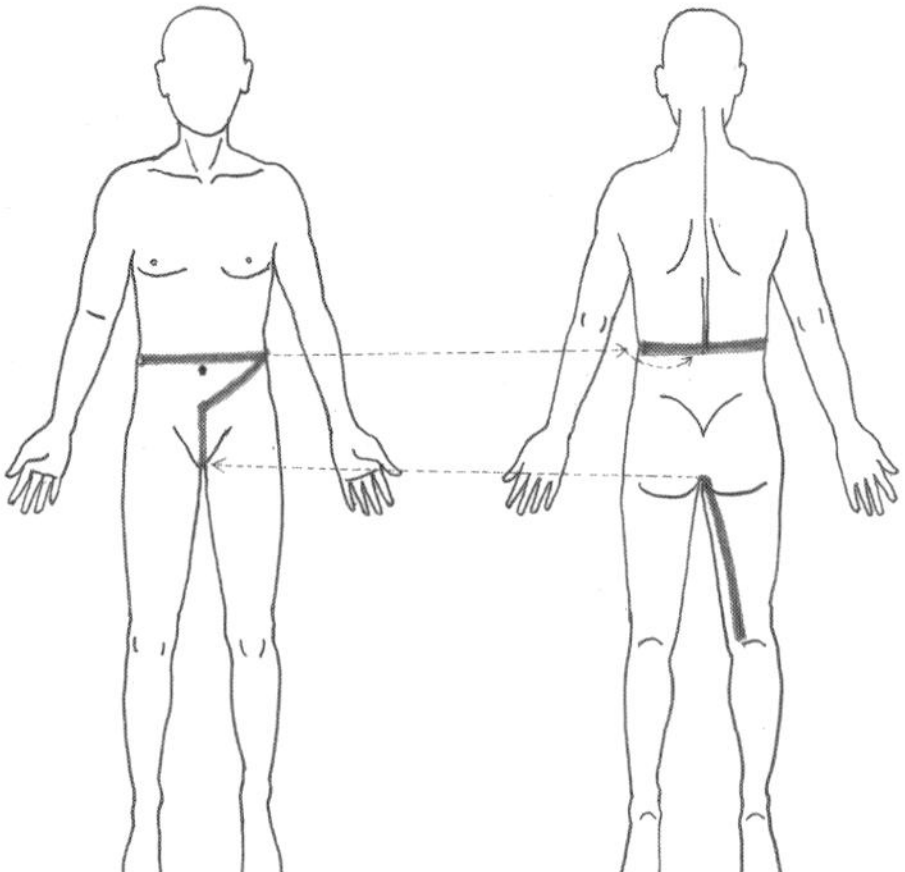

心包経

心包経の経別は腋窩から分出し（離）、鎖骨上窩から体内に入り（入）、心に属し三焦を絡う。三焦を絡った後は、耳の後ろを循る（出・合）。

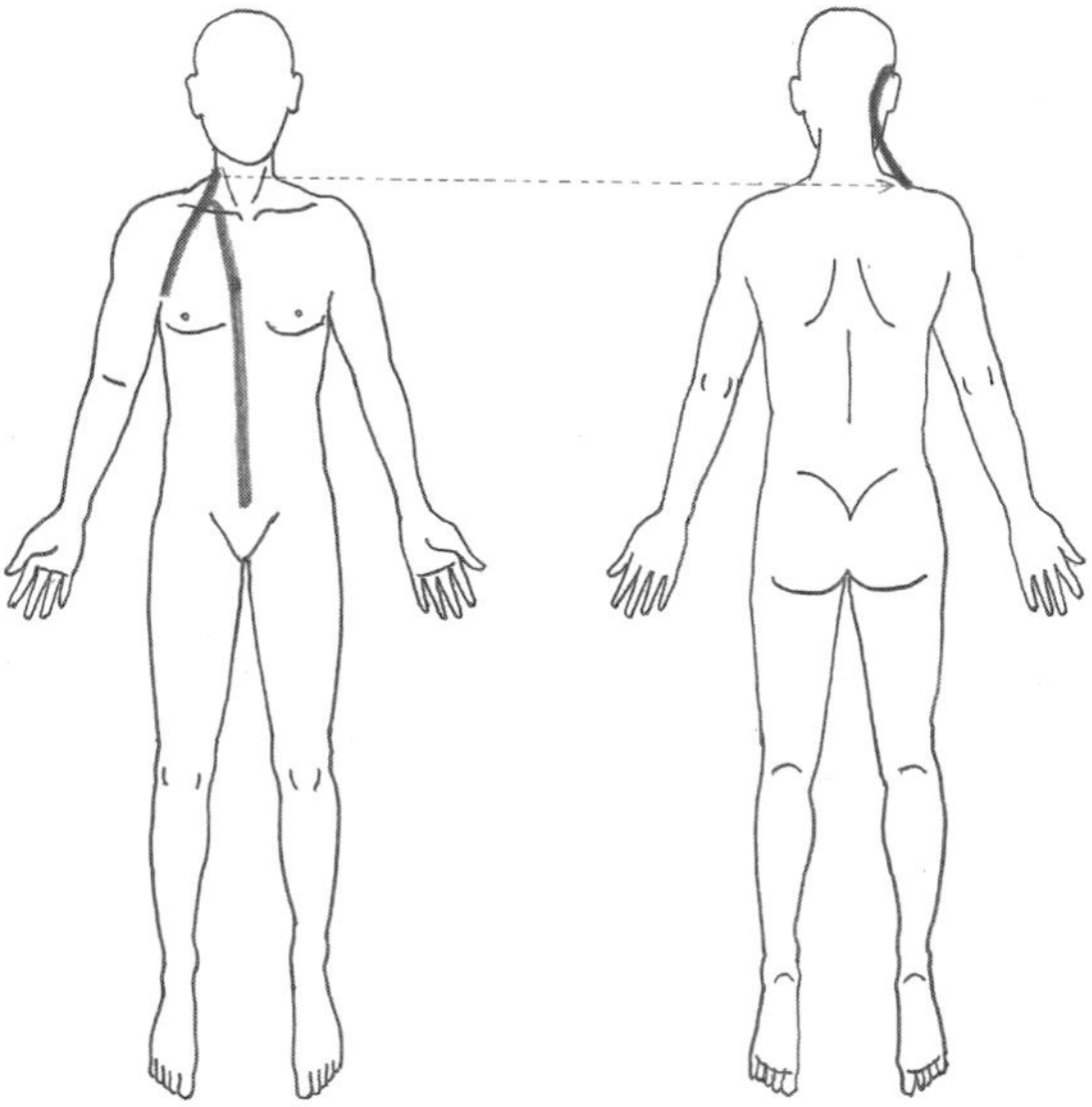

三焦経

三焦経の経別は後頭部から分出し（離）、鎖骨上窩から体内に入り（入）、三焦に属し心を絡う。

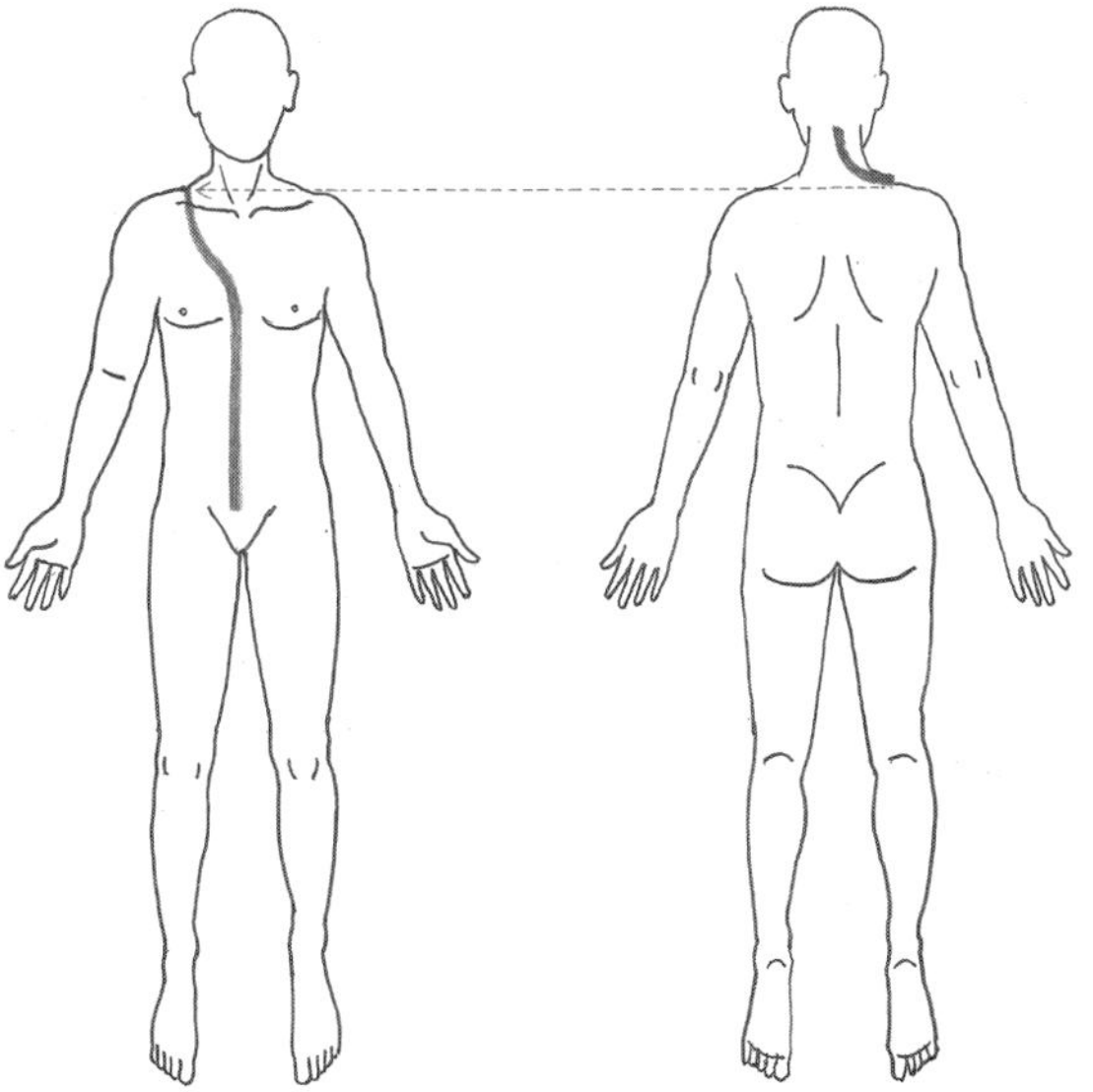

胆経

胆経の経別は膝関節から分出し（離）、少腹部から体内に入り（入）、季肋《きろく》部を通って胆に属し肝を絡う。肝を絡った後は心を通って顔面を散行し（出）、外眼角《がいがんかく》に至る（合）。

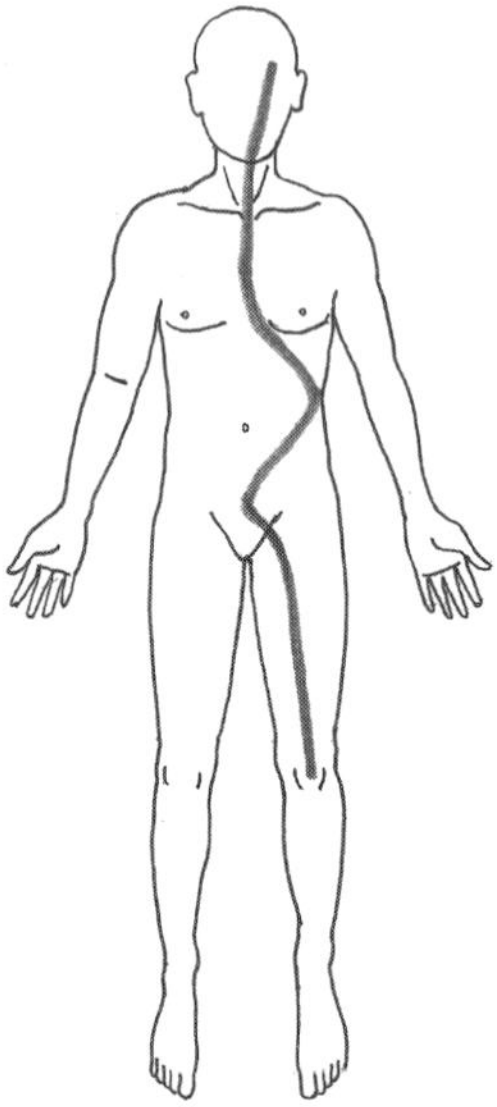

肝経

肝経の経別は足背から分出し（離）、上行して少腹部から体内に入り（入）、肝に属し胆を絡う。

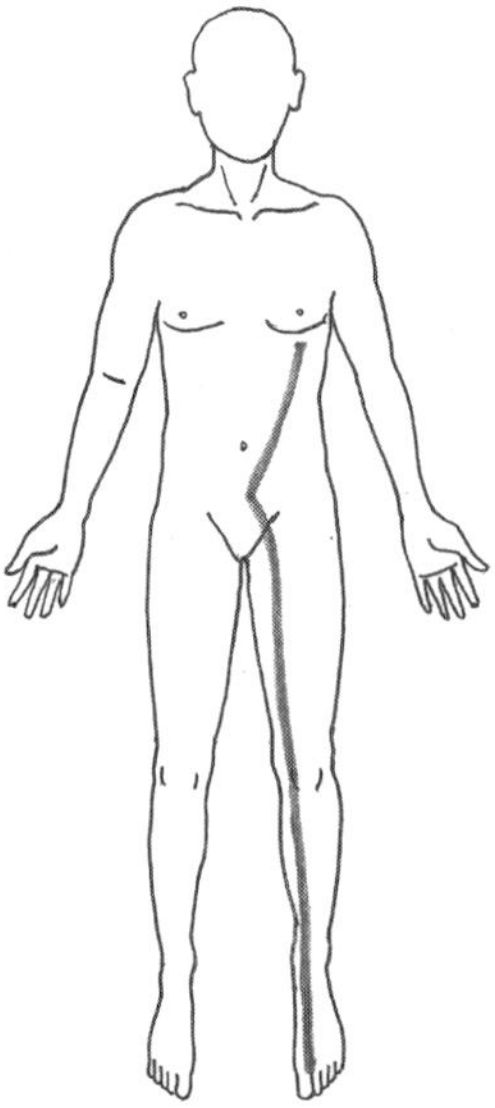

【経別】

肩関節周辺 ⇔ 手の陽経

腋窩 ⇔ 手の陰経

膝関節 ⇔ 足の陽経

膝関節 ⇔ 足の陰経

第六項　十二別絡

十二別絡は任脈、督脈、脾の大絡《たいらく》を加えて「十五別絡《じゅうごべつらく》」と呼ばれている。機能としては十二別絡と同様に表裏関係を強調する、十二経脈の主治部位を強調する等が挙げられる。

ここで注目すべき点は肺経、膀胱経、胆経に限って一本の別絡しか記載がないということである。わかりやすく理解するために、この三つの経絡にも諸文献を参考にして二本目を追加してみたいと思う。

肺経

肺経の別絡は列缺《れっけつ》から分枝し、魚際を通り商陽に至る。（二本目は肺経に沿って上行し、肺及び咽に至る）

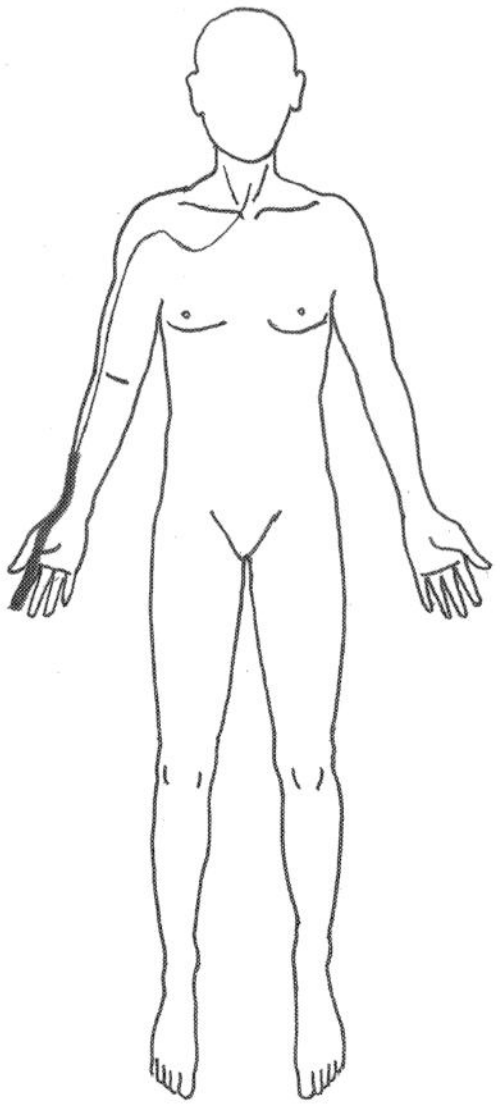

大腸経

大腸経の別絡は偏歴から分枝し二本に分かれる。一本目は少商に至る。二本目は大腸経に沿って上行し、肩関節、歯、耳に至る。

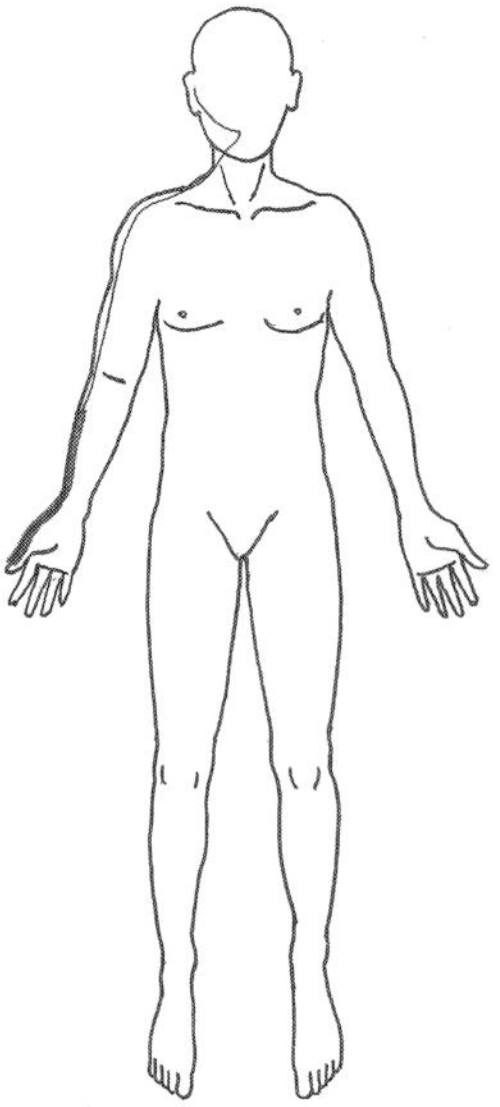

胃経

胃経の別絡は豊隆から分枝し二本に分かれる。一本目は隠白に至る。二本目は胃経に沿って上行し、前頭部及び顔面に至る。

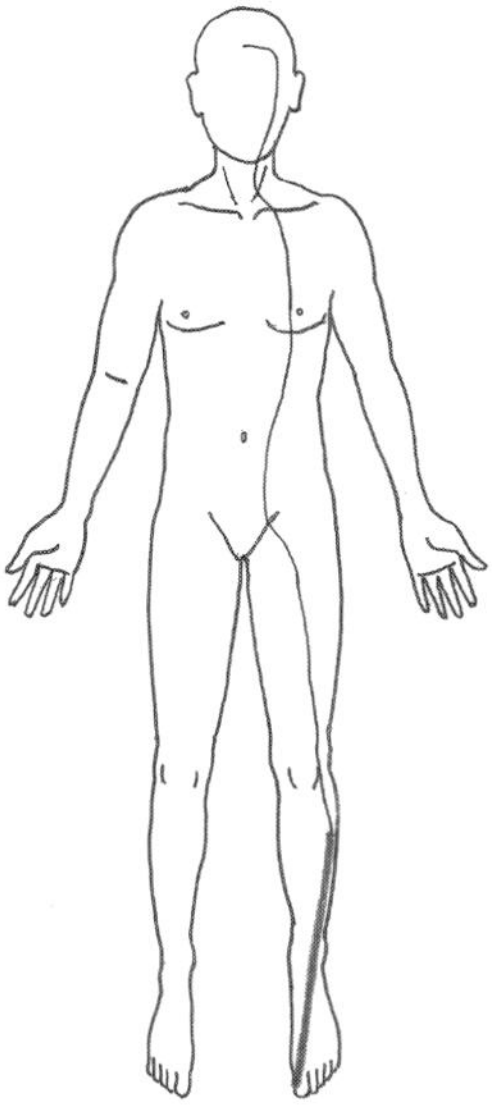

脾経

脾経の別絡は公孫から分枝し二本に分かれる。一本目は厲兌《れいだ》に至る。二本目は脾経に沿って腹腔内に入り、胃腸に至る。

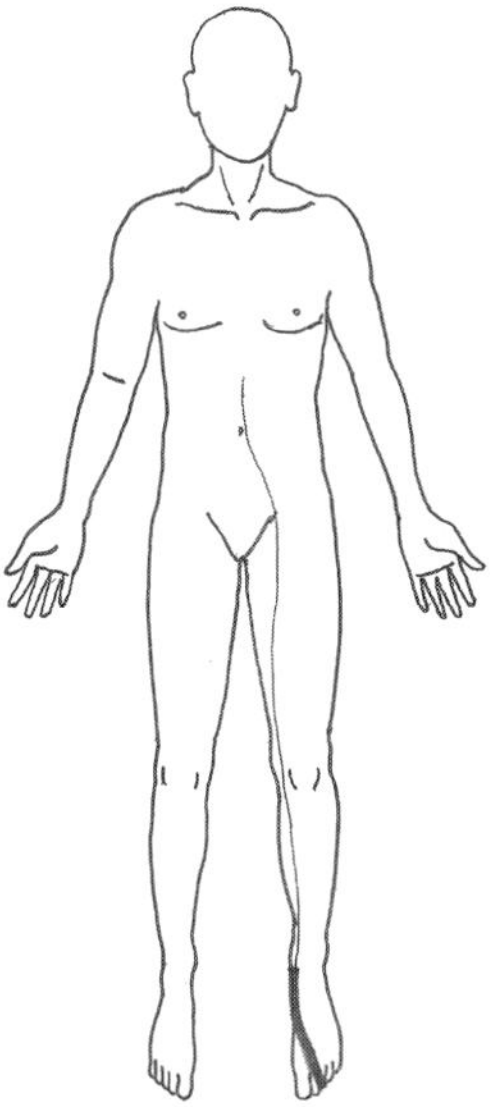

心経

心経の別絡は通里から分枝し二本に分かれる。一本目は少沢に至る。二本目は心経に沿って上行し、心、舌本、目に至る。

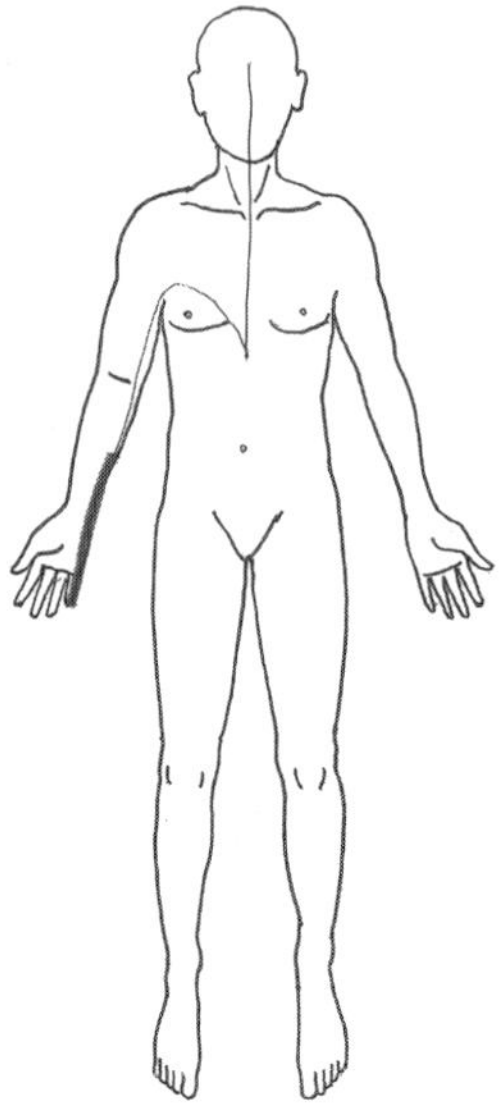

小腸経

小腸経の別絡は支正から分枝し二本に分かれる。一本目は少衝に至る。二本目は肩関節に至る。

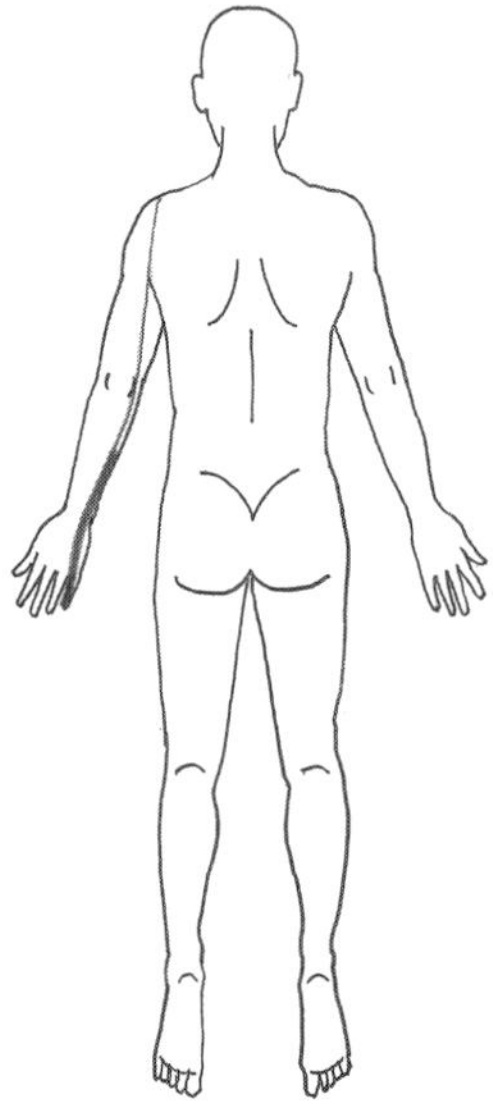

膀胱経

膀胱経の別絡は飛陽から分枝し湧泉に至る。（二本目は膀胱経に沿って上行し、後頭部及び目に至る）

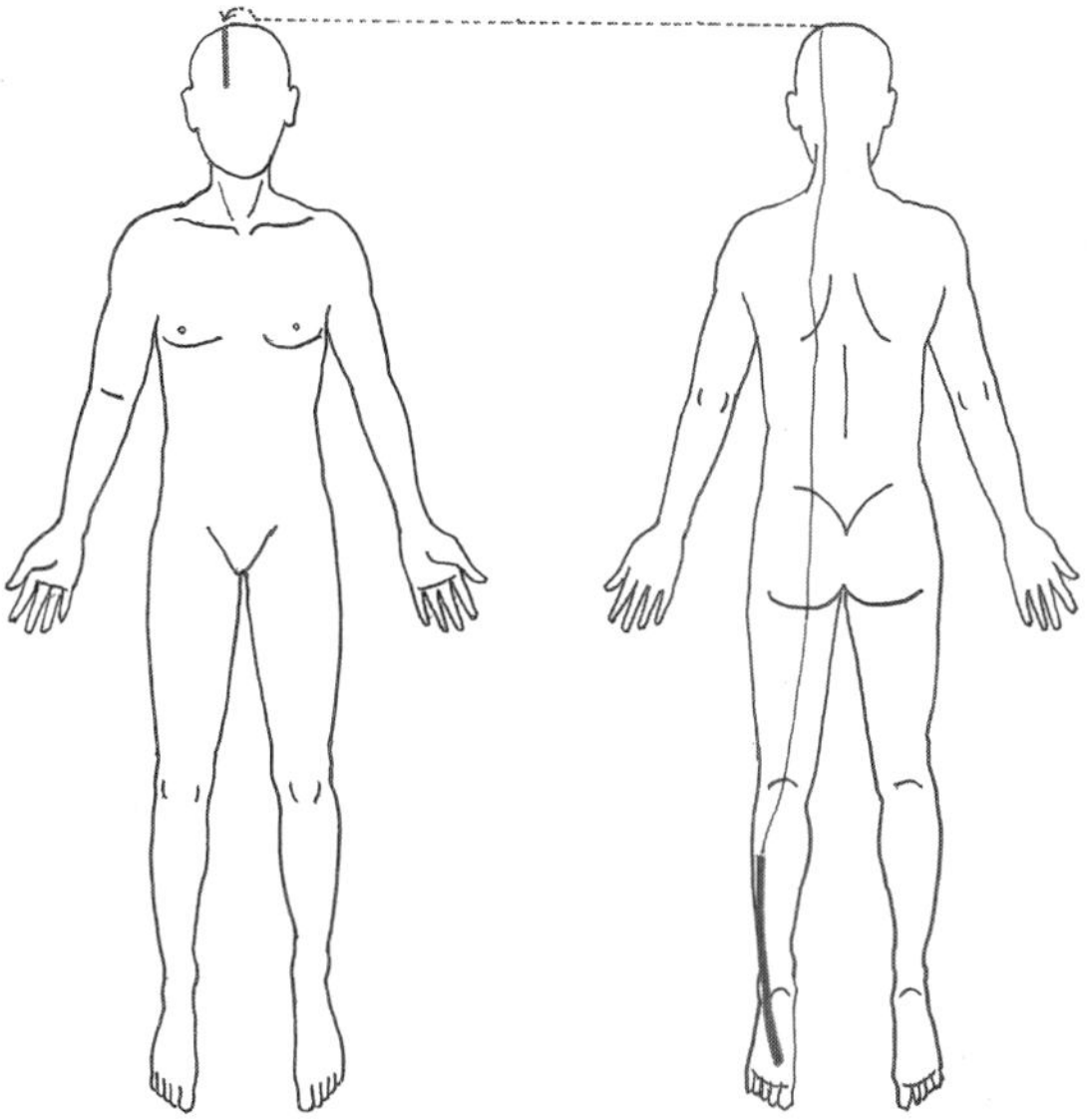

腎経

腎経の別絡は大鐘から分枝し二本に分かれる。一本目は踵を循って至陰に至る。二本目は腰部を通って心に至る。

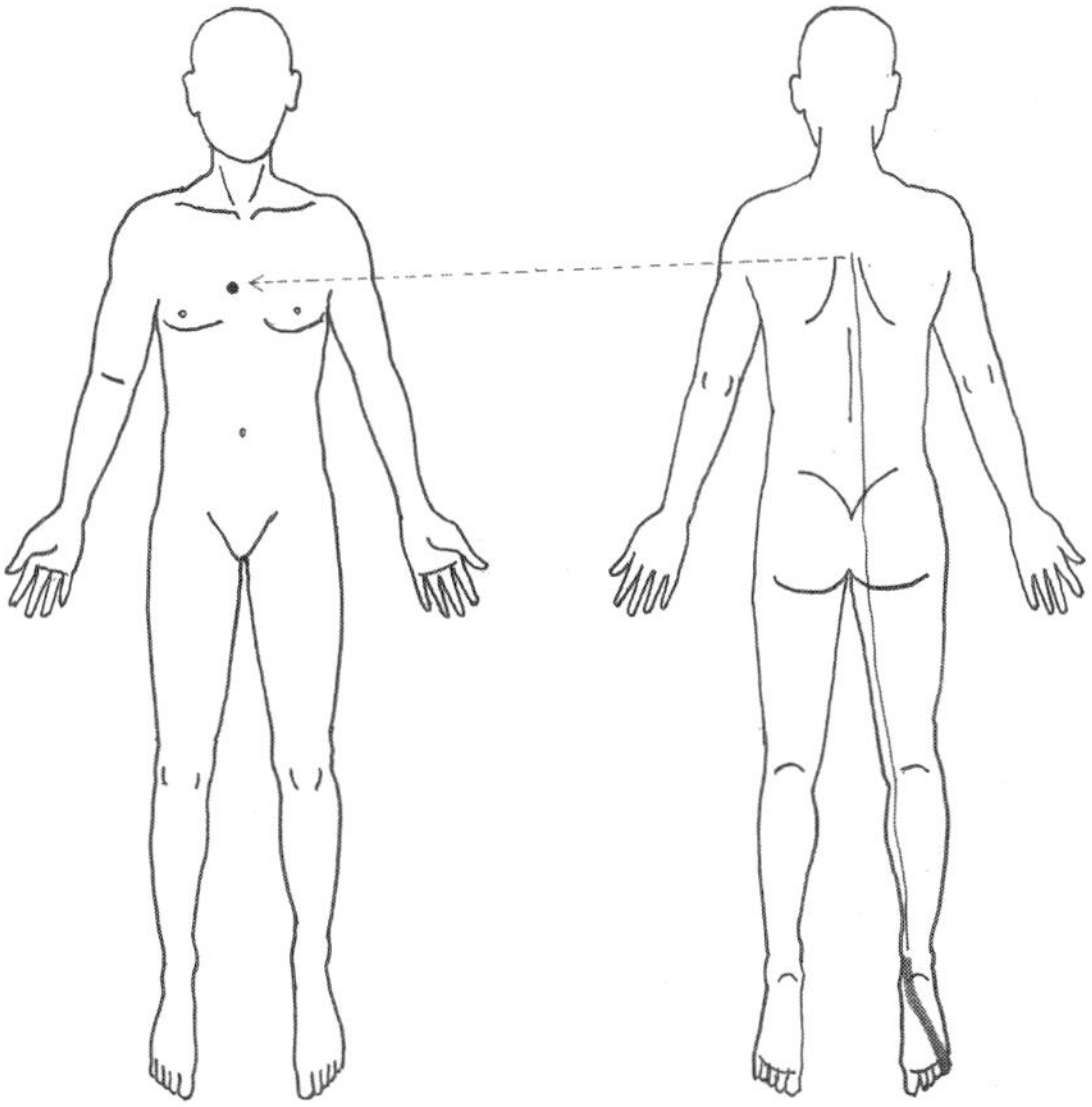

心包経

心包経の別絡は内関から分枝し二本に分かれる。一本目は関衝に至る。二本目は心に至る。

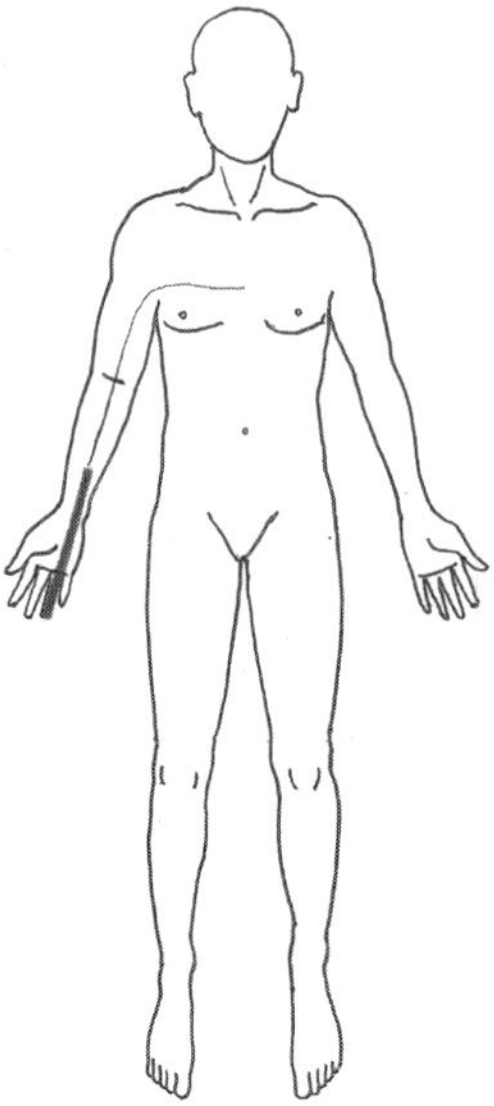

三焦経

三焦経の別絡は外関から分枝し二本に分かれる。一本目は中衝に至る。二本目は心に至る。

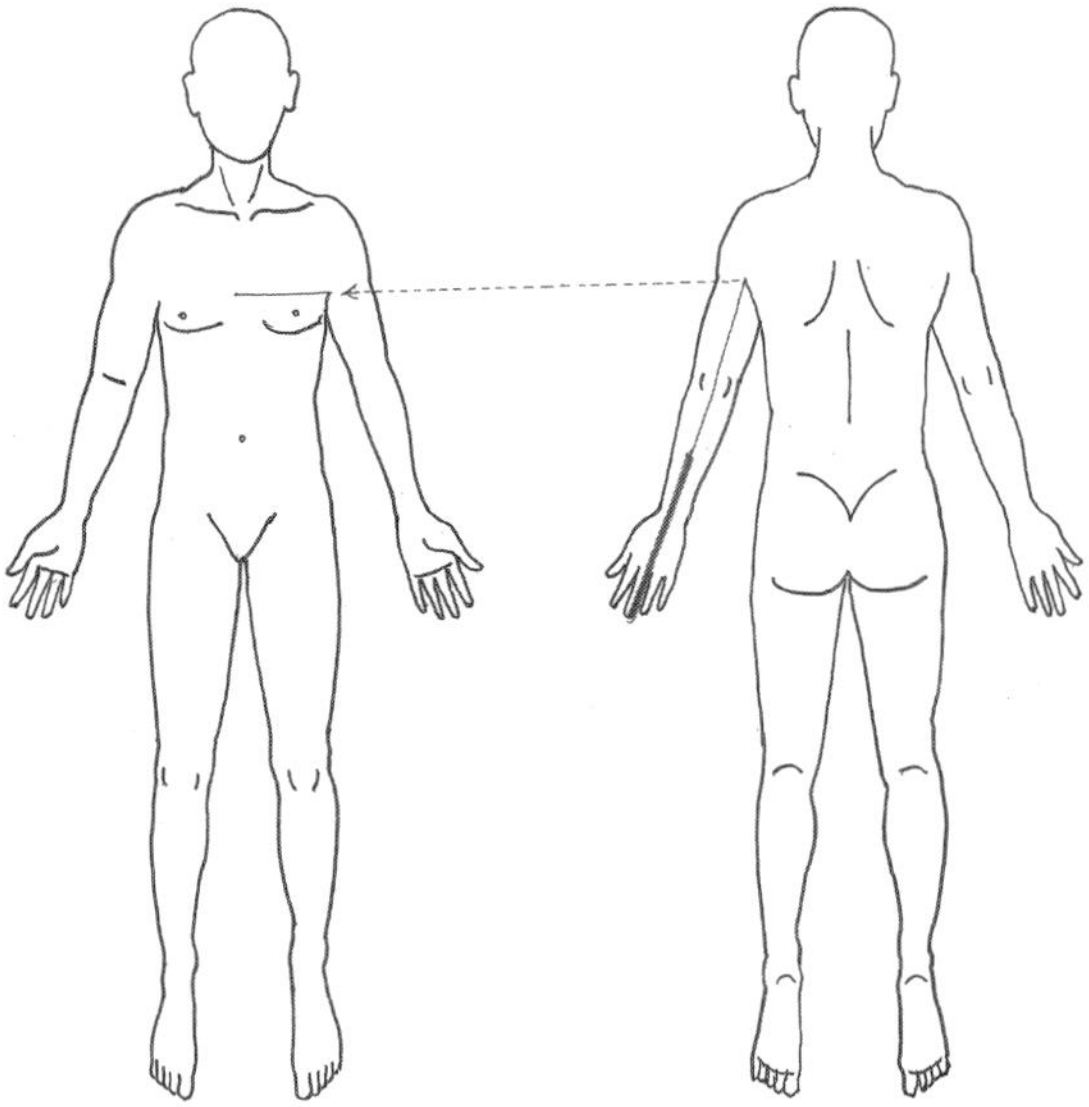

胆経

胆経の別絡は光明から分枝し太敦に至る。（二本目は胆経に沿って上行し、側頭部に至る）

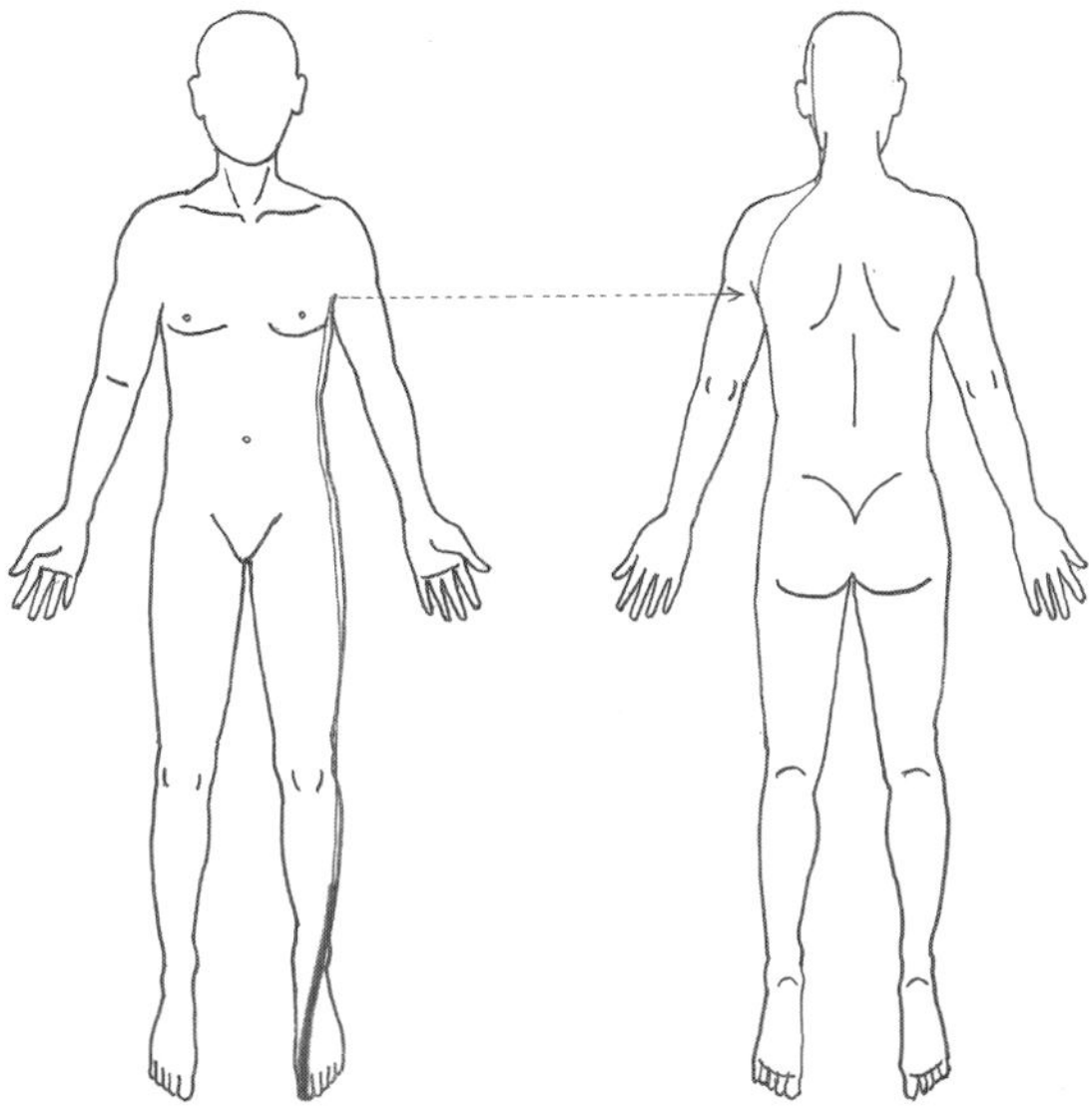

肝経

肝経の別絡は蠡溝《れいこう》から分枝し二本に分かれる。一本目は竅陰に至る。二本目は生殖器に至る。

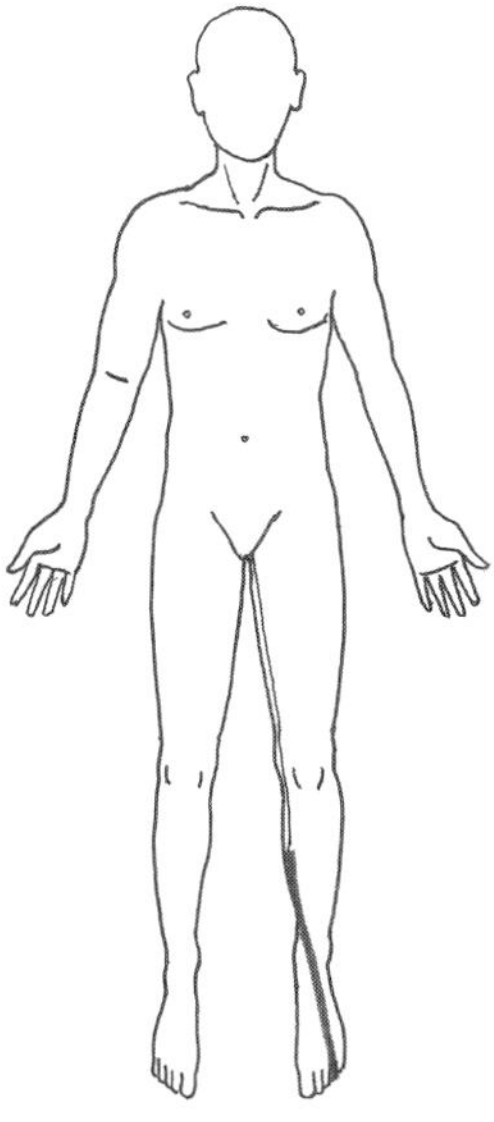

第七項　十二経筋

十二経筋とは十二経脈が養う筋肉を線でつなげたもので、突っ張る感じや引きつれる感じがすればこの十二経筋を用いる。

この十二経筋は、臨床現場ではあまり頻繁に使用されていないように見受けられるが、いかがだろうか。

我々鍼灸師は、十二正経に目が行きすぎる傾向にあると思っている。

しかし、この十二経筋はとてつもない可能性を秘めたヒントだと睨んでいるのは私だけではないはずである。十二経筋は、いわば今後の中医学を左右するといっても過言ではない。

十二経筋を基にして治療する時は、現れている症状が内臓の影響を受けていない場合に限られる。まずは全息理論を用い、内臓が関与しないと判断すれば経筋の異常と判断するのである。

例えば、『黄帝内経素問』（骨空論篇六十）には「膝伸不屈治其楗」（膝が痛くて伸ばすことはできても曲げることができない場合は承扶周辺を取れ）、「膝痛不可屈伸治其脊内」（膝が痛くて屈伸ができない場合は背中を取れ）と書かれている。

これらはまさしく十二経筋の膀胱経を使った治療法なのである。

肺経

肺経の経筋は大指の上に起こり、指を循って上行し、魚後に結って寸口の外側を行く。臂に循って上がり、肘中に結り、臑の内廉に上がりて、腋窩に入り、缺盆に出でて、肩の前髃《ぜんぐう》結《あつま》る。

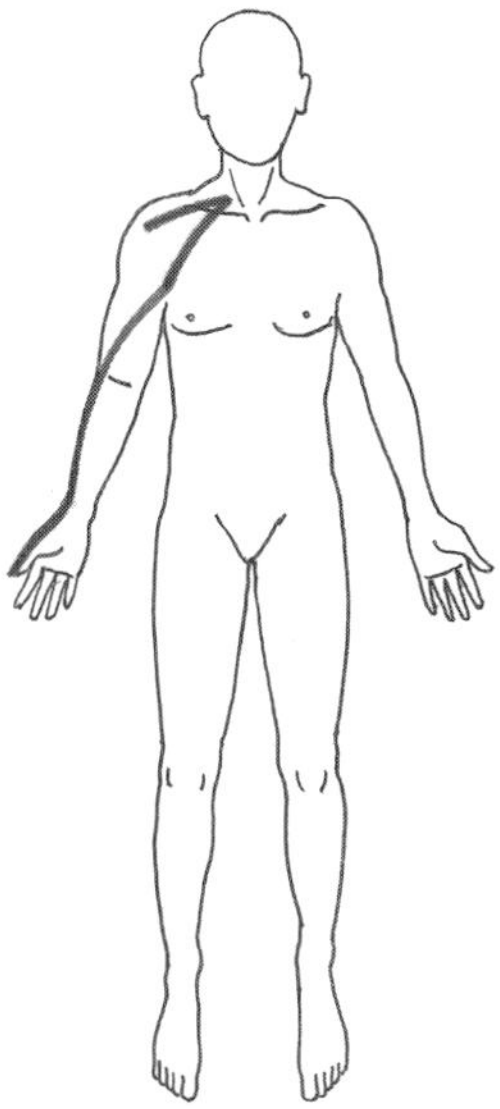

大腸経

大腸経の経筋は大指の次指の端に起こり、腕に結り、上がって臂の上を循り、肘の外に結り、臑に上がりて髃（肩関節周辺）に結る。その支なる者は肩胛を繞りて脊を挟む。直なる者は肩髃《けんぐう》より頚に上がる。その支なる者は頬に上がり頄（頬骨突起）に結る。直なる者は上がりて手の太陽の前に出で、左角に上がり頭を絡い、右頷（頤）に下る。

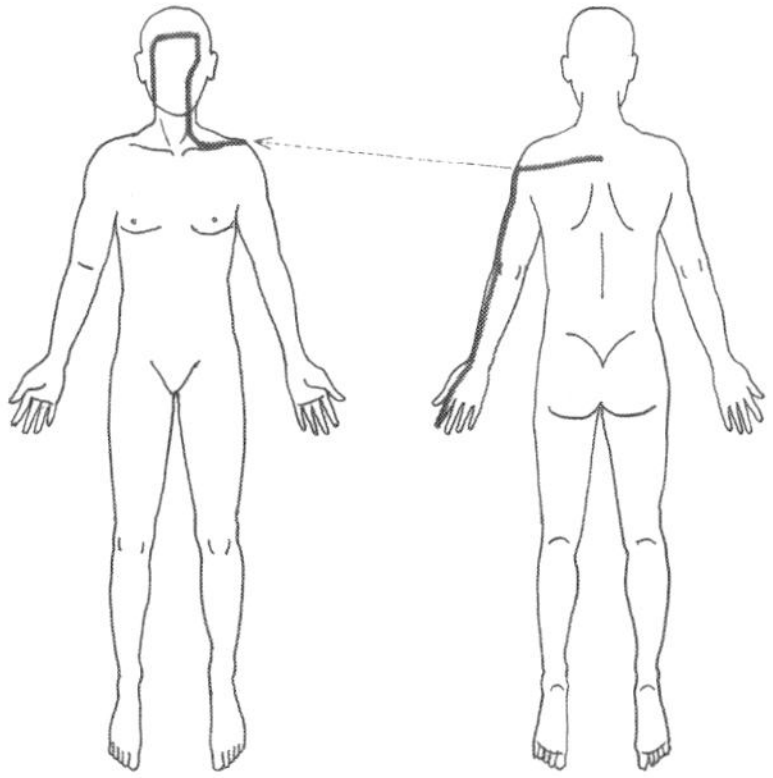

胃経

胃経の経筋は中三指（第二から第四趾）に起こり、跗上に結り、邪めに外に上がりて輔骨（輔骨には外輔骨と内輔骨がある。外輔骨は腓骨のことで、内輔骨は大腿骨内外側上顆と脛骨内外側顆のこと）に加わり、上がりて膝の外廉に結り、直に上がりて髀枢に結り、脇を循って上がり、脊に属する。その直なる者は上に骭を循って尻に結る（「その直なるものは上に骭を循って尻に結る」までの解釈は不明である。おそらく錯簡であろう）。その支なる者は外輔骨に結り、少陽に合する。その直なる者は上がりて伏兎を循り、上がりて髀に結り、陰器に聚り、腹を上がりて布く。缺盆に至りて結り、頚に上がり、上がりて口を挟み、頄に合し、下って鼻に結り、上がって太陽に合する。太陽は目の上網（上眼瞼）と為り、陽明は目の下網と為る。その支なる者は頬より耳前に結る。

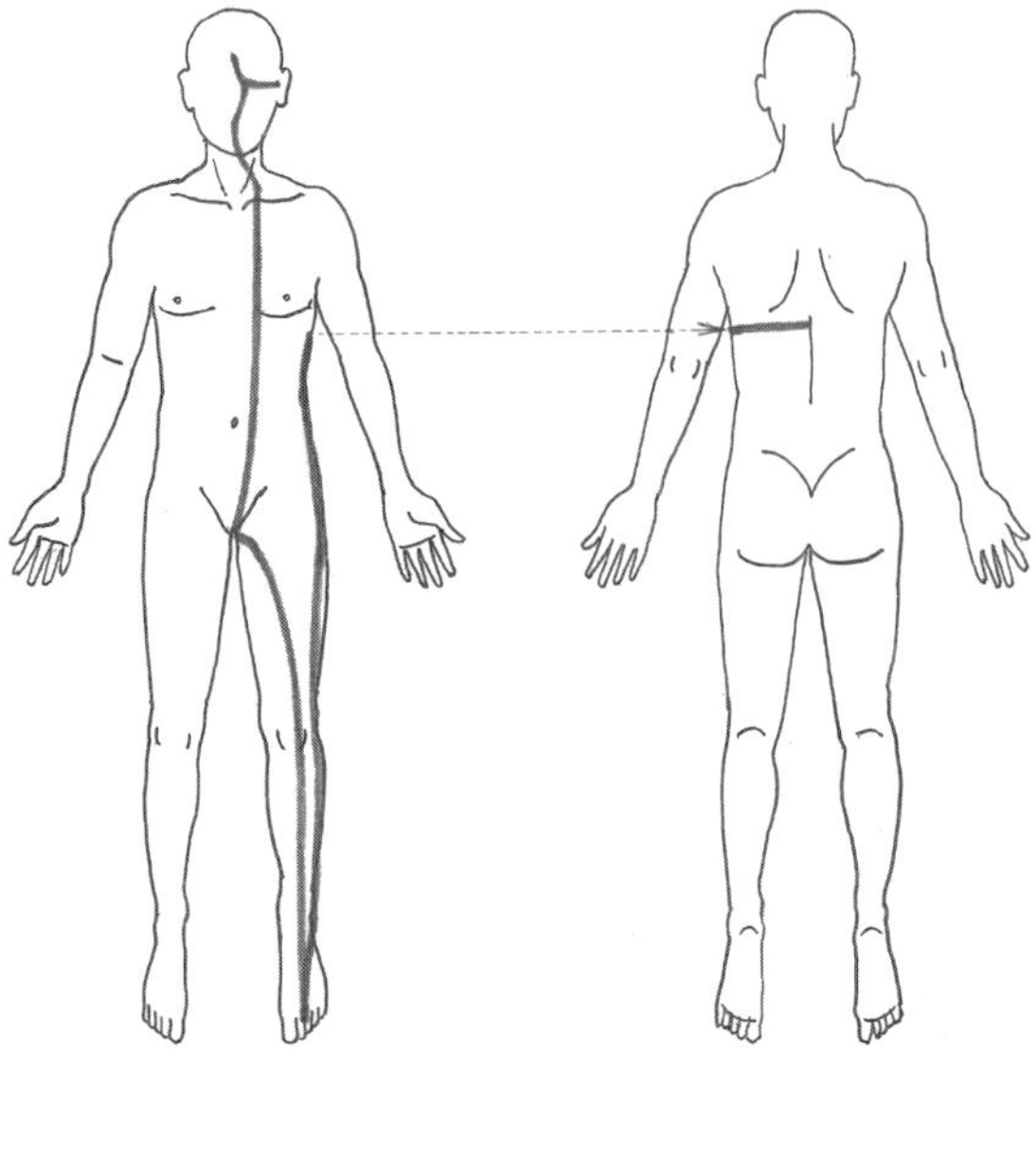

脾経

脾経の経筋は大指の端の内側に起こり、上がりて内踝に結る。その直なる者は膝の内輔骨を絡い、上がりて陰股を循り、髀に結り、陰器に聚る。腹に上がりて臍に結り、腹裏を循って肋に結り、胸中に散ず。その内なる者は脊に著く。

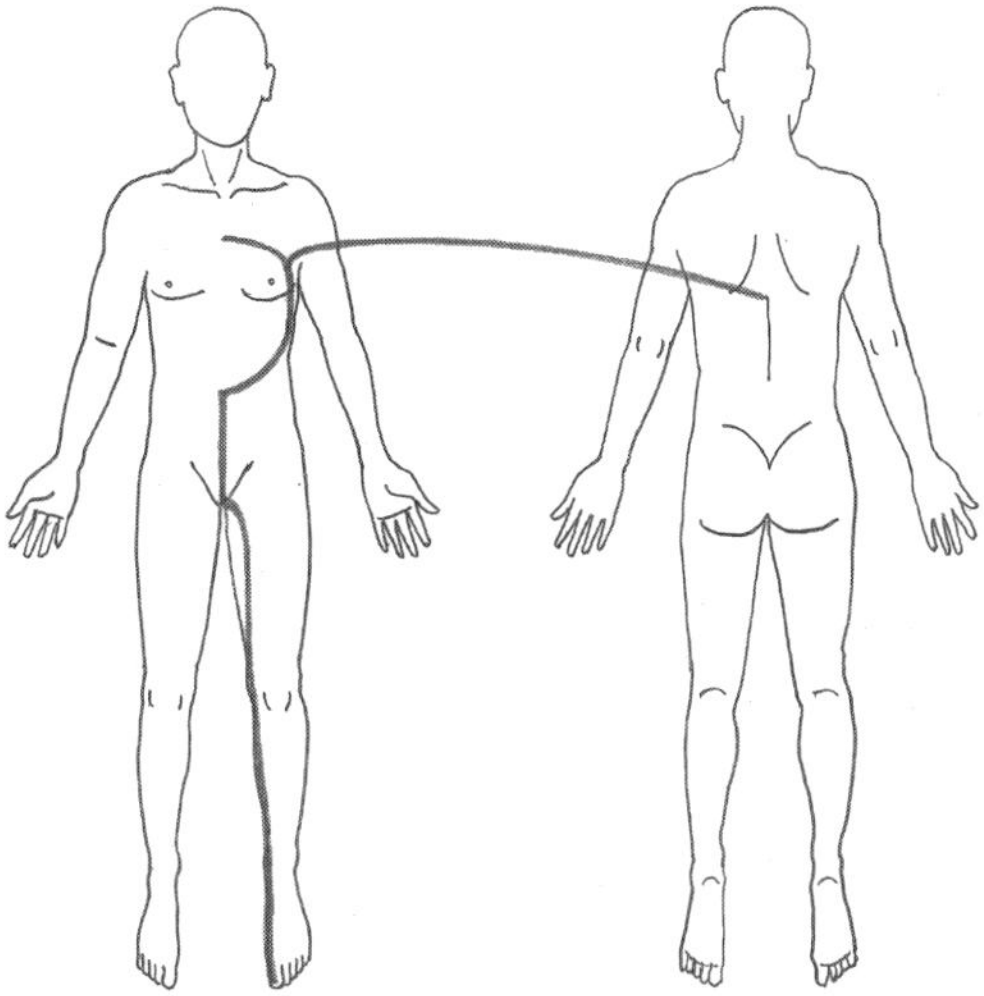

心経

心経の経筋は小指の内側に起こりて、鋭骨（尺骨茎状突起）に結り、上がって肘の内廉に結り、上がって腋に入りて、太陰に交わり、乳裏を挟む。胸中に結り、臂（臂の解釈は不明である。おそらく錯簡であろう）に循って、下りて臍に繋ぐ。

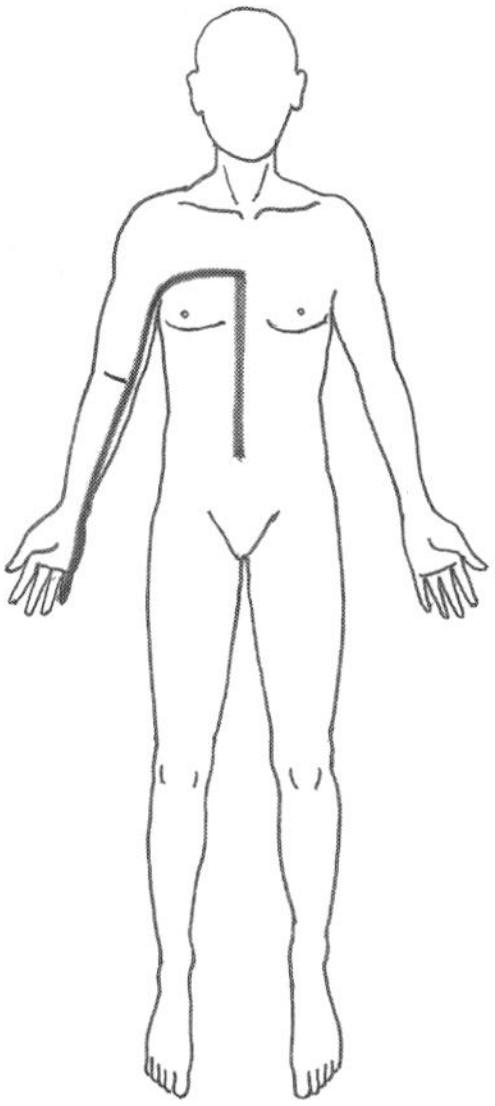

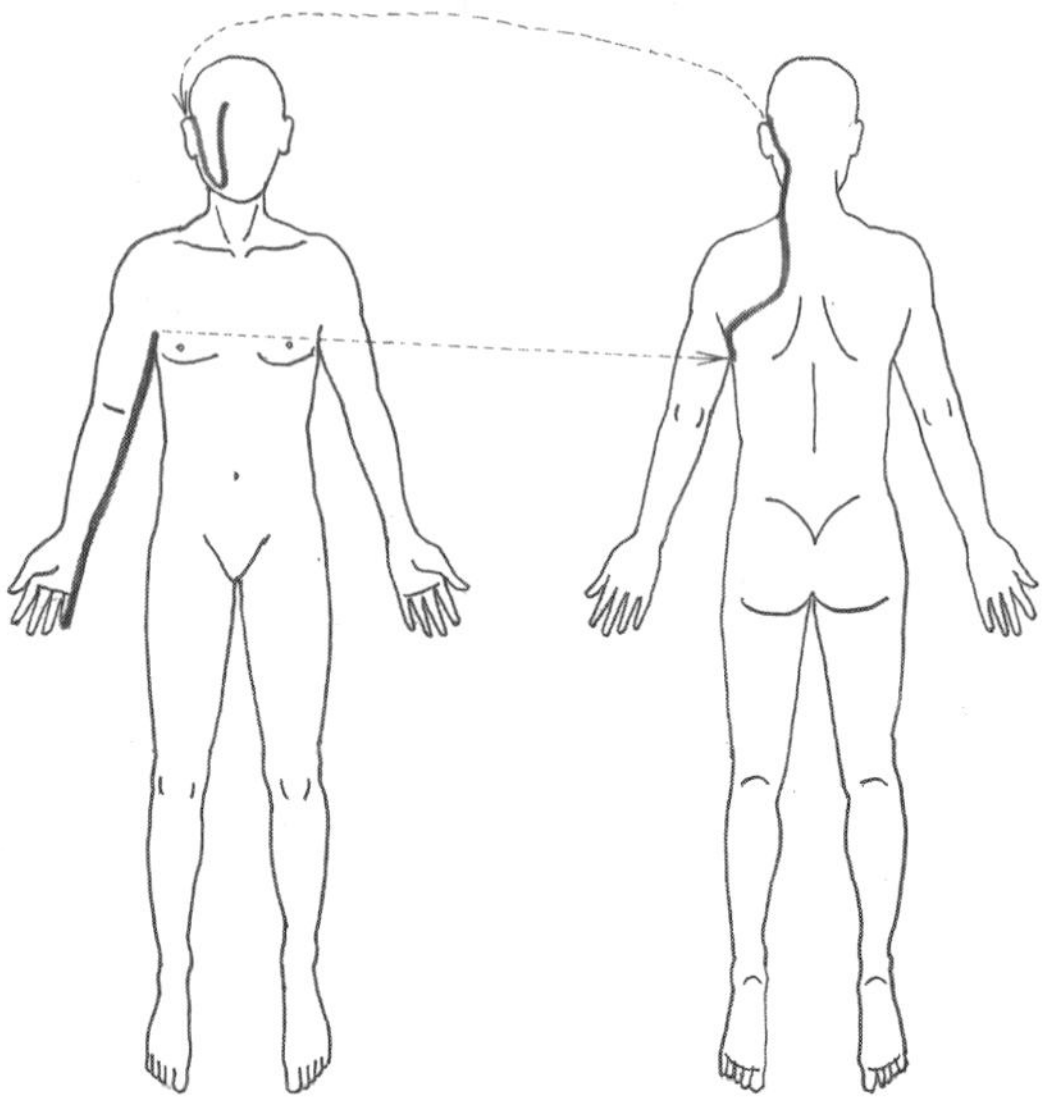

小腸経

小腸経の経筋は小指の上に起こり、腕に結り、上がりて臂の内廉を循って、肘内の鋭骨の後に結る。之を弾けば小指の上に応じ、入りて腋下に結る。その支なる者は後ろは腋の後廉を走り、上がって肩胛を繞り、頸を循って出でて太陽の前に走り、耳後の完骨に結る。その支なる者は耳中に入り、直なる者は耳上に出で、下って頷に結り、上がって目の外眥に属する。

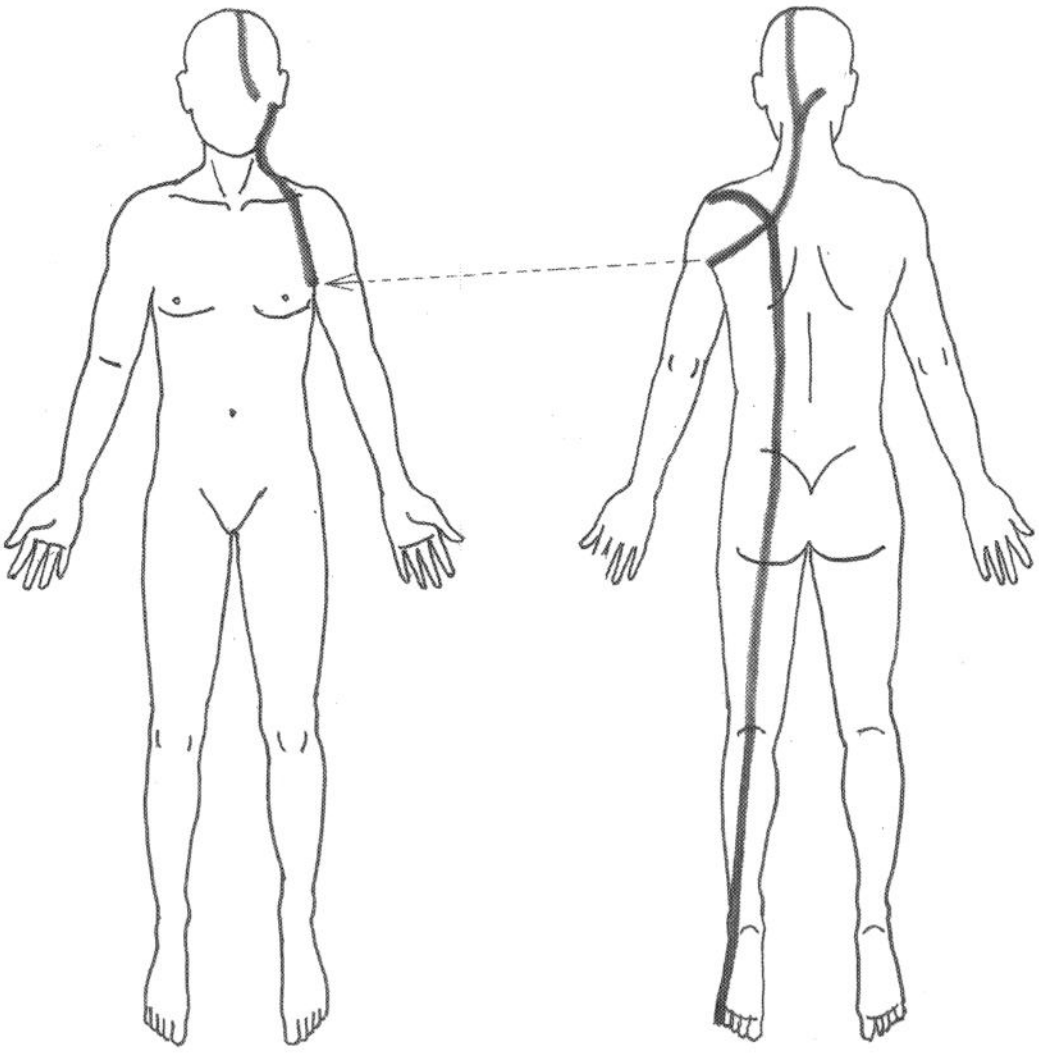

膀胱経

膀胱経の経筋は足の小指に起こり、上がりて踝に結り、邪めに上がりて膝に結る。その下も足の外側を循りて踵に結り、跟を循って上がり、膕に結る。その支なる者は踹外に結る。膕中の内廉に上がりて、膕中と並せて、上がりて臀に結り、上がりて脊を挟みて項に上がる。その支なる者は分かれて入りて、舌本に結る。その直なる者は枕骨（後頭骨）に結り、頭に上がり、顔に下りて鼻に結る。その支なる者は目の上網と為り、下りて頄に結る。その支なる者は腋後の外廉より肩髃に結る。その支なる者は腋下に入り、上がって缺盆に出でて、上がって完骨に結る。その支なる者は缺盆に出て、邪めに上がりて頄に出ず。

腎経

腎経の経筋は小指の下に起こり、足の太陰の筋に並びて、邪めに内踝の下に走り、踵に結り、太陽の筋と合して、上がって内輔（大腿骨内外側上顆と脛骨内外側顆）の下に結る。太陰の筋に並びて、上がりて陰股（陰部周辺）を循り、陰器に結る。脊の内を循り、膂（脊柱起立筋）を挟み、上がって項に至り、枕骨に結って、足の太陽の筋と合する。

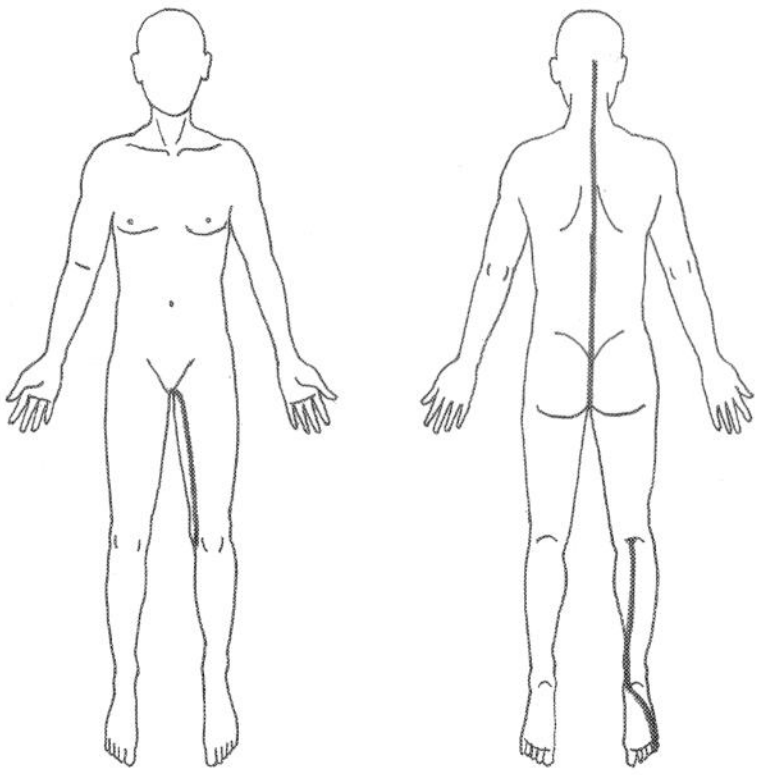

心包経

心包経の経筋は中指に起こり、太陰の筋と並ぶ。行きて肘の内廉に結る。臂陰を上がりて腋下に結り、下がって前後に散じ、脇を挟む。その支なる者は腋に入り、胸中に散じ、臂（臂の解釈は不明である。おそらく錯簡であろう）に結る。

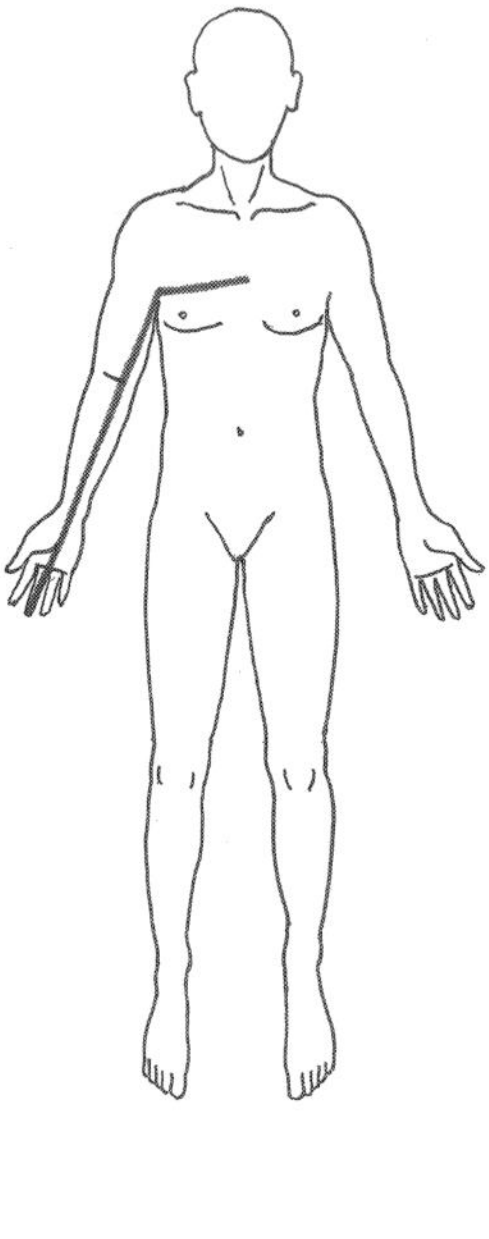

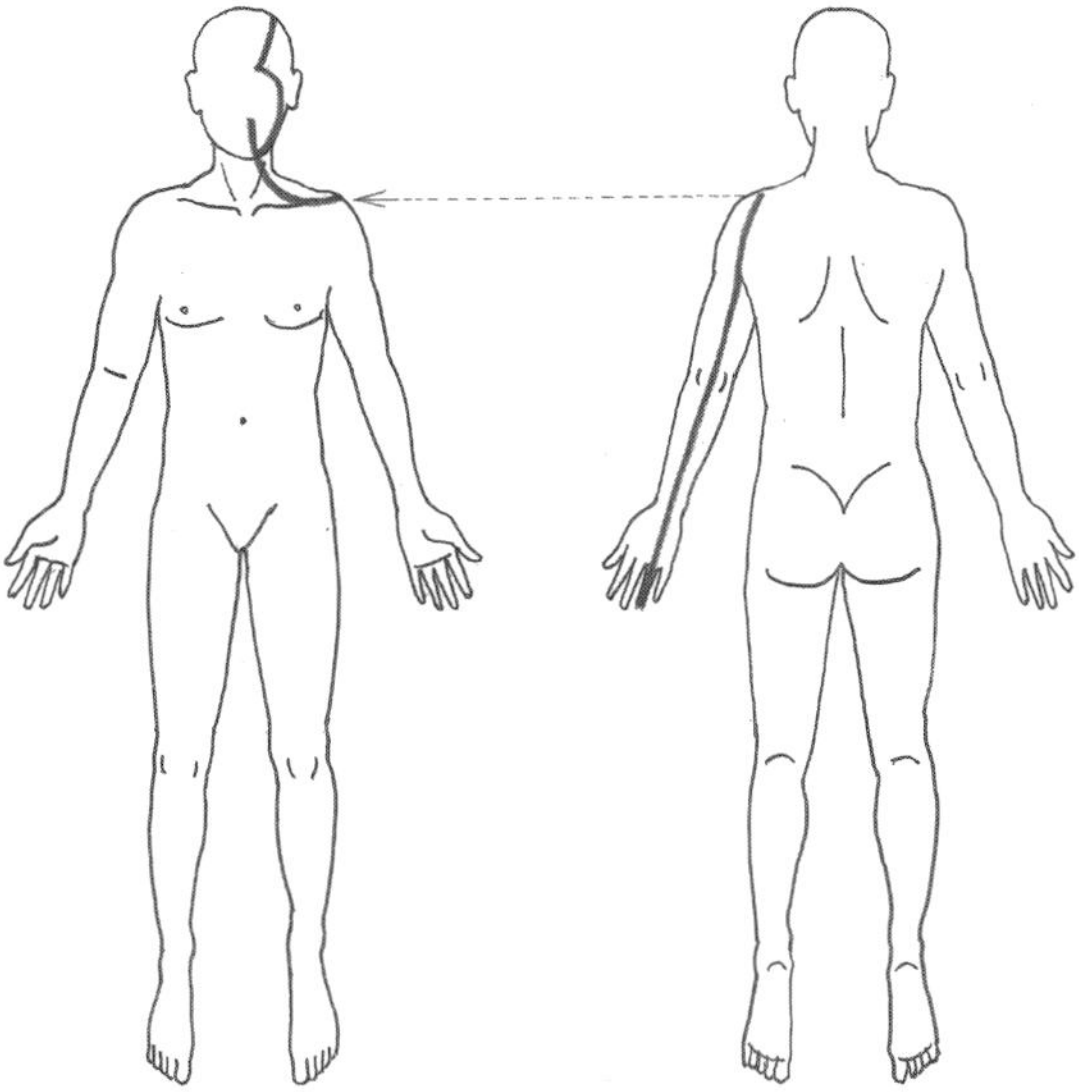

三焦経

三焦経の経筋は小指の次指の端に起こりて、腕上に結り、臂に循って上がり、肘に結り、上がって臑の外廉を繞り、肩に上がり、頚に走りて、手の太陽に合する。その支なる者は曲頬（下顎角周辺）に当たって、入りて舌本に繋ぐ。その支なる者は曲牙（下顎角）に上がり、耳前を循って、目の外眥に属し、上がって頷に乗じ、角に結る。

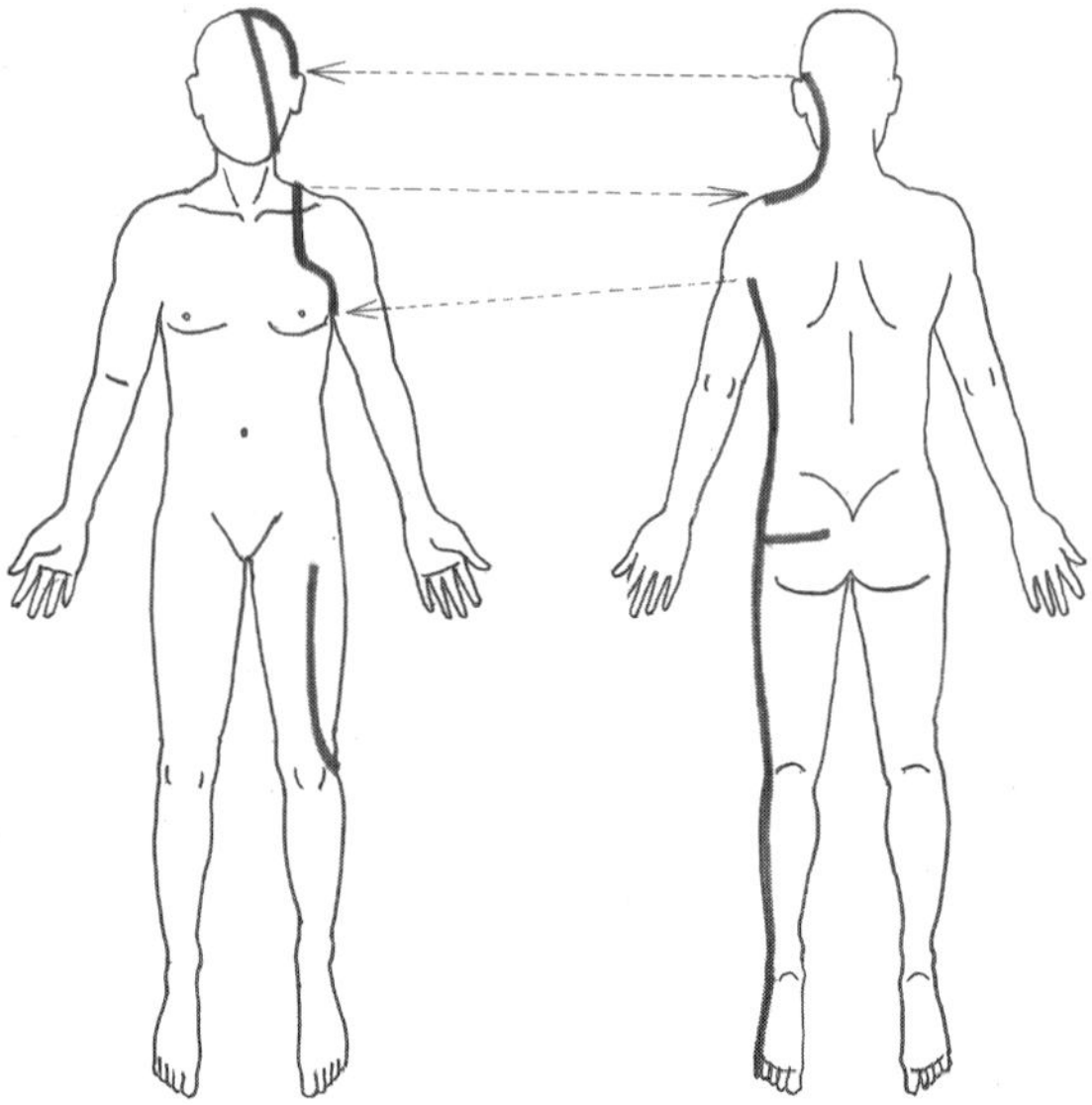

胆経

胆経の経筋は小指の次指に起こり、上がりて外踝に結り、上がりて脛の外廉を循って、膝の外廉に結る。その支なる者は分かれて外輔骨（腓骨）に起こり、上がって髀（大腿）に走り、前なる者は伏兎の上に結る。後なる者は尻に結る。その直なる者は上がりて、⿰月小（「にくづき＋小」は「びょう」と読み、第十二肋軟骨から腸骨稜までの部位）の季脇（第十一から第十二肋軟骨の部位）に乗じ、上がりて腋の前廉に走り、膺乳に繋げ、缺盆に結る。直なる者は上がりて腋に出て、缺盆を貫き、太陽の前に出で、耳後を循り、額角に上がり、巓上（頭頂）に交わり、下って頷（喉頭隆起と下顎骨の間の部位）に走り、上がって頄（頬骨突起）に結る。支なる者は目眥に結りて外維と為る。

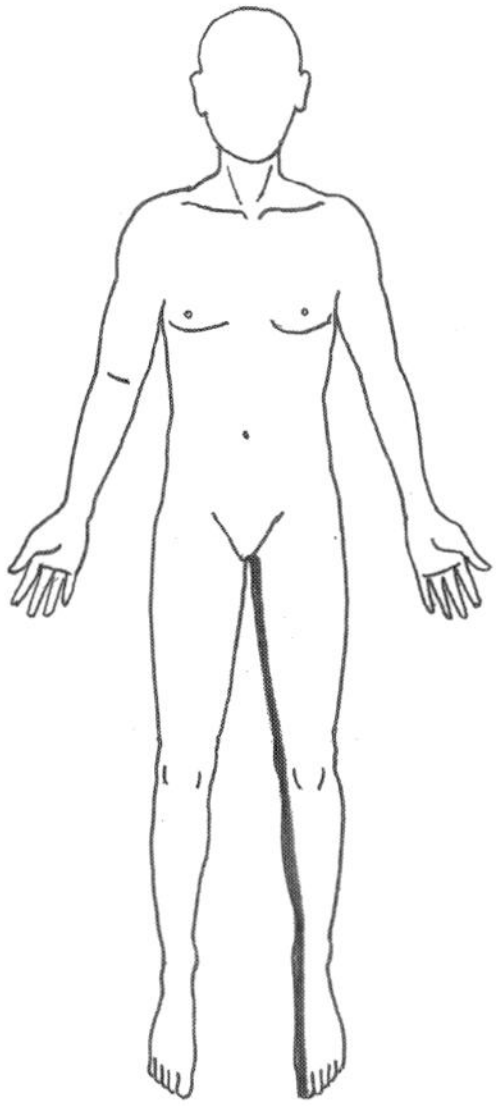

肝経

肝経の経筋は大指の上に起こり、上がりて内踝の前に結り、上がって脛を循り、上がりて内輔の下に結り、上がって陰股を循って陰器に結り、緒筋を絡う。

第八項　奇経八脈

奇経八脈は正経の経穴を借りて独自の流れを創作している八つの脈のことをいう。機能としては正経に脈気が溢れた時にこの奇経八脈に流れるようにして、正経の持つ本来の機能を正常な状態に保つことである。それはまるで川が増水のために氾濫しそうになった時に、側溝を建設して災害を防ぐことと同じである。

特徴としては独自の経穴を持たないこと、内臓に連絡するとは限らないこと、表裏関係を有しないこと、次の脈に繋いで正経のように環状を呈していないこと等が挙げられる。

特別な場合を除き、ほとんどの場合は実証の時にこの奇経八脈を利用するから、理論的には瀉法が主体となる。

任脈

任脈は中極の下に起こり、以て毛際に上がり、腹裏を循り、関元に上がり、喉嚨（喉）に至って陰脈の海に属するなり。列缺と通じる。

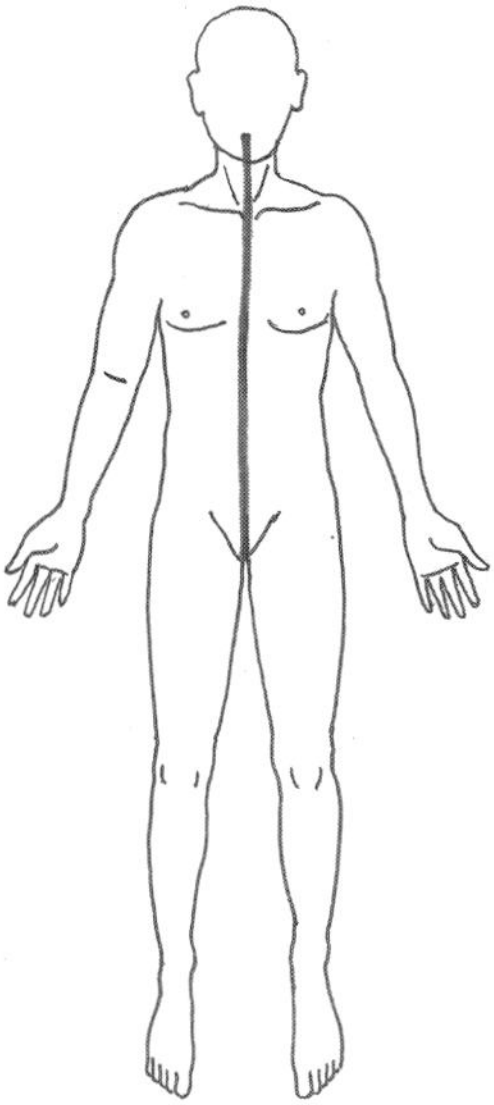

督脈

督脈は下極の腧（下腹）に起こり、脊裏に並びて上がって風府に至り、脳に入る。巓（頭頂）に上がり、額を循り、鼻柱に至る。陽脈の海に属するなり。後谿と通じる。

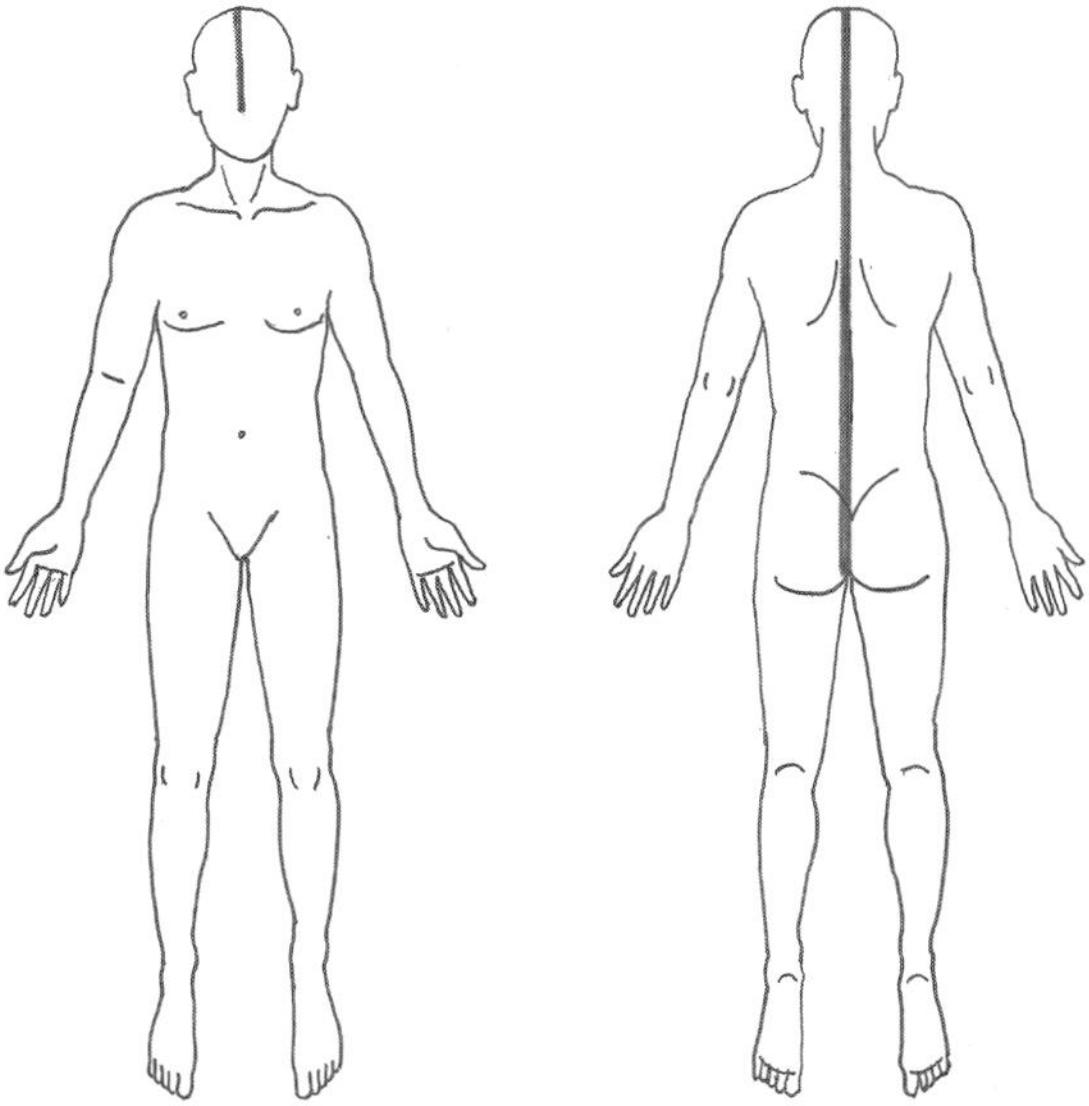

衝脈

衝脈は下腹から始まり、会陰部に出て、気衝を経て、足の少陰腎経に沿って上行し、咽喉（喉）に至り、口唇を絡う。公孫と通じる。

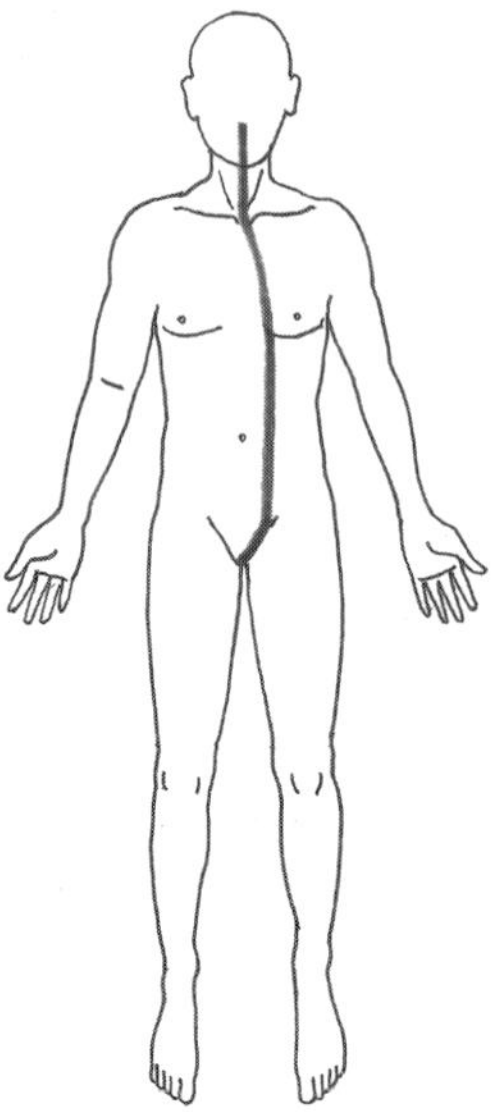

帯脈

帯脈は季肋部下縁から始まり、斜めに下って鼠径部に至り、下腹部を横断して対側の鼠径部に至って斜めに上がり、季肋部下縁を通って腰部を循り、起点の季肋部下縁に至る。足臨泣と通じる。

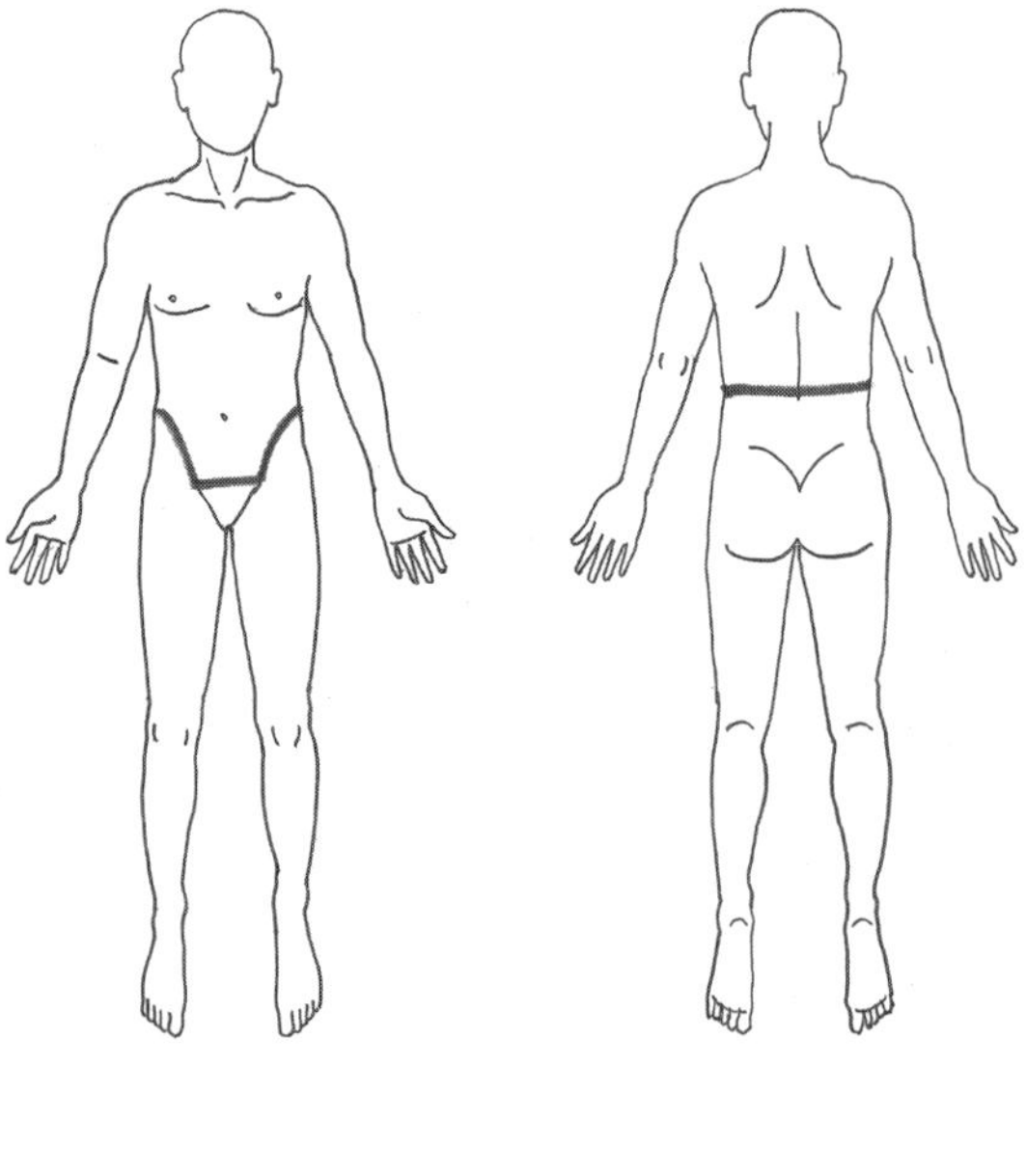

陽維脈

陽維脈は金門から起こり、上行して胆経の陽交と交会する。さらに下腿及び大腿の外側を上行して胆経の居髎と交会する。さらに体幹の外側を上行して大腸経の臂臑《ひじゅ》、三焦経の臑会、小腸経の臑兪《じゅゆ》と交会し、肩上部に上がって三焦経の天髎《てんりょう》、胆経の肩井《けんせい》と交会する。さらに上行して前頭部を循り、胆経の陽白、本神、頭臨泣《あたまりんきゅう》、目窓、正営、承霊、脳空、風池、督脈の瘂門と交会する。外関と通じる。

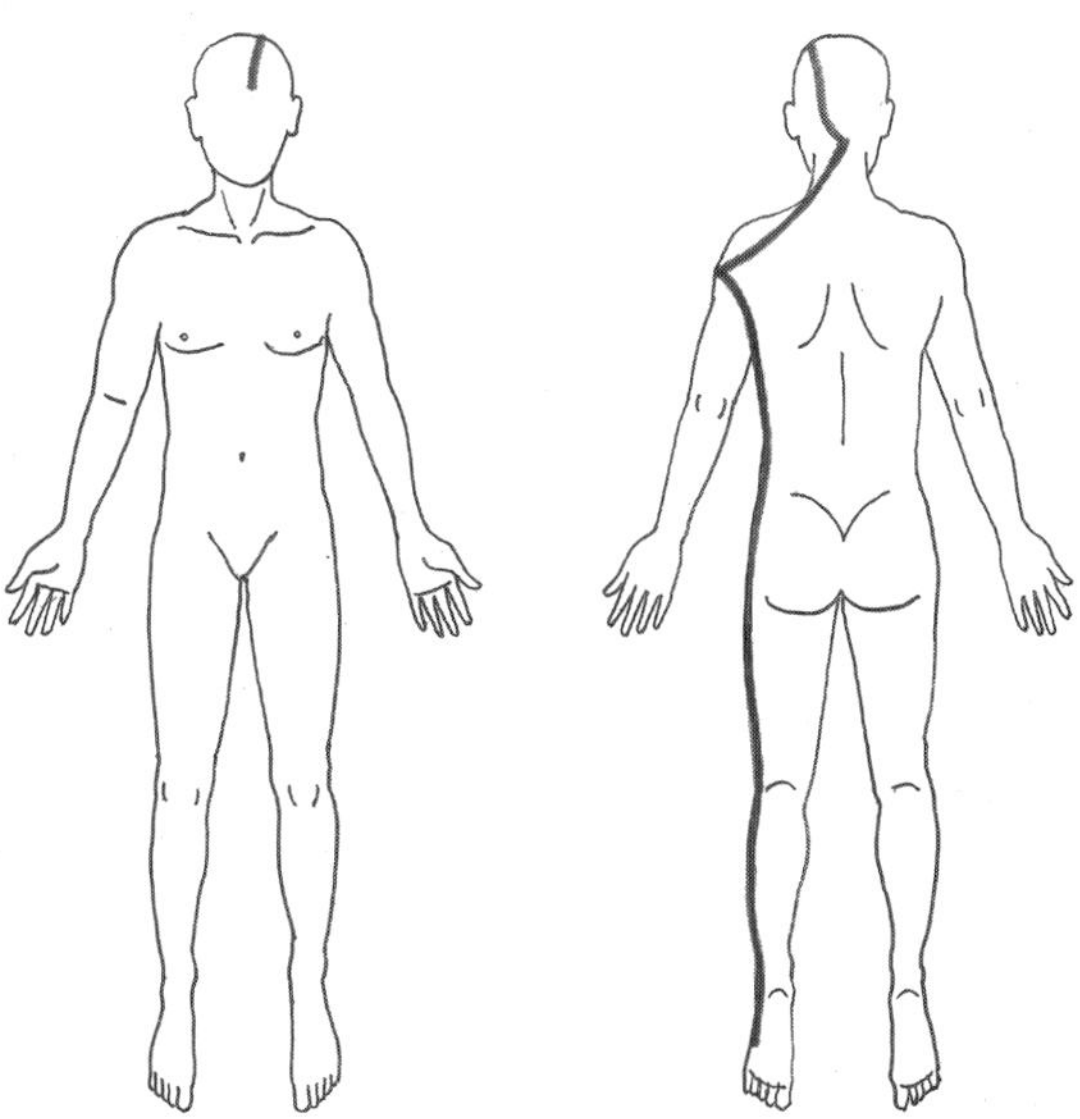

陰維脈

陰維脈は築賓から起こり、上がって大腿内側を循り、下腹部に入り、衝門、府舎で脾経と交会する。さらに上行して大横と腹哀《ふくあい》で脾経、期門で肝経、天突と廉泉で任脈と交会する。内関と通じる。

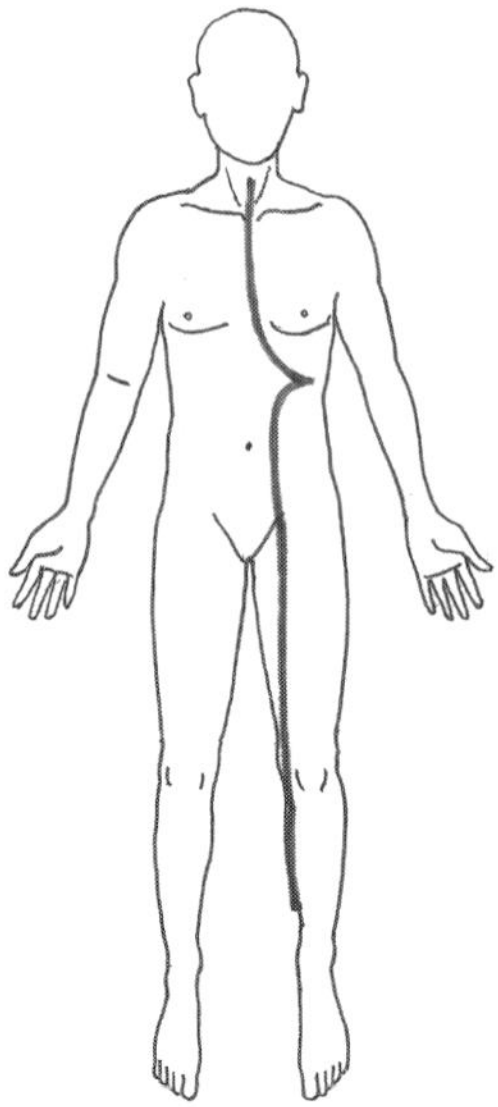

陽蹻脈

陽蹻脈は申脈から起こり、僕参と跗陽を循って、下肢の外側を上行する。体幹の外側を上行して巨骨、肩髃、臑兪を循り、顔面に上がって地倉、巨髎、承泣を循って睛明に至る。申脈と通じる。

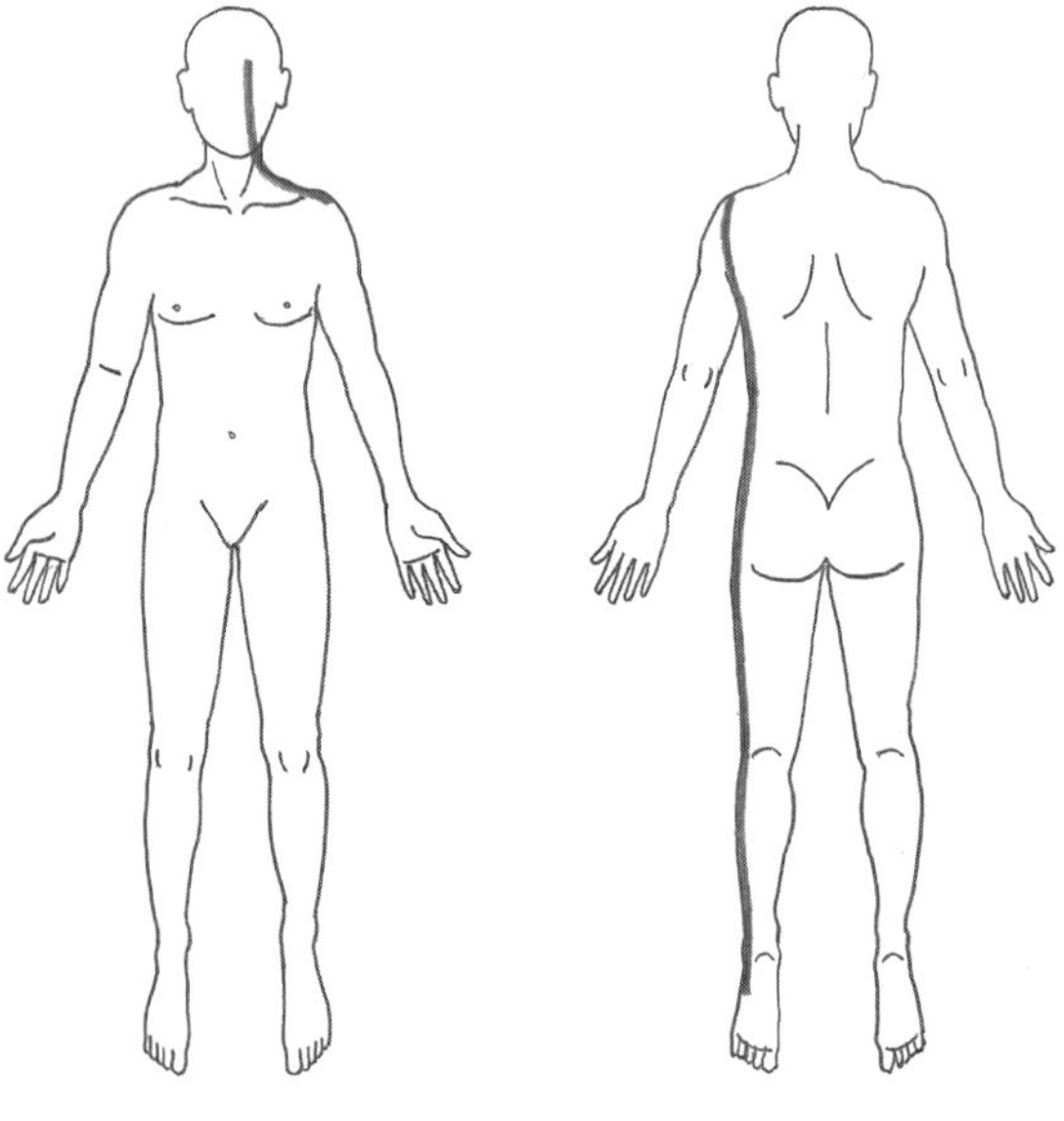

陰蹻脈

陰蹻脈は照海より起こり、交信を循って陰部に入り、上行して咽喉部を循って睛明に至る。照海と通じる。

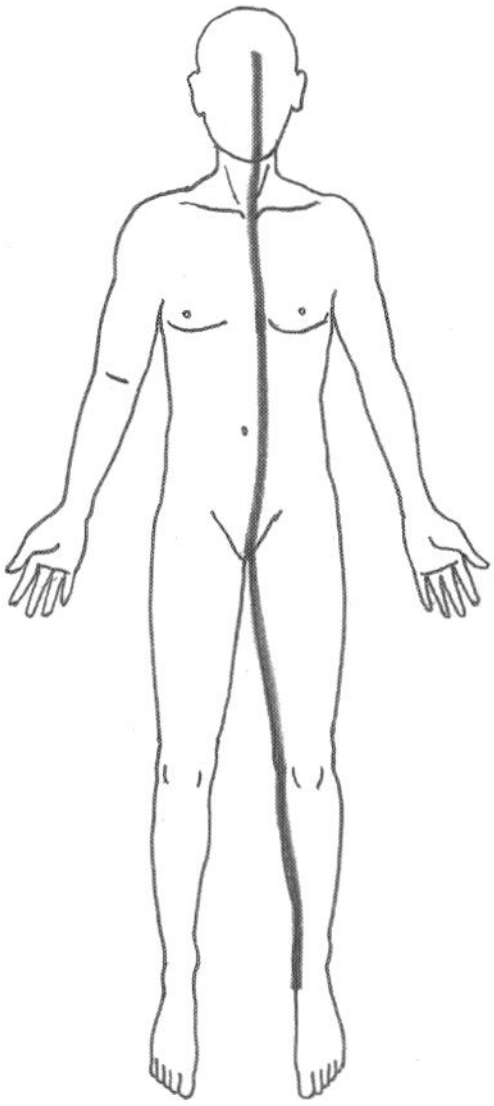

第七章　弁証

第一項　八綱弁証

中医学を用いて治療に臨むためにはまず弁証をしなくてはいけない。弁証とは証を決定することである。まずは八綱弁証から述べる。

八綱弁証とは現れている症状が「陰陽虚実表裏寒熱」の八つのどれに該当するかを察して、人体の状態を探るやり方である。

陰陽とは八綱弁証における総括を表わしていてまずはどのような症状にせよ陰陽に分類する。陽証とは表証、熱証、実証に該当し、症状としては顔面紅潮、焦燥感、暑がる、口渇、小便の色が濃い、小便の量が少ない、便秘、紅舌、浮脈、数脈、滑脈等を呈する。陰証とは裏証、寒証、虚証に該当し、症状としては顔色が悪い、厭世感、元気がない、寒がる、声に力がない、食欲不振、小便の色が薄い、小便の量が多い、軟便、淡白舌、沈脈、遅脈、弱脈等を呈する。

虚実とは外邪と正気の盛衰を表わしている。人体の生気不足を「虚証」といい、原因としては飲食不摂生で後天の気を養うことができない、七情労損、房事過多、久病（慢性病）等が挙げられる。虚証は陰虚と陽虚に分類される。陰虚は特に滋養作用が失われることによって起こり、五心煩熱、盗汗、潮熱、顔面紅潮等を呈する。陽虚は主に温煦《おんく》作用が失われることによって起こり、四肢厥冷《ししけつれい》、下痢、顔面蒼白、畏寒《いかん》（寒く感じるが温めると寒さが軽減するものを指し、これに対して悪寒とは同じく寒く感じるが、温めても寒さが軽減しないものを指す。畏寒は主に陽虚によって生じ、悪寒は主に寒邪によって生じる）等を呈する。

気虚と血虚という分類では、気虚は自汗（何もしなくても汗が出てくること）、元気がない、無気力、食欲不振、息切れ等を呈する。血虚は痩せる、顔色が悪い、手足の痺れ等を呈する。五臓の虚として分類すれば、肝虚は筋痙攣やイライラ、心虚は血流障害や精神的疾患、脾虚は下痢や食欲不振、肺虚は咳嗽《がいそう》や元気がない、腎虚は腰痛や膝痛等を呈する。

表裏とは病位を表わしている。表証は外邪が皮毛、口、鼻を通して人体を侵して引き起こされる病である。主な症状は悪寒、発熱、頭痛、浮脈、薄苔《はくたい》である。表証には表虚証と表実証の二種類がある。前者は体力のない者に多く、悪風と発汗を特徴とする。裏証の概念は三つある。一つ目は外邪が表証の時に取り除かれないで表から裏に入ってきたもの（裏実証の中で外邪が寒邪ならば特に傷寒と呼ばれる）、二つ目は外邪が表を通り越して直接に裏に入ってきたもの（裏実証の中で外邪が寒邪ならば特に中寒と呼ばれる）、三つ目は七情、労倦、飲食不摂生によって表から侵入したものではなく裏から発生したもの（裏虚証といい陽虚と陰虚がある）である。裏証の主な症状は悪熱、潮熱、腹痛、沈脈、厚苔《こうたい》である。

寒熱とは病の性質を表わしている。寒証は寒邪に侵されるか陽虚（慢性病によって陽気が消耗されたり、生冷食の過食によって引き起こされることが多い）によって現れるもので、症状としては悪寒、温かい物を好む、顔面蒼白、四肢厥冷、小便の回数が多い、尿量が多い、尿の色が澄んでいる、下痢、淡白舌、遅脈、緊脈等を呈する。熱証は熱邪に侵されるか陰虚（食積によって生じた熱が津液を損傷する、房事過多によって陰精を消耗しすぎる、睡眠不足によって陰虚陽亢になる等の原因で引き起こされることが多い）によって現れるもので、症状としては悪熱、冷たい物を好む、顔面紅潮、手足のほてり、目の充血、イライラ、鼻出血、小便の回数が少ない、尿量が少ない、尿の色が濃い、便秘、絳舌《こうぜつ》、数脈、滑脈等を呈する。

第二項　病因弁証

病因弁証とは現れている症状が外邪（風寒暑湿燥火）の中のどれによって影響を受けているのかを察して、人体の状態を探るやり方である。暑邪以外の外邪は外部から侵入してくるもの（外風、外寒、外湿、外燥、外火）と内から発生するもの（内風、内寒、内湿、内燥、内火）に分離することができるが、暑邪だけは内から発生するものはなく外から侵入してくるものだけである。

風邪は頭部を侵す（自然界の風は常に上空で吹いているので人体においても頭部を侵す傾向にある）、善行数変（善行とは病位がよく移動して定まらないことで、数変とは症状がよく変化すること）、百病の長（自然界の気候は単独ならば人体を成長に導くが、これらに風が加わると外邪として人体を侵すことになる）等を呈する。一般的な症状は発熱、悪風、頭部症状、咳嗽、鼻閉、鼻汁、皮膚掻痒、薄苔、浮脈等が挙げられる。体表から侵すのが外風ならば、人体の中から侵すのが内風である。内風には血虚正風（血虚によって起こるもので四肢の障害、皮膚乾燥、皮膚掻痒を呈する）、陰虚生風（陰虚によって起こるもので血虚生風の症状に加えて全身性の熱証が特徴である）、肝陽化風（陰虚が甚だしく肝陽が上亢したために起こるもので口眼歪斜、卒中等のような顔面部や頭部の症状が特徴的である）、熱極生風（熱邪の侵入によって起こるもので失神、全身痙攣、譫語等のような症状を呈する。熱中症がこれに当たる）の四種類がある。

寒邪は温煦作用の低下（寒邪は陰の性質を帯びているので陰陽消長の原理により陽気が消耗される）、推動作用の低下（寒邪の侵入により陰気が勝ると陽気が持つ推動作用が低下する）、収引（収縮と牽引のことで寒邪が侵入すると筋を収縮させる）等を呈する。一般的な症状は発熱、悪寒、咳嗽《がいそう》（咳）、筋痙攣、腹痛、下痢、嘔吐、白薄苔、緊脈等が挙げられる。

暑邪は熱症状（熱邪なので熱性症状を呈する）、昇発（暑気が正常に機能していれば人体を成長させるが過度の暑気は気を上昇させすぎる）、湿邪様症状（暑邪は湿気を含んでいるので暑邪のような症状を呈する）等を呈する。一般的な症状は悪熱、発汗、口渇、倦怠感、人事不省、紅舌、数脈等が挙げられる。

湿邪は重濁（水分が人体に負担をかけるので重く感じ、水分は流れていないと濁るため）、気機失調（気機の昇降を失調させる。これは脾の昇清作用と胃の降濁作用を指している）、粘滞性（風邪の持つ数変性と反対の意味で、症状は長期間変わらず粘着と停滞の状態になる）、下半身を侵す（湿気は上空ならば風によって移動するが地上の湿気は溜まりやすいため）等を呈する。一般的な症状は頭重感、倦怠感、食欲不振、関節痛、膩苔《じたい》、緩脈、滑脈等が挙げられる。

燥邪は津液損傷（乾燥性の外邪なので津液不足になる）、肺病（肺は乾燥を嫌うため）等を呈する。一般的な症状は便秘、咳嗽、皮膚搔痒、芤脈《こうみゃく》、渋脈等が挙げられる。

火邪は興奮性（暑邪と同じく昇発するため）、津液損傷（熱性外邪なので津液不足となる）、風を生じる（熱極生風となる）、血熱を生じる（血は火邪と結びつくと血流が早くなるため）、腫瘍を生じる（肝鬱化火や五志化火によって熱が極まれば火となるため）、心を損傷する（熱性外邪なので元々熱のある臓器を損傷するため）等を呈する。一般的な症状は心煩、不眠、口渇、便秘、高熱、四肢痙攣、人事不省、鼻出血、血便、血尿、目の充血、絳舌、数脈等が挙げられる。

第三項　臓腑弁証

臓腑弁証とは、現れている症状が「肝心脾肺腎」の五つのどれに該当するかを察して、人体の状態を探るやり方である。

肝の病証は肝気鬱結、肝陽上亢、肝火上炎、肝血虚、肝風内動、肝胆湿熱に分類される。

肝気鬱結とは肝の疏泄作用が失調した状態のことをいい、自分の想い通りにならないストレス状態を指す。胸脇苦満、梅核気、生理不順等を呈する。

肝陽上亢とは肝陰虚が原因となって肝陽が上亢することをいう。不眠、盗汗、五心煩熱等に加えて軽症のイライラ、頭痛、怒りっぽい等を呈する。

肝火上炎とは肝陽上亢よりさらに上亢がエスカレートした状態のことをいい、目の充血、鼻出血、血痰、吐血、心痛等を呈する。肝気鬱結が化火したことや七情が化火したことが原因となるケースが多い。

肝血虚とは肝が蔵する血が不足した状態のことをいう。四肢の痺れ、四肢の運動障害、眩暈《げんうん》、かすみ目、視力低下等を呈する。原因としては脾虚による血の生成機能低下、久病による血の消耗、出血傾向が挙げられる。

肝風内動とは四種類の内風（血虚生風、陰虚生風、熱極生風、肝陽化風）のことをいう。

肝胆湿熱とは肝と胆が湿熱に侵されている状態のことをいい、脇痛、口苦、悪心、嘔吐、黄疸、陰部掻痒、黄色帯下等を呈する。油脂食品の過剰摂取によって起こる。現代でいうところの「脂肪肝」「肝炎」がこれに該当する。

心の病証は心血虚、心陽虚、心火上炎、血脈凝滞、心血悪阻、心神不足、心神躁擾に分類される。

心血虚とは心血が不足した状態のことをいう。顔色が悪い、集中力低下、精神不振等を呈する。心陽虚とは一般的気虚症状に心気虚症状が加わり、さらに陽虚症状を呈する。心火上炎とは心陽が化火した状態のことで、原因は心神躁擾が化火した、七情が化火した等である。症状は心神躁擾に似ているが、心神躁擾は精神的疾患に重きを置くが、この心火上炎は口内炎や舌炎等のように器質的疾患に重きを置く。肝火上炎と心火上炎の違いは、前者は「目に開竅する」ことから目の充血のように目に症状が現れやすいのに比べ、後者は「舌に開竅する」ことから口内炎のように口に症状が現れやすい傾向にある。

血脈凝滞とは血行障害のことで、特に全身の血行障害を言う時に用いる。血行は温められると循環し、冷やされると凝滞する性質がある。心陽虚になって血行障害が起こり、顕著に瘀血が見られる場合に用いるのである。皮膚の血色が悪い点を決め手とする。

心血悪阻とは血脈凝滞と同じく血行障害のことだが、こちらは特に冠状動脈の血行障害の時に用いるので、症状としては心痛等を呈する。

心神不足とは心陽虚に心神の異常症状を加えたもので、一般的陽虚症状と精神不振、無口、声に力がない、多眠、反応が遅い等を呈する。

心神躁擾とは心神不足が虚証ならばこの心神躁擾は実証として扱い、心陽が実証となって心神を損傷することによって起こる。動悸、狂躁、譫語等を呈する。

脾は脾気虚、脾陽虚、脾陰虚、痰湿中阻に分類される。

脾気虚とは中気下陥ともいい、飲食不摂生による運化作用失調、先天性虚弱、久病による陽気損傷等が原因で、気虚、血虚、下痢、出血傾向等が見られる。

脾陽虚とは脾気虚から進展したもので、脾気虚に陽虚症状を加えたものである。特に鶏鳴下痢を決め手とする。

脾陰虚とは胃陰虚と呼ぶこともあり、脾気虚によって津液を化生できなくなり津液不足になった場合を特にこのように呼ぶ。口唇乾燥、食欲はあるが食べたくない等の症状を呈する。

痰湿中阻とは脾気虚によって津液を代謝できない状態が続くと体内に津液が貯留し、浮腫や痰飲を生じることを指す。

肺は肺気虚、肺陰虚、肺失粛降、肺気不宣、燥邪犯肺、寒邪犯肺に分類される。

肺気虚とは気虚全般の症状に加えて肺に特有な症状である咳嗽、息切れ、外邪に侵されやすくなる等の症状が現れる場合をいう。

肺陰虚とは陰虚全般の症状に加えて肺に特有な症状である乾咳、血痰、胸痛等の症状が現れる場合をいう。

肺失粛降とは粛降作用の失調のことをいう。吸気として清気を取り入れる、脾から送られてきた津液を三焦という通路を使って膀胱へ送る、気道を通利させるという三つの作用が失調するので、呼吸困難、咳嗽、浮腫、痰飲、鼻閉等の症状を呈する。

肺気不宣とは宣発作用の失調のことをいう。呼気として濁気を排出する、脾から送られてきた水穀を全身に行き渡らせる、脾から送られてきた津液を汗として排出するという三つの作用が失調するので、咳嗽、栄養不良、無汗等の症状を呈する。

燥邪犯肺とは燥邪が肺を侵すことにより起こるもので、乾咳、皮膚掻痒、便秘等を呈する。燥邪が原因となっているので津液不足に関わる症状を呈するのが特徴である。

寒邪犯肺とは寒邪が肺を侵すことにより起こるもので、悪寒、咳嗽、鼻汁等を呈する。通常ならば寒邪が人体を侵しても衛気が守ってくれているので、悪寒や咳嗽等の症状で収まるが、もし衛気より寒邪の方が強ければ発熱してしまう。これは衛気に任せておいた体温調節であるが、衛気が寒邪に負けたことにより全身の体温を上昇させて侵入してくる寒邪に対抗しようとするホメオスターシス（恒常性の維持）なのである。

腎は腎精不足、腎陽虚、腎陰虚、腎気不固、膀胱湿熱に分類される。

腎精不足とは腎陽と腎陰の両方を合わせた腎精が不足するもので、明確な寒熱の症状を呈さない。乳幼児の発育不全、加齢による痴呆症、下肢無力、腰痛等を呈する。原因としては先天的な腎精不足、著しい加齢、房事過多等が挙げられる。

腎陽虚とは別名「命門火衰」といい、心陽虚、久病による陽気損傷、過労等によって起こる。腎陽は主に生殖能力と津液代謝に関与しているので、症状としては陽萎、不妊症、浮腫、痰飲、夜間頻尿等を呈する。また脾陽の源は腎陽なので、腎陽虚は脾陽虚を引き起こしやすい。したがって腎陽虚になると鶏鳴下痢、腹痛等のような脾陽虚の症状も呈しやすくなる。

腎陰虚とは睡眠不足、久病による陰気損傷、過労、房事過多、五志化火等によって起こり、不眠、盗汗、潮熱、痩せる等の症状を呈する。また心陰の源は腎陰なので、腎陰虚は心陰虚を引き起こしやすい。したがって腎陰虚になると多夢、動悸、狂躁等のような心陰虚の症状も呈しやすくなる。

腎気不固とは固摂作用が失調したもので、遺精、遺尿等を呈する。

膀胱湿熱は腎もしくは膀胱が湿熱に侵されている状態をいい、排尿痛、尿混濁、残尿感、血尿、腰痛、発熱、頻尿等を呈する。

第四項　気血津液弁証

気血津液弁証とは「気血津液」のどれが人体に負担をかけているのかを探るやり方である。

気は推動作用、温煦作用、固摂作用、気化作用、防御作用の五つの作用を有していて、そのいずれかが失調するとその作用にちなんだ症状が現れる。

推動作用とは心血を全身に循環させる作用をいう。もし推動作用が過剰に作用すると血流が促進され過ぎて血熱を起こし、作用不足だと血寒を起こす。

温煦作用とは気が血を循環させることによって起こる体温上昇作用をいう。

固摂作用とは血や津液が流失するのを防ぐ作用をいい、血が流失すれば失血、津液が流失すれば自汗、尿失禁、遺尿、精が流失すれば遺精となる。

気化作用とは水穀が他の物質に変化することで、脾の運化作用によって水穀が気血津液に変わることを指す。

防御作用とは外邪の侵入を防ぐことで、気の防御作用を特に衛気《えき》と呼ぶ。気の失調には気虚、気滞、気逆、気陥、気閉、気脱の六つがある。

血は心の推動作用、脾の統血作用、肝の疏泄作用、気の温煦作用の四つの作用によって正常に機能している。血の失調には血虚、瘀血、血熱、血寒の四つがある。

血虚は血の不足のことで、出血過多、脾の運化作用の低下等によって起こり、顔色が悪い、目のかすみ、痩せる、手足のしびれ、細脈等を呈する。

瘀血は血の循環が悪い状態のことで、心の推動作用の低下、寒邪の侵入、熱邪の侵入によって起こる津液不足等が原因となる。固定痛、夜間痛、皮膚の色が黒い、口唇や舌が紫色になる、渋脈等を呈する。

血熱は熱邪が血に影響を与えたことによって血流が過剰に速度を増したもので、鼻出血、吐血等を呈する。

血寒は寒邪によって血液循環が阻害されたもので、四肢厥冷、畏寒、遅脈等を呈する。

血は次のようにして生成される。口から入った水穀は胃に受納されて小腸へ送られる。小腸では清のものと濁のものに分別される。濁の中の固体は大腸へ送られ、液体は膀胱へ送られてそれぞれが体外に排出される。清のものは脾に送られて、脾の昇清作用によって固体は心へ、液体は肺へ送られる。心に送られてきた固体は血と化して心の推動作用によって全身へ運ばれる。肺に送られてきた液体のうち清のものは肺の宣発作用によって汗として体外に排出され、濁のものは肺の粛降作用によって三焦という通路を通り、膀胱に送られて尿として体外に排出される。また脾から心と肺に送られる以外は肝へ運ばれて肝血として貯蔵され、必要に応じて全身に運ばれる。この貯蔵された肝血の一部は精となって腎に送られるのである。

西洋医学における血液生成については次のように考えられている。まず、血液は骨髄で作られる。特に大腿骨や脛骨などのような長骨と呼ばれる骨の骨髄では、成人に達した頃あたりから段々造血作用が減少する。その後は肩甲骨、頭蓋骨などのような扁平骨と呼ばれる骨で血液の生成が行なわれる。

津液は流動性が大きく希薄なものを「津」といい、流動性が小さく濃厚なものを「液」という。汗や尿が津に該当し、関節液や髄液が液に該当する。津液の異常は肺（肺の宣発作用が失調すると発汗しなくなり、粛降作用が失調すると排尿困難となる）、脾（脾の運化作用が低下すると水分を津液に化生できない）、腎（膀胱に送られてきた水分を体外に排出する腎気が失調すると充分に排出できない）、三焦（肺から膀胱へ送られる津液の通路が失調すると充分に排出できない）の失調によって起こる。津液の失調によって生じた痰飲の濃厚なものを「痰」といい、希薄なものを「飲」という。飲は浮腫のことで、浮腫は陽水と陰水に分ける。

陽水は外邪に侵された結果生じたもので、実証に属し、発症は急性で上半身から全身に波及する。症状としては悪寒、発熱、咽喉痛、頭痛、浮脈等を呈する。陰水は脾虚や腎虚によって生じたもので、虚証に属し、発症は慢性で下半身から全身に波及する。症状としては食欲不振、四肢厥冷、腰痛、夜間頻尿、沈脈等を呈する。

津液は体内で次のようにその姿を変える。口から入った水分は胃に受納されて小腸へ送られる。小腸では清のものと濁のものに分別される。濁のものは膀胱へ送られて尿として体外に排出される。清のものは脾に送られ、脾の昇清作用によって肺に送られる。肺に送られてきた清の中の濁のものは、三焦の通路を通って膀胱へ送られて、尿として体外に排出されるものと、全身に運ばれて関節液や髄液として利用されるものの二種類がある。肺に送られてきた清の中の清のものは汗として体外に排出される。

気と血は「気は血の帥」「血は気の母」と呼ばれ、両者は非常に深い関係で成立している。気滞血瘀、気虚血瘀、気血両虚、気不統血、気随血脱の五つが考えられる。

気滞血瘀は気滞（気の実証）のために血瘀が起こることで、その多くは肝気鬱結が原因である。症状としては胸脇苦満、イライラ、月経異常、渋脈、紫舌等を呈する。

気虚血瘀は気の推動作用が低下して血瘀を形成することで、運動不足や久病《ながわずらい》によって起こる気の衰弱が原因である。症状としては倦怠感、元気がない、顔色が淡白等である。

気血両虚は気虚のために血を化生することができず、血虚のため気を養えないことによって発症する。症状としては元気がない、無気力、倦怠感、不眠、顔色が悪い、細脈、淡白舌等を呈する。

気不統血は気の統血作用が低下して出血をきたすもので、症状としては吐血、血便、皮下出血、不正性器出血、細脈、淡紅舌等を呈する。この気不統血と血熱は同じ出血という点で似ているが、両者の違いは気不統血とは慢性病で見られ虚証を呈する傾向にある。故に脈象《みゃくしょう》も細脈になるし、舌も淡紅舌となる。一方の血熱は急性病で見られ実証を呈する傾向にある。故に脈象も数脈に滑脈を加えたような脈象になるし、舌も紅舌もしくは絳舌となる。

気随血脱は大出血を起こすと同時に気も脱してしまい発症するもので、出産、外傷による大量出血等で起こりやすい。症状としては意識不明、顔面蒼白、散脈、淡白舌等を呈する。

第五項　衛《え》気《き》営《えい》血《けつ》弁証

衛気営血弁証とは現れている症状が「衛」「気」「営」「血」の四つのどれに該当するかを察して、人体の状態を探るやり方である。

衛は衛証といい、悪風、悪寒、発熱、咳嗽、咽頭腫痛、紅舌、浮脈等を呈する。脾病により運化作用が低下した結果、食物が衛気に化すことができず外邪に対する抵抗力が低下し、風邪をひきやすい等である。

気は気証といい、発熱、咳嗽、胸痛、喀痰、紅舌、浮脈等を呈する。衛証と同様に脾病による運化作用の低下で風邪をひきやすくなったものと、空気の乾燥や寒気を吸い込み過ぎたことにより生じた肺病によって、咳嗽や喀痰が特に顕著で元気がない等である。

衛と気との違いであるが、両者とも人体の防衛という点で同じである。衛が失調した場合は元気があって風邪をひくことが多く、冬に発汗して風邪をひくというのが該当する。気が失調した場合は元気がなく風邪をひくもので、栄養不良や気虚の者が寒気に侵された等が該当する。

営は営証といい、イライラ感、心神不安、食欲があるのに痩せる、息切れ、加齢促進、厚苔、微脈等を呈する。糖尿病に該当し、血は不足していないにも関わらず、血が五臓を営養（＝栄養）できないために起こる。

血は血証といい、吐血、血便、鼻出血、痩せる、痩舌、細脈、滑脈等を呈する。肝血虚、心血虚、脾気虚などによって生じる血虚、過食や熱邪（暑邪あるいは火邪）などによって生じる血熱、気虚血瘀や気滞血瘀等によって生じる瘀血によって起こる正常な血の流れが乱れることを指す。

営と血の違いであるが、両者とも人体を営養する点で同じである。営が失調した場合は栄養不足により内臓が障害を受ける点を特徴とする。血が失調した場合は内臓には直接悪影響を与えず、内臓以外の器官に損傷がある点を特徴とする。

第六項　六経弁証

六経弁証は主に寒邪による病証を述べたもので太陽病、少陽病、陽明病、太陰病、少陰病、厥陰病の六種類に分類される。

太陽病の太陽とは体表を司ることを指し、外邪に侵された場合はまず太陽経から入ってくることを意味している。太陽病は浮脈を特徴とする。

少陽病は病位から見れば太陽病よりさらに深く入ってしまったが陽明病までには至っていない状態を指す。太陽病と陽明病の間にあるので「半表半裏」という。症状としては口苦、寒熱往来、胸脇苦満、弦脈を呈する。少陽病なので胆経と関係が深くなる傾向にある。

陽明病は太陽病が治癒せず外邪が亢進して深く入ったことにより発症する。この陽明病は外感病において外邪が熱に化していて熱が最も盛んな段階と言われている。症状としては発熱(高熱)、口渇、発汗、心煩、顔面紅潮、洪脈を呈する。

太陰病は脾気虚の状態の時に寒邪を受けたことによって起こるもので、症状は腹痛、喜按喜温、食欲不振、淡舌、白苔、沈脈、弱脈を呈する。

少陰病は腎に関わる症候が見られ、悪寒、四肢厥冷、下痢、微脈、細脈、心煩、口渇、不眠、紅舌、数脈、細脈を呈する。

厥陰病は最後期の段階で主に肝に関わる症候が見られる。症状としては激しい口渇、心煩、食欲不振、四肢厥冷、下痢、嘔吐を呈する。

寒邪は通常三陽経から侵入するが、時には三陽経を通過していきなり三陰経に入り、三陰経の症候を表わすことがある。これを「直中」と呼ぶ。

第七項　経絡弁証

経絡弁証は訴えている病位を総括してどの経絡が病んでいるかを探るやり方である。例えば腰部、臀部、大腿後側、下腿後側が痛むようであれば膀胱経が病んでいると判断する。詳しくは経絡の走行（１０２～１０３ページ）を参照していただきたい。

第八項　弁証論治例

この章では、実際の弁証論治とはどのようなものかを例を挙げて紹介させていただく。これをみていただくと西洋医学の診察とは一線を画することがよくわかると思う。

【症例一】　七十歳男性

〈主訴〉

食欲不振

〈四診〉

病院で胃カメラ検査を受けたが異常は見つからなかった。下肢の冷えがひどく、足先は冷たく感じる。夜間はトイレに三回ぐらい行くので、なかなか熟睡できないでいる。朝起きるとよく下痢をする。無口なタイプであまり笑わない印象を受ける。顔色は白っぽい。腰痛と膝の痛みがあり、整形外科では変形性腰椎症と変形性膝関節症と診断された。刺身が好物なので晩酌はビールと刺身の日が多い。脈は細弱。舌質は淡紅。舌苔《ぜったい》は白薄。身長165センチメートル。体重50キログラム。血圧120—60。

〈弁証〉

脾腎陽虚証

〈論治〉

脾兪・胃兪・章門・足三里・大都・太白・公孫・厥陰兪・心兪・腎兪・命門・太谿・復溜

〈解説〉

望診からは顔色が白っぽいということと、淡紅舌や白薄舌苔という情報を得ることができた。顔色が白っぽいというのは陽虚証または肺虚証を疑う。

聞診からは無口な性格という情報を得ることができた。無口というのは寒証、気虚証を疑う。

問診からは夜間頻尿、早朝下痢、腰痛と膝痛、刺身を好んで食べるなどの情報を得ることができた。夜間頻尿は陽虚証や腎虚証、早朝下痢は脾虚証や寒証、腰痛と膝痛は腎虚証、生冷食は寒証を疑う。

切診からは細弱脈、下肢の冷えなどの情報を得ることができた。

以上の情報によって四診合参すると、下肢の冷え、生冷食、顔色が白っぽい、夜間頻尿、早朝下痢などから寒証だと確信し、特に早朝下痢は「脾腎陽虚証」の特徴である。また腰痛と膝痛は「腎虚証」の特徴で、寒証を呈する腎虚証は「腎陽虚証」である。最後に無口であること、細弱脈、淡紅舌という情報はこの弁証を確信に至らせるには十分であったので、「脾腎陽虚証」

に弁証した。

脾腎陽虚証なので脾と腎に関連する脾兪、胃兪、章門、足三里、大都、太白、公孫、腎兪、命門、太谿、復溜を取穴する。厥陰兪と心兪は腎陽の元になる心に関連しているので取穴する。

虚証と弁証したので、手技は全て補法を行なう。

【症例二】　三十歳男性

〈主訴〉

皮膚の痒み（特に上半身）

〈四診〉

皮膚科では皮膚炎と診断され、内服薬及び外用薬が処方されたが、特に顕著な改善には至っていない。目立って太ってもいないが、やや肥満気味である。皮膚のキメが粗く、痒いので掻くとその部位から出血することがたまにある。いつも目が充血している。顔全体が脂っぽい。患部を冷やすと楽である。仕事の都合で外食が多く肉食や揚げ物に偏食していて、食事の時は香辛料を多用する。やや不眠症である。最近尿が濁ってきたようなので多めに水分を摂るようにしている。時々鼻血が出る。脈は滑数。舌質は絳。舌苔は黄厚膩。身長１７０センチメートル。体重は90キログラム。血圧は１５０—70。

〈弁証〉

血熱証

〈論治〉

膈兪、肺兪、心兪、血海、中府、委中、大椎、曲池《きょくち》、合谷、至陽、膈関、大陵

〈解説〉

望診からは肥満気味、目の充血、顔全体が脂っぽい、絳舌、黄厚膩舌苔などの情報を得ることができた。

聞診からは声が大きい方であるという情報を得ることができた。

問診からは痒い所をかくと出血することがある、患部を冷やすと楽である、肉食や揚げ物に偏食している、香辛料を多用している、不眠症である、尿が混濁気味である、時々鼻血が出るなどの情報を得ることができた。

切診では滑数脈、皮膚のキメが粗いなどの情報を得ることができた。

以上の情報によって四診合参すると、目の充血、痒い所をかくと出血することがある、患部を冷やすと楽である、時々鼻血が出るなどを決定打として「血熱証」と確信した。また不眠症、香辛料を多用している、尿が混濁気味であるというのは「熱証」の特徴である。そして絳舌、黄厚膩舌苔という情報はこの弁証を確信に至らせるには充分な情報である。

血熱証は実証に属するので、手技は瀉法を行なう。ここで可能ならば瀉血を行なうとさらに効果が増す。

第八章　診察

望診、聞診、問診、切診の四種類の診察方法を四診といい、四診の一つのみに頼って弁証するのではなく四つの診察方法から得られた情報を総合的に判断して弁証することを四診合参という。

第一項　望診

望診とは、視覚によって診察することである。ここでは神気（精神力、気力）、排泄物、顔面と頭部、体型、皮膚、爪、の望診について、すなわち望神、望排泄物、望顔、望形、望皮膚、望爪について説明する。また、舌と便については、別項目を設けて説明する。

聞診とは、聴覚によって診察することである。患者の声が主たる対象となる。

問診とは、患者に問うことによって診察することである。ここでは睡眠、食欲、痛み、寒熱、汗を挙げてみた。

切診とは、患者の体に触れることによって診察することである。ここでは、脈、尺膚（前腕部の皮膚）、腹部、患部の皮膚を挙げてみた。

それでは、望診について具体的に見ていこう。

望神は「神」の状態を診るものである。神とは先天の精と後天の精が合わさったもの、すなわち、肉体的、精神的な生命活動の現れすべてのことである。精と神とは人の健康に不可欠なもので互いに補充し合いながら生命活動を営んでいる。もし精が衰えれば神は疲弊してしまうし、神が疲弊すれば精は衰えてしまうのである。また神は目に宿ると言われていて眼光に最もよく反映される。

神は次の三つに分類される。

一、得神といい後天の精が神を補充していて正気が充満している状態のことを指している。眼光が精彩で表情が豊かなことで判断する。

二、失神といい後天の精が神を十分に補充できていない状態のことを指している。眼光が暗く無表情なことで判断する。

三、仮神といい重篤な患者の症状が突然に好転することを指している。

望排泄物は痰、涕《はなみず》、嘔吐物等の状態を視るものである。痰が黄色で粘調していれば熱証、無色で清稀であれば寒証である。血痰の多くは肺陰虚である。粘調な涕は熱証、清稀な涕は寒証である。悪臭のする嘔吐物は熱証、清稀な嘔吐物は寒証である。嘔吐物の中に未消化物が混じっていれば食積である。

望顔は髪、顔、眼、耳、鼻、唇、歯等の状態を視るものである。顔色を見て一生変わらない顔色を「主色」という。例えば黄色人種によって黄色は主色となる。これに対して環境の変化によって変わる顔色を「客色」という。例えば春は青色、夏は赤色のことをいう。

顔色を見る時、五行説に従っているかどうかも見ていく必要がある。例えば肝病の時に黒か赤を呈していれば肝から見て相生関係に当たるので予後良好であると判断できるし、黄か白ならば相剋関係に当たるので予後不良であると判断できる。また青は痛証、赤は熱証、黄は湿証、白は気血不足、黒は寒証である。さらにどのような五色を呈していようが、光沢があれば予後良好と判断し、光沢がなく枯渇しているようであれば予後不良と判断する。

頭髪に光沢があるのは腎精が充足している。加齢による脱毛は腎精不足だが、若いのに脱毛するのは血熱である。年齢に関係なく突如脱毛するのは血虚正風である。

顔面の浮腫は陽水と陰水に分類されている。発症が速く眼瞼より浮腫が始まり下肢へ波及するのが陽水で、発症は緩慢で下肢より浮腫が始まり顔面へ波及するのが陰水である。

目と五臓とは密接な関係にあり、瞳孔括約筋は肝、目尻と目頭の毛細血管は心、眼瞼は脾、白眼部分は肺、瞳孔は腎に対応している（肝の部分を風輪、心の部分を血輪、脾の部分を肉輪、肺の部分を気輪、腎の部分を水輪という）。白眼の部分が全体的に充血するのは肺熱、内外眼角のみが充血するのは心熱、青いのは肝血虚、黄色は湿熱、黒いのは瘀血である。眼窩が腫れているのは痰飲による水腫で、窪んでいるのは腎精不足である。

耳全体が薄い、黒いのは腎虚で、大きくて厚いのは腎気が充足している。また赤くて熱を持っているのは心火上炎もしくは肝火上炎である。

鼻頭を見て赤は脾の熱証、青は中寒、黄は湿熱、白は血虚、黒は腎虚である。

口唇が淡白であれば血虚、淡紅であれば寒証、深紅であれば熱証、乾燥していれば津液不足である。

歯が乾燥しているのは津液不足である。歯肉が白は血虚、赤は熱証、萎縮しているのは腎虚、腫れているのは気虚、化膿しているのは肉食過多である。

望形は体型の状態を視るものである。体型が大きいにも関わらず気力がない者は病人で、体型が小さいにも関わらず気力のある者は長寿である。肥えているのに少食であれば脾虚、痩せているのに多食であれば胃熱、痩せていて少食であれば脾胃の虚証である。「脾は形を司る」と言われているので、体型異常はまず脾の病証を疑うと良い。

望皮膚は皮膚の状態を視るものである。皮膚が黄色いのは陽証と陰証に分けられる。前者は光沢のある黄色で口渇、黄膩苔、尿の色が濃い等を呈し、湿熱に多い。後者は光沢のない黄色で悪寒、白膩苔等を呈し、寒湿に多い。黒いのは房事過多による腎虚である。

皮膚上に平たく広がっている「斑」には陽証と陰証がある。前者は血熱に多く実証に属する。後者は気血不足に多く虚証に属する。

形が粒状で赤く隆起している「疹」には麻疹、風疹、隠疹がある。麻疹は麻疹ウィルスによって感染する。発熱、咳嗽、鼻汁等を呈し、口腔粘膜にコプリック斑（白い発疹）を伴う、上半身から下半身へと広がるのを特徴とする。別名「はしか」と呼ばれている。風疹は風疹ウィルスによって感染する。発熱、発疹、耳介後部リンパ節腫脹、顔面から全身へと広がるのを特徴とする。別名「三日はしか」と呼ばれている。隠疹はアトピー性皮膚炎を指す。痒み、湿疹を特徴とする。症状が現れたり治癒したりするのを繰り返すので隠疹と名付けられた。

赤く腫れて疼痛を伴うものを「癰《よう》」といい、体表にできるものが外癰で体内にできるものが内癰である。

疼痛を伴わないものを「疽《そ》」という。ほとんど丘陵状を呈することはない。この癰と疽とはよく似ていて、その違いは癰は疼痛を伴うが疽は疼痛を伴わない。また疽は癰に比べて広範囲に現れる。痛みが現れる点を捉えて癰を陽証、疽を陰証として区別する。

痒みがあるものを「疔《ちょう》」という。汗腺や皮脂腺が化膿してできるもので、顔面にできるものを特に面疔《めんちょう》と呼ぶ。

膿が出るものを「癤《せつ》」という。汗腺や皮脂腺が化膿してできるもので、発赤や疼痛を伴う。

望爪は爪の状態を視るものである。深紅は熱証、蒼白は寒証や血虚証である。へこんでいればスプーンネイルと呼ばれ肝血虚である。

第二項　舌診

舌診は舌質の色や形によって正気の盛衰を診たり、舌苔の様子によって外邪の性質や居場所を診たりする。


淡白舌は気虚もしくは陽虚からくるもので寒証を呈する。

紅舌は裂紋があれば陰虚証、黄厚苔で芒刺があれば実熱証である。

絳舌は紅舌の熱証がさらに増した状態を指す。

青舌は寒証や熱証どちらにも属さず瘀血を指す。

老舌は舌質が荒く堅い感じで実証に属する。

嫩舌《どんぜつ》は舌質が細かく柔らかい感じで虚証に属する。

胖大舌《はんだいぜつ》は舌質が肥大しているもので痰飲、湿熱、気虚に属する。

瘦舌《そうぜつ》は舌質が痩せているもので血虚か陰虚に属する。


舌の上にある苔を舌苔《ぜったい》と呼び、舌苔によって邪気の性質、胃気《いのき》の存亡、邪気の浅深を診る。

白苔は表証や寒証に属する。

黄苔は裏証や熱証に属する。

灰苔は乾燥していれば熱証で湿潤していれば寒証に属する。

黒苔は灰苔より邪気が強いことを表わしている。

薄苔は正常もしくは表証に属する。

厚苔は裏証、食積、痰飲に属する。

滑苔は気虚もしくは陽虚による痰飲に属する。

燥苔は津液不足に属する。

腐苔とは苔質が粗くて拭けば取れるもので食積、痰飲、湿熱に属する。

膩苔《じたい》は苔質が細かく拭いても取れないもので腐苔より病態が重いものをいう。

鏡面舌とは全く舌体がないものである。

地図舌とは部分的に舌体がないものである。鏡面舌と地図舌ともに陰液不足もしくは胃気虚弱に属する。

もし、舌尖に舌苔があり舌根に舌苔がなければ病邪はまだ深く入っていないことを示し、舌根に多く舌苔があれば病邪は深く入っていることを示している。舌苔が全くないものは胃気がないことを示している。

芒刺とは舌体で見られる点状の紅斑のことで、舌尖にあれば心や肺の熱、舌縁にあれば肝の熱、舌根にあれば腎の熱、中央にあれば脾の熱を疑う。

【芒刺】

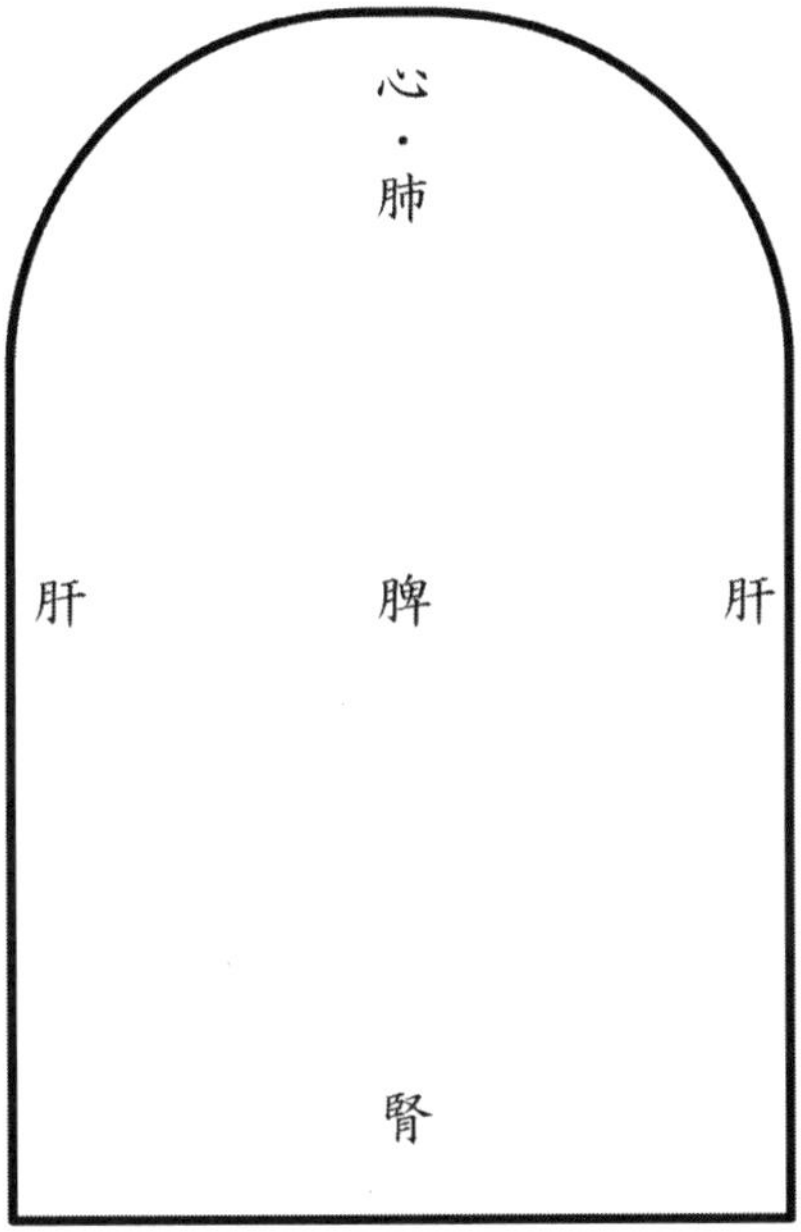

第三項　便診

二便は大便と小便に分けられる。


大便は便秘と下痢の症状があり、さらに便秘は次のような症状に分けられる。

実熱性便秘は発熱、腹部痛、絳舌、黄苔を呈する。

虚熱性便秘は不眠、五心煩熱、盗汗、紅舌、瘦舌を呈する。

気虚性便秘は倦怠感、無気力、淡白舌、薄苔を呈する。

陽虚性便秘は四肢厥冷、温かいものを好む、淡白舌、遅脈を呈する。

実熱性と虚熱性の便秘は大便を乾燥させてしまっているために便が排出されない状態を指し、気虚性と陽虚性の便秘は大便を排出する力が不足しているのが原因である。


次に、下痢は次のような症状がある。

脾気虚性下痢は食欲不振、元気がない等の症状を呈する。

脾腎陽虚性下痢は早朝に起こる下痢（鶏鳴下痢、五更瀉と呼ばれる）が特徴である。

食積性下痢は腹部膨満感、呑酸《どんさん》（食べた物が逆流し口腔内に酸味が広がること）、厚苔、滑脈等を呈し、下痢をすると腹痛が軽減するのが特徴である。

肝気鬱結性下痢はストレス過多、紫舌、弦脈を呈する。

大腸湿熱性下痢は血便、水様便、裏急後重（排便量はわずかで頻繁に便意をもよおすもの）、紅舌、黄膩苔を呈する。


また、小便は次のような症状に分けられる。

小便は尿量が多く、尿の色は薄く、尿の回数が多いならば寒証である。

尿量が少なく、尿の色は濃く、尿の回数が少ないならば熱証である。

口渇、多飲、多尿、痩せる等の症状があれば消渇病（糖尿病）である。

浮腫、頭重感、体が重だるい、食欲不振、眩暈、胖大舌、厚膩苔、滑脈等を呈すれば胃内停水（胃に余分な水分が貯留しているもの）もしくは水湿内停（胃に限らず体内のどこかに余分な水分が貯留しているもの）である。

尿失禁は腎気不固である。

夜間頻尿は腎陽虚である。

小便が少しずつしか出ないものを「癃《りゅう》」といい、全く出ないものを「閉」という。両者を合わせて「癃閉」と呼ぶことが多く、膀胱湿熱による癃閉は実証、腎虚による癃閉は虚証に属する。

第四項　問診

望診、聞診、問診、切診の中で、唯一患者の主観が反映されるのがこの問診である。実は四診の中で、最も高度な技術が必要とされるのがこの問診と言われている。なぜなら患者は常に本音を話すとは限らないからである。病を治したいと願う患者といえども、やはり心の深層では立ち入って欲しくないという心理も同居している。そこに施術者がどこまで入っていけるのかというのがカギとなるのである。

問診と一言でいっても、その種類を挙げればきりがない。ここではその中で、特に診断にとって重要と思われる睡眠と食欲に絞って述べることにする。

睡眠は衛気との関係が深い。なぜなら昼間は衛気が人体の陽の部分を循行するので覚醒しているが、夜間は衛気が人体の陰の部分を循行するので眠くなるからである。

不眠は心腎不交、心脾両虚、肝気鬱結、食滞内停に分類される。

心腎不交は入眠困難、心煩《しんはん》、多夢、盗汗、潮熱、腰痛、膝関節痛等を呈する。心陽が過剰になるのを防いでいるのが腎陰であるが、腎陰虚になって心陽の熱を抑制できなくなると心神が熱によって乱れて心腎不交の不眠となる。

心脾両虚は食欲不振、動悸、睡眠中によく目が覚める等を呈する。七情の「思」が過ぎると脾虚になり運化作用が低下する。心神を養っているものは血なので運化作用が低下すると心神も虚証を引き起こすことになり、心脾両虚の不眠となる。

肝気鬱結はイライラ、口苦、睡眠中によく目が覚める、胸脇苦満等を呈する。鬱結から生じた熱（これを肝鬱化火という）が心神を乱してしまうので肝気鬱結の不眠となる。

食滞内停は腹部膨満感、呑酸、便秘等を呈する。飲食の不摂生によって脾胃が損傷されると、脾の昇清作用と胃の降濁作用が失調し、健全な心神が養われないので食滞内停の不眠となる。

食欲減退は「納呆《のうほう》」または「納少」といい、脾胃気虚、湿邪困脾、肝胆湿熱、食滞内停に分類される。

脾胃気虚は脾の運化作用が低下したために起こるもので、下痢、元気がない、倦怠感、淡白舌、虚脈等を呈する。

湿邪困脾は乾燥を好み湿を嫌う脾が湿邪によって運化作用が低下したために起こるもので、頭重感、体が重だるい、下痢、膩苔、滑脈等を呈する。

肝胆湿熱は湿熱の邪が肝に侵入し、肝が旺盛になると木剋土の法則により脾の運化作用が低下することによって起こるもので、黄疸、季肋部痛、油脂食品を嫌う、黄膩苔、弦脈等を呈する。

食滞内停は暴飲暴食によって脾の運化作用が低下したために起こるもので、呑酸、腹痛、厚腐苔、滑脈等を呈する。

食欲旺盛には胃熱、胃陰虚に分類される。

胃熱はイライラ、口渇、口臭、便秘、黄苔等を呈する。

胃陰虚は空腹感はあるが食べたがらないというものである。陰虚なので虚熱が胃に生じてはいるものの、虚証なので実は食欲亢進ではなく、それは仮の食欲亢進なのである。したがって虚熱による空腹感によって食物を要求するが、食事が始まると少食になるのである。紅舌、無苔、細脈、数脈等を呈する。

第五項　寒熱診

寒熱には悪寒発熱、但寒不熱《たんかんふねつ》、但熱不寒、寒熱往来の四種類に分けられる。

悪寒とは寒さを感じ、厚着をしても寒くて暖まらない寒さを指す（悪寒とは別に畏寒というものがある。これは悪寒と同じく寒さを感じるのであるが、厚着をしたり暖めると寒さが軽減されるものを指す）。悪寒発熱とは寒さを感じると同時に発熱することで、「悪寒があれば表証」と言われるように悪寒発熱は表証に属する。寒邪が体表から侵入してくると衛気がこれに対抗する。ここで通常ならば衛気が勝るので、畏寒もしくは少しの悪寒を呈するだけである。しかし寒邪の方が勝ってしまうと衛気による防御作用では対抗できないので、全身の体温を上げて寒邪に対抗しようとする。この結果として発熱するのである。

但寒不熱とは悪寒するが発熱しないことをいう。陽虚によって体表を温煦できないため、寒邪が体表を通過して裏まで侵入してきたため等が考えられる。前者は虚証に属し、沈脈、遅脈、虚脈等を呈するし、後者は実証に属し、沈脈、遅脈、実脈等を呈する。

但熱不寒とは発熱するが悪寒しないことをいう。

寒熱往来とは悪寒と発熱が交替で起こるもので、半表半裏証に属する。悪寒が少しでもあれば表証なのだが、悪寒が止む時もあるので完全な表証とは言えず、裏証の可能性もあるので半表半裏なのである。外邪が表と裏を行ったり来たりしているためこのような症状になる。

発熱には壮熱《そうねつ》と潮熱《ちょうねつ》の二種類がある。

壮熱は高熱が出てなかなか解熱しないものをいう。熱邪が裏に侵入し発熱したもので、裏実熱証といえる。これが表実熱証ならば表証なので悪寒するはずである。

潮熱とは熱が潮の満干のように上がったり下がったりするものをいう。熱が最も高くなる時間帯を司る臓腑（胆は0：00、肝は2：00、肺は4：00、大腸は6：00、胃は8：00、脾は10：00、心は12：00、小腸は14：00、膀胱は16：00、腎は18：00、心包は20：00、三焦は22：00）の名前を取って、例えば6：00に熱が最も高くなるならば「陽明潮熱」と呼ぶ。また陰虚による潮熱ならば夜間に現れやすくなる。衛気は夜間になると陰の部（裏）を循行するため、虚熱という熱が裏にいる衛気と闘うためである。ただし陰虚はあくまでも虚証なので高熱は出ない。陰虚で盗汗する者は臓腑に何らかの病がある可能性が高いということが、この陰虚潮熱から判断できるのである。

【潮熱】

①肝
②肺
③大腸
④胃
⑤脾
⑥心
⑦小腸
⑧膀胱
⑨腎
⑩心包
⑪三焦
⑫胆

第六項　汗診

汗には表証によるものと裏証によるものの二種類がある。

表証には有汗と無汗があり、前者は体力のない者に多く、風邪が体表を侵すが腠理《そうり》（皮膚表面を指し、皺や毛穴のこと）を閉じる体力が乏しいため有汗となるのである。後者は体力のある者に多く、寒邪が体表を侵すと外邪を体内に入れさせないようにするために腠理を閉じるために無汗となる。

裏証には自汗、盗汗、大汗の三種類がある。

自汗は気虚または陽虚に属する。元気がない、疲れやすい、倦怠感等を呈すれば気虚と判断し、これらに寒がる、温かいものを好む等が加われば陽虚と判断する。盗汗は陰虚に属する。夜間になると衛気は陰の部（裏）を循行し、もし裏に外邪がいればその外邪と闘うことになるので発汗するのである。大汗は熱邪が表を通り越して裏へ侵入したことを表わしている。熱は表より裏に入れば入るほど高くなるので、大汗は裏実熱証ということになる。

第七項　痛み

痛みは瘀血によるもの、気滞によるもの、寒邪によるもの、湿邪によるもの、火邪によるものの五種類に分けられる。

瘀血による痛みは気虚や気滞によって生じる気虚血瘀や気滞血瘀、寒邪が侵入したため、熱邪による津液不足等が原因となる。症状としては固定痛、夜間痛、皮膚の色が黒い、口唇が紫色、渋脈、紫舌等を呈する。

気滞による痛みは食積、痰飲、ストレス等が原因となる。症状としては感情によって痛みが左右される、腫痛《しゅつう》、悲観的である等を呈する。

寒邪による痛みは寒邪を受けたことが原因となる。症状としては寒冷痛、温めると痛みは軽減する、疼痛部位の筋が痙攣する、遅脈、緊脈等を呈する。

湿邪による痛みは湿邪を受けたことが原因となる。症状としては鈍痛、再発を繰り返してなかなか治癒しない、全身倦怠感、食欲不振、関節に多発する、膩苔等を呈する。

火邪による痛みは暑邪もしくは火邪を受けたことが原因となる。症状としては拍動痛、冷やすと痛みは軽減する、急性疼痛等を呈する。打撲や捻挫等がこれに含まれる。

痛みが何故起こるかという点で、幾つかの理論がある。

教会の鐘理論と呼ばれるもので、教会の鐘（大脳皮質感覚野）に繋がれた一本のロープ（感覚神経）を引っ張る（刺激を与える）と鐘が鳴り（痛みを感じる）、ロープを強く引っ張れば引っ張るほど鐘の音は大きく鳴るという理論で、刺激の強さと痛みの強さとは比例することが特徴である。

寺の鐘理論と呼ばれるもので、寺の鐘を叩く前に小さいながら何度も振り子のように素振りをする行為（体表に与えるわずかな刺激）が、やがては大きな振り（強い刺激）となり、大きな音で鐘を叩くことができる（痛みとして認識する）というものがある。一つ一つの刺激は小さくてもその小さな刺激が積み重なるとやがては痛みとなって現れるということが特徴である。

感情理論と呼ばれるもので、痛みとは感覚ではなく感情であるという理論がある。例えばいきなりボールが体に当たった時、痛いと思うより驚いた、あるいは怒る感情の方が優位にあるので痛みはあまり感じない。しかし、今からボールを当てるぞとあらかじめ告げられた状態でボールを体に当てられた場合は、驚くことや怒りはないのでそのまま痛みを感じる。つまり、痛みとは驚きや怒りと同類の感情であるというのがこの理論の特徴である。

ゲートコントロール理論と呼ばれるもので、痛みを感じるか感じないかは侵害刺激を伝える興奮性神経と、抑制性神経の強度のバランスによって決定するというものである。

抑制性神経に関わる説は主に三つある。

一つは、神経線維の太さによって決まるというもので、太い線維が細い線維よりも強ければ痛みは緩和される。例えば触圧覚を伝える線維は痛みを伝える線維よりも太いので、打撲した部位を擦ることにより痛みを緩和させることができるのである。

二つ目は、疼痛抑制系といい痛みを伝えるために必要な視床下部や脊髄後角に脳下垂体から分泌される内因性モルヒネ様物質が作用することにより、痛みを緩和させるというものである。

三つ目は、感情の持ち方によって決まるというもので、傷を負うことにより現在の恐怖から逃れられると認識すればその痛みは緩和されるというものである。例えば、傷を負った兵士が野戦病院で手当てを受ける際、怪我のおかげで戦地に行かなくても良いなどが想像される。

第八項　脈診

脈診とは、体表から触れることのできる動脈がどのように打っているかを診て、人体の状態を診る手段をいう。『黄帝内経』の時代は「三部九候診」と呼ばれ、人体を天地人の三部位に分け、一つの部位をさらに三部位に分けて、合計九つの動脈拍動部の状態を診る方法が採用されていた。しかし『難経』の時代になると三部九候診から「寸口脈診」にとってかわった。これは利便性が重要視されたからと見られている。

脈象には二十八種類が用意されていて、この二十八種類の脈象の原点は李時珍《りじちん》の『瀕湖《ひんこ》脈学』であると言われている。ただし李時珍は二十八種類ではなく二十七種類を挙げていて、「疾脈」を加えるのが現代の中医学流である。

以下に二十八種類の脈象について見ていこう。

浮《ふ》脈は軽く押さえると指に感じ、強く押さえると減じる脈で表証を表わし、「浮は風なり」と言われていて、有力なものを表実証（外邪が体表にあることを示している）、無力なものを表虚証（気虚や陽虚を示している）とする。

濡《なん》脈は軽く押さえると指に感じ、まるで水に浮いている木片を押さえるような細くて無力である。虚証全般や湿証（脾の運化作用失調による湿証）を表わしている。

洪《こう》脈は軽く押さえると指に感じ、脈が来る時は勢いがあり、去る時はその勢いがない。熱邪旺盛を表わしている。来る時は実証のような感じであるが、去る時はその勢いがないので実脈には分類されない。実脈は来る時も去る時も有力で力強さが求められるからである。

芤《こう》脈は軽く押さえると指に感じ、中が空虚でまるで葱を押さえているかのような感覚である。急性大失血や急性大発汗等、急に陰液が消耗されたことを表わしている。

革《かく》脈は軽く押さえると指に感じ、芤脈と似ていて中が空虚で葱を押さえているかのような感覚であるが、芤脈との違いは革脈の方が慢性的な失血や遺精の時に見られるので、芤脈に比べて有力である。

散《さん》脈は軽く押さえてもほとんど感じないくらい弱い脈である。重症の気虚を表わしている。

沈《ちん》脈は軽く押さえて何にも感じず、強く押さえて初めて指に感じるもので、浮脈の表証と対称的に裏証を表わす。特に有力なものを裏実証（外邪が表から裏に入ってきたもの）といい、無力なものを裏虚証（陰虚証）という。

弱脈《じゃく》は軽く押さえて何も感じないが、強く押さえると現れる。現れて感じるのは細くて無力な脈である。気血不足を表わしている。浮脈に分類されている濡脈《なんみゃく》とは細くて無力という面で共通しているが、濡脈は湿を含んでいるため浮いてくるが、弱脈は湿を含まないので浮いてこないのが両者の違いである。つまり浮いているかあるいは沈んでいるかを除けば、脈の現れ方としては細くて無力という脈象《みゃくしょう》は同じである。

伏脈《ふく》は軽く押さえて何も感じないが、かなり強く押さえないと現れないもので、通常の沈脈よりさらに深く取らなければ現れない。寒邪が下半身より侵入して、裏にいることを表わしている。

牢脈《ろう》は軽く押さえてみても何も感じない脈象で、裏にいる期間が長いために伏脈よりさらに強く押さえないと現れないものである。深さで言えば二十八脈中最も深いのが特徴である。寒邪が下半身より侵入してきて、裏にいることを表わしている点では伏脈と同じであるが、牢脈の方はその裏にいる期間が長いために内臓に腫瘍（内癰）という形で現れる可能性が高い。

遅脈《ち》は六十回／分以下の脈象で寒証を表わしている。有力なものを実寒証といい、無力なものを虚寒証という。実寒証とは寒邪が侵入していて正気が破られた状態を指し、虚寒証とは陽虚証のことを指す。実寒証であっても虚寒証であっても、寒証になるので気の推動作用が低下するために脈が遅くなるのである。

緩《かん》脈は一呼吸で四回拍動する程度なので正常と言えば正常なのであるが、正常な脈はやや遅脈を帯びているので、ここでは遅脈に分類されている。緩脈は拍動回数よりも緊張感のない打ち方が特徴である。湿証あるいは正常な脈を表わしている。緊張感がないという点から弦脈の正反対の脈として扱われる。

渋《じゅう》脈は脈の打ち方が滑らかではなく、竹をナイフで削るような感じがする脈である。脈を打つ回数が多ければ竹をナイフで削るような感じは現れてこない。回数が少ない時に独特の竹を削るような感じが現れやすいので遅脈に分類されている。気虚血瘀もしくは気滞血瘀を表わしている。滑らかさがないという点から滑脈の正反対の脈として扱われる。

結《けつ》脈は不規則に脈が止まり、しかも遅脈のものをいう。実寒証あるいは虚寒証のような陰気が旺盛な血瘀の状態を表わしている。不規則に脈が止まるという点から、数脈かつ不規則な促脈の正反対の脈として扱われる。

数《さく》脈は九十回／分以上の脈象で熱証を表わしている。有力なものを実熱証といい、無力なものを虚熱証という。

疾《しつ》脈は数脈よりさらに頻脈を呈するもので、一呼吸で八回以上の脈を特に疾脈と呼ぶ。陽が極まり過ぎて陰液が枯渇し、危篤状態を呈している時に見られる。ただし九十回／分以上だからと言って全てが疾脈とは限らない。疾脈はあくまで危篤状態になっていないと成立しないからである。

動《どう》脈は九十回／分以上の脈象で、滑脈を含んでいれば動脈と呼ぶ。激しい疼痛がある時に見られる。

促《そく》脈は不規則に脈が止まり、しかも数脈のものをいう。実熱証あるいは虚熱証のような陽気が旺盛な場合（外邪の侵入、食積、痰飲、過度の陰虚等）に見られる。

虚《きょ》脈は浮脈や沈脈に関わらず無力の脈象をいう。全ての虚証においてみることができる。虚証の度合いによって虚脈、微脈、散脈と名前が変わる。

微《び》脈は通常の虚脈よりさらに虚証がひどい脈象のことで、あるかないかわからないぐらいの脈象を呈するが、日常生活は特に問題はない。もし日常生活に問題が生じるくらいの虚脈ならば散脈に近いと言える。

細《さい》脈は浮脈や沈脈に関わらず細い脈象をいう。浮脈で細脈ならば濡脈と呼び、沈脈で細脈ならば弱脈と呼ぶ。気血両虚を表わしている。

短《たん》脈は寸から尺までの拍動距離が短い脈象をいう。気虚証を表わしているが有力ならば気鬱を表わしている。寸から尺までの拍動距離が長い長脈と正反対の脈として扱われる。気虚血瘀か気滞血瘀の判別が困難な場合は、短脈を表わしていれば有力か無力かを参考にして、有力ならば気滞血瘀になり、無力ならば気虚血瘀になる。

代《たい》脈は規則的に脈が止まり、脈の打ち方が非常に弱い脈象をいう。臓器の虚弱を表わしている。

実《じつ》脈は来る時も去る時も有力な脈象をいう。全ての実証（外邪の侵入、食積、痰飲等）においてみることができる。

弦《げん》脈は直線的な脈象のことで、琴の弦を押さえているかのような脈象である。肝病や疼痛を表わしている。あまりにも緊張していない緩脈と正反対の脈として扱われる。

滑脈《かつ》は脈の往来が滑らかでまるで玉を転がしているかのような脈象をいう。緩脈と同様に正常な場合においても見られるが、強く見られる場合は食積や痰飲を表わしている。

緊脈《きん》は弦脈よりさらに緊張した脈象をいう。寒証や疼痛を表わしている。

長脈《ちょう》は寸から尺までの拍動距離が長い脈象をいう。陽気旺盛を表わしている。短脈と正反対の脈象として扱われる。

注意しておかなければならない点は、ここに挙げた二十八種類の脈の中の一種類しか現れないということはほとんどなく、大抵は複数が同時に現れる。例えば明らかに実証ならば滑脈と長脈が現れたり、虚証ならば微脈と短脈が現れたりする。

あるいは、虚脈と実脈が混ざって現れることも珍しくない。例えば、弦脈と細脈が現れたりする場合である。こういう場合は脈診のみで弁証しないで、患者から発せられるあらゆる情報を読み取って総合的に判断することが正しい診察になるのである。

【脈診】

二十八の脈は以下のように、大きく六つのグループに分けることができる。

この六種類に分ける理由としては、浮脈と沈脈によって病がどこにいるのかを知ることができる。遅脈と数脈によって寒証か熱証のどちらに傾いているのかを知ることができる。虚脈と実脈によって正気が不足しているのか、もしくは外邪と戦っているのかを知ることができる。

浮脈…濡脈・芤脈・洪脈・革脈・散脈
沈脈…弱脈・伏脈・牢脈
遅脈…緩脈・渋脈・結脈
数脈…疾脈・動脈・促脈
虚脈…微脈・細脈・短脈・代脈
実脈…弦脈・滑脈・緊脈・長脈

第九項　触診

触診とは施術者が直接患者の体に触れることにより、病の情報を得る診断法である。通常は触れる部位によってその名前が変わる。代表的な部位として、前腕部、腹部、患部などである。

尺膚診の尺膚というのは前腕部の皮膚のことをいい、尺膚診とは患者の前腕部に触れたりあるいは見たりして診察することである。もし患者の尺膚の色が悪く、触ってみて肌がガサガサしていれば瘀血である。また尺膚の筋肉が非常に力強く感じ、赤色を呈していれば実証もしくは熱証である。

腹診とは腹部に触れてその状態から患者の状態を診察することである。五臓を腹部に当てはめて行われ、巨闕から神闕までの部分を心、神闕から曲骨までの部分を腎、神闕周辺を脾、神闕から左帯脈までを肝、神闕から右帯脈までを肺に割り当てている。

例えば腎の部位が軟弱であれば腎虚の疑いがあり、もし寒がりならば腎陽虚が導かれる。このように人体の一部から全体の状態を知る方法をフラクタル理論もしくは全息理論といい、中医学が最も得意とするものである。腹診の他に全息理論を利用しているものに、耳診、足底診、顔面診などがある。

患部診は患部を直接触って患部の状態をより詳しく知る方法である。もし患者が痛みを訴えていたならば、その患部を押圧してみて、押圧による痛みの深さによって患部の深さと痛みの原因となる病が急性病か慢性病のどちらであるかがわかるというものである。

また僅かな力で患部を押圧したのにもかかわらず痛みを感じるならば風邪によるものが多く、強い力で押圧しないと痛みを感じることができないならば湿邪によるものが多い。これは風邪の善行数変と湿邪の粘滞性を反映している。

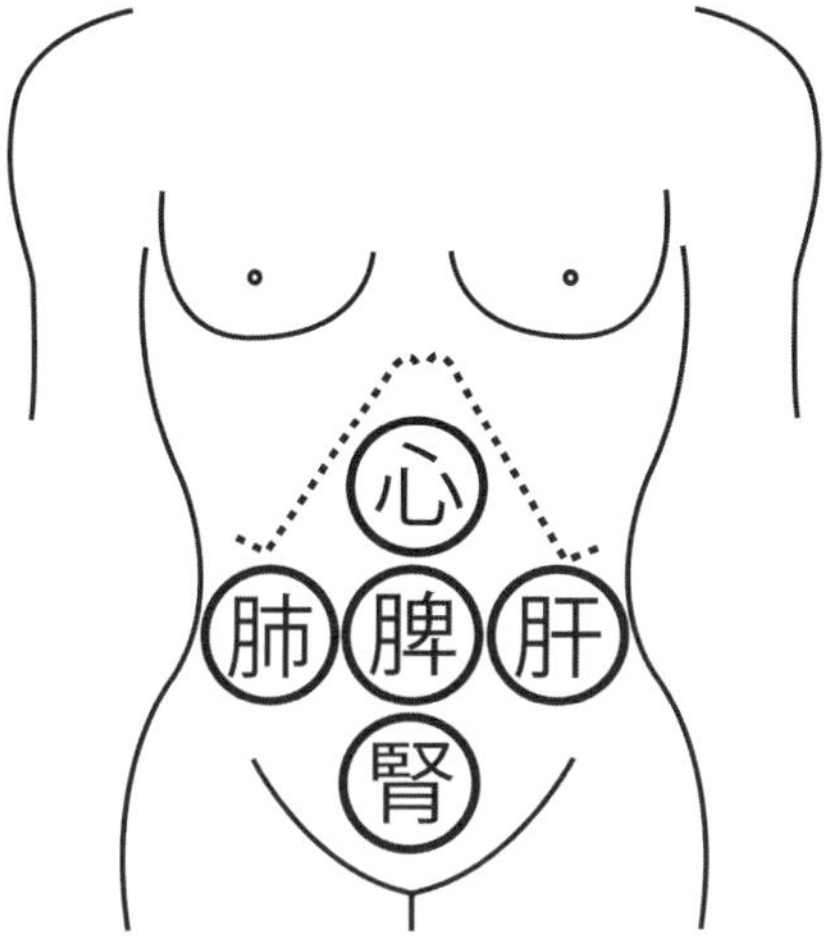

第九章　予防

第一項　養生

中医学から見た養生には「静による養生」と「動による養生」の二種類がある。老思想で有名な老子や荘子は静による養生を主張し、「恬淡寡欲」を提唱したが、逆に華佗は動による養生を主張し、「流水は腐らず」を提唱して、人というものは体を動かすべきだと主張した。華佗は古代より継承されてきた導引を基礎として「五禽戯《ごきんぎ》」を創始した。五禽戯とは虎鹿猿熊鳥の動物の動作を真似ることによって養生に貢献するというものである。

老子と華佗の出生時期を比べると老子の方が古い年代の人物なので、華佗は老子の説を意識して動による養生を説いたであろうと推測できるが、『黄帝内経』は書かれた年代が判明していないので、果たして『黄帝内経』を参考にして老子が静による養生を説いたのか、あるいは反対に『黄帝内経』を書いた者が老子に影響されたのかどうかはわからない。

『黄帝内経』では、『黄帝内経素問』（上古天真論篇一）、（四気調神大論篇二）に詳しく論じられていて、その特徴は①季節に従う、②動と静を使いこなす、の二つに絞られる。

●季節に従う

『黄帝内経』は自然を生命の源泉と捉えていて、人と自然との間には不可分の関係があるとみなしている。この考え方は整体観念の一部を為し因時制宜（季節によって治療法を変えること）や因地制宜（土地によって治療法を変えること）の基となっている。『黄帝内経素問』（四気調神大論篇二）によると次のように書かれている。

春の三ヵ月を発陳といい、天地の万物が生じて栄える季節である。人は多少遅く寝ても良いが朝は早く起きて散歩することを心がける。髪を結わずに冬の間にしまっていた志を起こさせてやり、万事伸び伸びとさせてやる。全てにおいて制御してはならない。これが春の養生法である。この養生法に逆らえば肝病を生じ、夏に寒病を発症してしまうことになる。

夏の三ヵ月を蕃秀といい、天地の万物が混じり合い実を咲かせる季節である。人は多少遅く寝ても良いが朝は早く起きて積極的に日光に当たるようにする。怒らず、花が満開に咲くと同じく持っている力を存分に発揮する。また陽気を体外に漏らすべく発汗し、体内に熱をこもらせないようにする。また感情は全てを外向き志向にする。これが夏の養生法である。この養生法に逆らえば心病を生じ、秋に瘧《おこり》を発症してしまうことになる。

秋の三ヵ月を容平といい、天は寒くなり地は熟す季節である。人は鶏のように早く寝て朝は早く起きて（私はここに異議を唱える。秋は早く寝て遅く起きる方が季節に合った過ごし方だと思うのだが）心を平安に保つようにする。正気を収斂させ、感情を外向きから内向きに変えて、肺機能を正常に保つように心がける（肺は中焦を通るので胃に関係がある。肺機能とは胃の機能と捉えて、これから到来する冬に向けてやや多めに食事を摂り、体に脂肪をためることを意味していると私は思う）。これが秋の養生法である。この養生法に逆らえば肺病を生じ、冬に下痢を発症してしまうことになる。

冬の三ヵ月を閉蔵といい、水は凍り地は裂ける季節である。人は早く寝て遅く起きて日が昇るまで活動しないようにする。感情を表に出さずに、寒気に当たらず体を温かく保ち、発汗して陽気を漏らさないように心がける。これが冬の養生法である。この養生法に逆らえば腎病を生じ、春に手足が痿《な》える病を発症してしまうことになる。

このように春夏に発汗させることによって、秋冬に温存させることによって正気を充実させるのである。言い換えれば聖人は生長収蔵の現象に同調した生活を送ることによって正気を養うことが養生の基本であると説いているのである。

●動と静を使いこなす

『黄帝内経素問』（上古天真論篇一）に「心を静かにしてむやみに欲望を起こさなければ真気は体内をくまなく循環し体は健全である。このように真気が充実していれば病を起こす外邪は侵入することができない。故に何が何でもやらねばならないという気持ちを起こさずに、絶えずのんびりして少欲に徹し、何事にも恐れることなく、くたくたになるまで肉体労働に励まずにいると衛気営血が順調に体内を循環していくものである。欲望が少ないということは心がいつも満足しているので、心は惑わされず安定した状態が維持できるので心身ともに衰えが少ないのである」と書かれていて、静による養生の基本は恬淡虚無であると言っている。

一方動による養生法については『黄帝内経素問』（四気調神大論篇二）に「春は朝早く起きて散歩することを心がける」、『黄帝内経素問』（異方法宜論篇十二）に「中央の国は物産が豊かなので肉体労働を怠った結果として手足の筋が萎えてくる。こういう者に対しては導引按蹻が適している。故に導引按蹻は中央から発達した」と書かれている。このように体を動かすことによって気を巡らせることが養生法の一つであると主張している。また「久坐は肉を傷《やぶ》る」「久臥は気を傷る」と『黄帝内経素問』（宣明五気篇二十三）に書かれているように長時間の座位及び臥位は好ましくないと書かれている。これらも動の養生法を後押しするものである。

第二項　治未病

『黄帝内経素問』（四気調神大論篇二）に「聖人と言われる人は発病してしまった病を治すのではなく発病することを予測して治療するものである」、『黄帝内経素問』（刺熱篇三十二）に「発熱などの病症が起こっていなくても顔面に赤い発色が現れたら刺鍼せよ。これを未病を治するという」、『黄帝内経素問』（八正神明論篇二十六）に「邪気に当てられた時、その当たり具合が弱いと見定めが難しいものだが、上工（知識も技術も上手い医者）は微妙な違いを察知して病の芽を摘み取ってしまうのである」と書かれている。すなわち病になる前に治療をする「治未病」こそ上工の行なう治療であると強調している。

『黄帝内経』以外の書物を見ても治未病について書かれている。『難経』（七十七難）には「上工は未病を治し、中工（少し知識がついて慣れてきた医者）は已病《いびょう》を治す」と書かれているし、『金匱要略』には「未病を治すとは例えば肝病の場合、相剋関係によって肝は脾を傷つけることが分かっているので脾を強くするべきである。ただし土用の期間は脾が盛んなので脾を強くする必要はない」と書かれている。

ここで誤解のないように正確に治未病を説明しておかなくてはならない。治未病には素人の方が健康な状態の時から足三里に灸をするような入門的な養生と、人体から発せれる情報を読み取り、このまま放置しておけば確実に想像する病になるという段階で病の進行を阻止する養生の二種類がある。さらに後者を説明するならば、素人の方には健康としか見えないが、我々プロの目から見ると病の方に傾いていて、今の段階で施術すれば大事には至らない時に施術する行為ということになる。

病とは健康ではないが病気でもないという段階を経てなるものである。この健康でもなく病気でもない期間に現れる症状を読み取り、これ以上進行させないように努める行為が治未病の本質なのだ。

例えば、脈が遅脈、舌質が淡紅舌、舌苔が白を呈していて、夜間頻尿や腰痛を訴える方に対しては腎陽虚の施術を行なうが、この方がまだ若く健康に自信を持っているとしても、四診合参では明らかに陰陽のバランスを欠いている。あるいは精力的に活動されている方で、イライラ、目の充血、不眠症、弦脈を呈していれば、たとえその方が気にしなくても、四診合参により肝火上炎の疑いがある。そして不眠症が甚だしくて五心煩熱や盗汗など陰虚の症状が明るみにでてくれば、肝風内動の中の陰虚生風の恐れがある。

我々鍼灸師は常に、血液検査や尿検査には出てこない隠れた病に目を凝らして施術に当たる必要性に迫られているのである。

第三項　養生四大学説

元の時代には有名な「四大学説」と呼ばれる養生の学説が登場した。

一、劉完素《りゅうかんそ》が唱えたのが「火熱論」で、この説は火熱が人体に疾病をもたらす原因であるという論である。六気は全て化火するということと、五志が過ぎると熱に変化するということを強調した。弁証法で言えば、肝火上炎や心火上炎がこれに該当する。

火に勝るものは水なので、熱証の場合温薬で発汗させて解表させるという定説を覆し寒涼性のある薬剤を多用した。これにより彼は「寒涼派」と呼ばれるようになった。

ただし、この処方はたとえ熱証であっても胃寒がある者に対しては不適切と判断されるので、その解決策として脾や胃に対する方剤を忘れてはいけない。

二、張従正《ちょうじゅうせい》が唱えたのが「攻邪論」で、治療の重点は祛邪にありと考えた。彼は「人体は元々病を有していない。もし病があるならばそれは外部から入ってきたものであり、邪気が病の原因である」という立場から「邪気が去れば元気がおのずと回復する」と主張した。これにより彼は「攻下派」と呼ばれるようになった。

攻邪方法の基本は「汗法」「吐法」「下法」である。もし外邪が表にあり痺証を呈していれば汗法を用い、もし外邪が上半身にあれば吐法を用い、もし外邪が下半身にあれば下法を用いた。この中の汗法には鍼、灸、温罨法、瀉血も含まれる。

本来の汗をかいて解表させる汗法だが、これは全身からにじむ程度の汗で良く、三～四時間程度発汗させるのが最適であると説いている。もし短時間で大量の汗をかいたならば邪気は出ていかないだけでなく亡陽（陽気が失われる病でショック症状を指す）を引き起こすと言っている。

三、李杲《りこう》（晩年は東垣と称した）が唱えたのが「脾胃論」で、臓腑弁証を重視し特に脾胃の働きに注目して脾胃論を唱え、甘温補脾の方法で治療に臨むことが多かった。彼は「脾胃が傷つくと百病が生じる」の立場から補中益気湯を創案したと言われている。これにより彼は「補土派」と呼ばれるようになった。

彼の説は「脾胃は後天の元」という点に重点をおいたことが最大の特徴となっている。確かに脾胃の働きを強めることは、たとえ先天の気が弱くても長期的展望に立って考えれば、いずれは正気を補い気力が増すであろう。この説は長期的に行なえるかどうかがカギとなっていると思われる。

四、朱震亨《しゅしんこう》が唱えたのが「相火論」で、「陽は常に有余し陰は常に不足する」に着目し節度を越えた色欲、肉食、飲食が相火妄動の原因として滋陰降火法を治療の柱とした。時には実熱証の場合でも補陰によって瀉火されるとして補陰に努めた程である。

また彼は肥甘厚な食事（脂身の多い肉や魚、甘味の強い食物、濃厚な味付けの食物）は陰を傷つけ、穀蔬菜果《こくしゅくさいか》な食事（穀物、豆類、野菜、果物）は陰を養うと主張した。これにによりかれは「滋陰派」と呼ばれた。

この説は劉完素が唱えた火熱論に多少似ている点が特徴であるが、大きく異なる点は劉完素の火熱論は実熱証に重きを置いているが、朱震亭の相火論は虚熱証に重きを置いている点である。肉食や飲食が果たして陰虚陽亢の原因になるか否かについては疑問が残るが、陰陽理論に当てはめてみると陽虚陰盛より陰虚陽盛の方が症状は顕在化してわかりやすい。なぜなら陽は顕在性を特徴とし、陰は潜在性を特徴とするからである。

朱震亭の説に一つ付け加えさせていただくならば、補陰や滋陰に働くのは食事だけではなく睡眠も大きく作用するという点である。

（『中国医学の歴史』東洋学術出版社出版参照）

第十章　現状

第一項　鍼灸師の現状

さてここまでは学術的な内容だったが、ここからは鍼灸師の現状にスポットライトを当ててみたい。学術的に豊富な知識を有したうえで、現実の姿を知ることにより今後の方向性も明確に見えてくるというものである。

日本で鍼灸師になるためには、まず養成学校を卒業し年一回の国家試験に合格して、厚生労働大臣が発行する免許書を授与されなければならない。正確に言えば鍼師または灸師と呼ばれるためには「鍼師」「灸師」の国家試験に合格して、厚生労働大臣からの免許状を受理して、初めて正式に鍼師または灸師となることができるのである。（我々は省略して慣例的に鍼灸師と呼んでいるにすぎない）

次に示す表は厚生労働省のHPから抜粋したもので、鍼師と灸師の登録者数を分けて表している。参考までにマッサージ師の登録者数も記載するが、累計の欄を見ると明らかに年々増加の一途をたどっている。これは鍼、灸、マッサージがまさに国民の医療の一端を確実に担っている証拠に他ならない。

国民が鍼、灸、マッサージを熱望し、それに応えるべく若い世代が大きな夢を持ってこの世界に入り、病に苦しむ人々に献身している姿がこのグラフの中から読み取ることができる。そして、毎年増え続ける医療費にブレーキをかけるのは伝統医学であるということは、もう声を大にして言わなくても国民は理解していると思わせるグラフである。

免許登録者数の次に、鍼灸施術にかかる療養費の推移を国民医療費の総額と照らし合わせて表にしてみた。参考までにマッサージ施術にかかる療養費も同じく表してみる。

ご覧いただくとおわかりだと思うが平成二十七年を例に取ると、鍼灸に費やす施術費は国民医療費のわずか〇・〇九三パーセント（推計値を含む）にしかならない。良質の医療を提供するためには経済基盤の安定化が必須である。高度な教育を受けた選ばれし者による鍼灸施術を実現させるためにも、行政に対しては時代の流れを適切に読み、政治力の有無ではなく国民が要求している福祉政策を誠実に行なっていただきたいと思う次第である。

鍼師	免許登録者数（人）	累計（人）
H5 年	2106	98942
6 年	2133	101017
7 年	2064	103034
8 年	2210	105199
9 年	2107	107251
10 年	2257	109463
11 年	2145	111561
12 年	2245	113762
13 年	2217	115947
14 年	2259	118159
15 年	2660	120785
16 年	2991	123740
17 年	3394	127110
18 年	3773	130853
19 年	4582	135405
20 年	4353	139724
21 年	3906	143602
22 年	3951	147510
23 年	4561	152049
24 年	3632	155661
25 年	3958	159606
26 年	3863	163433
27 年	3853	167256
28 年	3518	170739

灸師	免許登録者数（人）	累計（人）
H5 年	2084	97914
6 年	2146	100004
7 年	2051	102010
8 年	2198	104165
9 年	2106	106217
10 年	2222	108395
11 年	2141	110492
12 年	2229	112678
13 年	2233	114880
14 年	2265	117098
15 年	2632	119696
16 年	2951	122612
17 年	3371	125960
18 年	3762	129692
19 年	4572	134235
20 年	4343	138544
21 年	3868	142384
22 年	3905	146248
23 年	4586	150812
24 年	3507	154299
25 年	4054	158340
26 年	3878	162181
27 年	3833	165985
28 年	3561	169512

マ師	免許登録者数（人）	累計（人）
H5 年	1735	152957
6 年	1700	154579
7 年	1842	156358
8 年	1900	158191
9 年	1873	159986
10 年	1869	161788
11 年	1909	163606
12 年	1869	165403
13 年	1858	167214
14 年	1814	168953
15 年	1912	170810
16 年	1772	172527
17 年	1765	174249
18 年	1791	175998
19 年	2062	178006
20 年	1816	179770
21 年	1411	181149
22 年	1588	182673
23 年	1634	184276
24 年	1502	184741
25 年	1584	187294
26 年	1433	188685
27 年	1566	190214
28 年	1434	191608

鍼灸	国民医療費（億円）	鍼灸療養費（億円）	対前年度伸び率（%）
19 年	341360	247	11.8
20 年	348084	267	8.1
21 年	360067	293	9.7
22 年	374202	315	7.5
23 年	385850	352	11.8
24 年	392117	358	1.8
25 年	400610	365	1.8
マッサージ	国民医療費（億円）	マッサージ療養費（億円）	対前年度伸び率（%）
19 年	341360	339	15.3
20 年	348084	374	10.3
21 年	360067	459	22.7
22 年	374202	516	12.4
23 年	385850	530	8.5
24 年	392117	610	9.0
25 年	400610	637	4.5

第二項　養成施設

鍼灸師養成施設の教育内容については「按摩指圧マッサージ鍼師灸師に係る学校養成施設認定規則」によって定められているが、平成三十年四月以降の入学者からを対象にした「按摩マッサージ指圧師鍼師灸師学校養成施設カリキュラム等改善検討会」の報告によると、鍼灸師の活躍の場が従来よりも広がりを見せ、時代にそぐわない点が顕在化してきたことを理由にカリキュラムの追加が実施されることが決定した。

養成施設における取得義務単位は鍼師で七十九単位から八十八単位、灸師で七十七単位から八十六単位、按摩マッサージ指圧師と鍼師で八十六単位から九十四単位、按摩マッサージ指圧師と灸師で八十四単位から九十二単位、鍼師と灸師で八十六単位から九十四単位、按摩マッサージ指圧師と鍼師と灸師で九十三単位から百単位に引き上げられた。

また、最低履修時間数も鍼師で二四七五時間、灸師で二四一五時間、按摩マッサージ指圧師と鍼師で二六五五時間、按摩マッサージ指圧師と灸師で二五九五時間、按摩マッサージ指圧師と鍼師と灸師で二八三五時間に変更された。

また、今までにないカリキュラムも追加された。

①コミュニケーション…開業権を持つ鍼灸師は患者等への対応に必要なコミュニケーション

能力を養うことは最低限必要であることから追加された。
②運動学…鍼灸師の臨床における判断能力等資質向上を図るために追加された。
③社会保障制度及び職業倫理…開業権を持つ鍼灸師は免許取得後すぐに開業する者も一定数いることを踏まえ追加された。
④東洋医学概論経絡経穴…臨床能力向上のために追加された。
⑤適応判断…業務を行なうに当たり、対象となる疾患が業務範囲にあるかどうかを適切に判断し、適切に実施できる能力を身につけるために追加された。
⑥病態生理学…臨床能力向上のために追加された。
⑦生体観察…臨床能力向上のために追加された。
⑧施術所における臨床実習前施術実技試験…施術所における施術の介助を行なう臨床実習前等において、学生の技術等に関する評価を行なうために追加された。
⑨臨床実習…臨床における実践的能力を向上させるために補充された。
⑩鍼灸史…歴史的変遷について知識を深めるために追加された。
主要な項目は以上であるが、この他にも教員について、臨床実習を行なう施術所について、通信課程の活用について、養成施設に備える備品についての改正も決定されている。こうして養成施設を卒業できた者（あるいは卒業見込みの者）は、国家試験の受験資格が与えられる。試験地は北海道、宮城県、東京都、新潟県、愛知県、大阪府、広島県、香川県、福岡県、鹿児島県、沖縄県である。

最後に国家試験の科目について記しておく。

試験科目は医療概論、衛生学、公衆衛生学、関係法規、解剖学、生理学、病理学概論、臨床医学総論、臨床医学各論、リハビリテーション医学、東洋医学概論、経絡経穴概論、鍼理論灸理論及び東洋医学臨床論となっている。

私はこの中で特に①⑤⑨を充実させていただきたいと思っている。

①のコミュニケーション能力を充実させることは伝統医学の背骨に当たると思っている。「理屈ではそうですけど、実際はそうはいかない」という医学的指導を聞かされている高齢者は少なくない。ところがコミュニケーション能力が長けていれば、そういった無理と思える医学的指導も無理とは聞こえないようになるから不思議である。

⑤は我々鍼灸師だけでなく、医業に関わるあらゆる者に対して徹底させなければならない。ここでいう「業務範囲」とは単なる免許があればできる行為ではなく、その行為を行なうに当たりこれまで長年の研究をしてきたのかどうかが問われるのだと解釈すべきである。

⑨の臨床実習は養成学校だけにその義務や責任を求めてはいけない。我々のような開業者や病院などの協力が非常に重要になってくる。

第十一章　仮説

第一項　砭石《へんせき》の起源

この十一章からは仮説として持論を展開していきたいと思う。

私は砭石の起源は月経にあると考えている。その理由をこれから説明していく。

月経周期は卵巣の周期によって起こる。卵巣周期は卵胞期、排卵期、黄体期よりなり、卵胞期は一日目から十四日目、排卵期は十四日目頃、黄体期は十四日目から二十八日目を指す。受精が行われない場合に黄体は白体と化して、肥厚していた子宮内膜ははがれて体外に排出される。これが月経と呼ばれる現象である。

一回の月経期間はおおよそ五日間で、現代人は平均して十二歳で初潮を迎え、四十九歳で閉経すると言われているので、約三十七年間、生涯で六年七ヵ月この月経と付き合っている計算になる（一回の月経を五日間として二十八日周期で循ってきたとすると、年間十三回の月経が起こることになる。五日間×十三回＝六十五日。六十五日×三十七年間＝二四〇五日。この二四〇五日÷三六五＝約六．六年）。

厚生労働省が発表した平成二十七年の男女別の平均寿命表を見ると、男性が八〇．七九歳、女性が八七．〇五歳で、その差は六．二六歳である（約六年三ヵ月）。いずれの年代においても、男性より女性の方が長生きするというのは動かしがたい事実のようである。この現象は日本だけではないはずである。おそらく、古代中国においてもこの現象が観察できたに違いない。

	男性	女性	男女差
昭和22年	50.06	53.96	3.90
昭和30年	63.60	67.75	4.15
昭和40年	67.74	72.92	5.18
昭和50年	71.73	76.89	5.16
昭和60年	74.78	80.48	5.70
平成17年	78.56	85.52	6.96
平成27年	80.79	87.05	6.26

（厚生労働省大臣官房統計情報部より抜粋）

そう、古代中国人が不老不死を追い求めた結果、辿り着き活用してきたのが月経という生理現象なのだ。しかし、男性に月経を起こさせることは不可能である。いや、もしかしてこの世で起こる現象を神の力によるものと理解する傍観者ではない道士のことだから、あらゆる手段を講じて男性に月経を起こさせることを試みたかもしれないが、結局は全て挫折に終わってしまった。そこで考え出されたのが人工的に月経と同じ現象を作り出す行為、これがつまり瀉血なのである。そして瀉血をする際に必要な道具、これこそが砭石というわけである。

したがって、我々が「一滴の血を瀉血して瘀血を治す」と口伝として教えられてきた量の血液ではないくらいの量の瀉血が古代では行われていた可能性が高い。

古代中国人は月経と女性の長寿を結び付け、人工的に月経と同じ現象を作り出したのが砭石の起源であるというのが私の仮説である。

第二項　鍼の起源

『黄帝内経素問』（異方法宜論篇十二）によると、「南方は果物や発酵食品を食べる文化があるため、痙攣性の痺証を患うことが多い。したがって鍼は南方から来たのである」と書かれている。

「鍼は南方より来る」と定義されている有力な根拠は百越（越族）に関係していると私はみている。百越の持つ入れ墨が関係しているのである。

百越とは中国大陸の南方に住む民族のことで、入れ墨をすることが独特の民族文化だったようである。入れ墨の目的は定かではなく、武運長久を願うまじない説、顔等のような目立つ部位に入れ墨を入れることにより相手を威嚇する説、シャーマンの権威を高める説等が挙げられている。

入れ墨が鍼の起源だとすれば議論はさらに深みに入っていくことになる。なぜなら鍼という治療法がはたして中国で発祥した中国のみの治療法であるのかという説に疑問を投げかけなければならないからである。

読者の皆様はアイスマンをご存知だろうか。一九九一年九月十九日、イタリアとオーストリアの国境沿いにあるアルプスの標高３２００メートル付近でドイツ人の登山家夫婦がいつもの下山路から外れて下山した。そこで二人が見つけたのは氷河の中で凍りついた人間の体であった。これが後の調査で五三〇〇年前の男性のミイラであることが判明したのである。アイスマンと名付けられたこのミイラには入れ墨の後が残されていたのだが、入れ墨自体は五三〇〇年前においても珍しいものではないらしい。

しかし、この入れ墨の部位と経穴が一致していると主張する者が出現したのである。入れ墨がされている部位から連想してこのアイスマンは坐骨神経痛を患っていたのではなかったかと推測されている。もし現代の鍼治療の目的で入れ墨をしていたという仮説が証明され、アイスマンが坐骨神経痛の治療として入れ墨をしていたならば、「鍼は中国を起源として中国で発達した治療法である」という従来の定説を再度考え直す必要があるのではないだろうか。なぜならこのアイスマンはヨーロッパ人男性であることが判明しているからだ（年齢三十五歳から四十五歳、身長１６３センチメートル、体重五50キロ、足の大きさは24・５センチ、黒髪ということまで判明している）。

このアイスマンに関する情報は『アイスマン　５０００年前からきた男』（株式会社金の星社発行）にさらに詳しく書かれていて、その一部分を引用させていただく。

「ヨーロッパ人男性、年れい三十五歳から四十歳、身長約１６３センチメートル、体重約50キロ、突き出たおとがい、小さな上くちびる、やややでっぱった高い鼻、茶色より黒に近いかみの毛、あごひげ、イヤリングをしていたと思われる右耳、神秘的ないれずみ、そして、山中で最後に目げきされたのは、石器時代のおわりごろであり、その後、五千年もの間、行方不明だった。以上が、研究室にやってきた男の全ぼうである。」

古代のヨーロッパ人が経穴という概念を持ち合わせていたかどうかは別にして、このアイスマンの体に見られた入れ墨が偶然に経穴と一致していたとしよう。いや我々が強引に経穴と一致していると見ているとしよう。歴史上古代ヨーロッパ人の方が古代中国人より体に入れ墨を入れる行為が疼痛を緩和できることを発見したとしよう。しかしヨーロッパ人の行為はここまでなのである。

古代ヨーロッパ人はまさか入れ墨、つまり体に傷をつける行為が疼痛緩和以外にも効果を発揮するなんてことはないだろうという疑いをもった範囲から出ることはなかった。そして、さらに消極的に言うならば、疼痛緩和とはいえこのような入れ墨による激痛を伴うならば、目の前の疼痛に耐えた方が得策だと判断したのではないだろうか。実際に痛みとは長期間続くものばかりだとは断言できない。我慢して放置しておけばそのうち緩和する痛みも存在する。これは現代においても共通する現象である。

しかし、古代中国人は違った。またしても、ここで古代中国人は道教の教えを忠実に守ったのである。繰り返すが中国を起源とする道教は「不老長寿」を願う宗教である。古代中国の人々はこの道教の教義に則り、単なる威嚇や威圧を目的とする入れ墨という行為を疼痛緩和から不老長寿まで応用したのである。

世界中のあらゆる古代人は入れ墨をヒントに疼痛緩和が可能であるということに気付いたが、ほとんどが途中で挫折してしまった。しかし、古代の中国の人々は入れ墨から得た行為を疼痛緩和からさらに不老長寿に利用するという発想まで到達したというのが私の鍼起源の仮説なのである。

第三項　六侍医の専門分野

『黄帝内経霊枢』『黄帝内経素問』は黄帝と六人の侍医（少師、雷公、伯高、少兪、岐伯、鬼臾区）との対話形式で構成されている。ただし、よく読んでみるとその六人の侍医には得意とする分野があることに気付く。そこでこの章では六人の個性に焦点を絞り、普段はどのような職業に従事している人物なのかを検証していくことにする。

少師が登場するのは『黄帝内経霊枢』（寿夭剛柔篇六）（憂恚無言篇六十九）（通天篇七十二）（歳露論篇七十九）の四篇である。

（需要剛柔篇六）では黄帝が人間というものは剛柔、強弱、長短、陰陽等様々であるが、それらに対処するにはどうすれば良いかと尋ねられて、陰陽の理論によってこれらを説明している。

（憂恚無言篇六十九）では声が出なくなった場合の理由について尋ねられて生理及び病理の理論展開によって説明し、治法についてはその回答を篇の途中で岐伯に委ねている。

（通天篇七十二）では人間の性質を太陰、少陰、太陽、少陽、陰陽和平という五種類に分類している。

（歳露論篇七十九）では瘧《おこり》について天体の理論を用いて人間が外邪に侵される場合を説明し

ている。

着目すべきは『黄帝内経霊枢』（寿夭剛柔論篇六）で、「鍼」という文字を見ることができないが、「刺」という文字は確認できる。「少師荅曰陰中有陰陽中有陽審知陰陽刺之有方」というくだりである。ここでの「刺」の扱い方を注意深く見てみると、刺鍼すると読み取れなくはない。したがって少師にとって鍼とは専ら刺す行為だけを目的とする道具で、鍼についてそれ以上の豊かな知識がなかったと推察する。

こうして見てみると、少師は陰陽の理論と天地の法則を人体に当てはめることに長けているが、実践的臨床経験による説明が皆無な点からみて、彼は臨床家というよりも生理学者と判断した。


雷公が登場するのは『黄帝内経霊枢』（経脈篇十）（禁服篇四十八）（五色篇四十九）（官能篇七十三）『黄帝内経素問』（著至教論篇七十五）（示従容論篇七十六）（疏五過論篇七十七）（徴四失論篇七十八）（陰陽類論篇七十九）（方盛衰論篇八十）（解精微徴四失論篇八十一）の十一篇である。

着目すべきは『黄帝内経霊枢』（経脈篇十）の「凡刺之理経脈為始」と「経脈者所以能決死生処百病調虚実不可不通」、（禁服篇四十八）の「細子得受業通於九鍼」、（官能篇七十三）の「黄帝曰用鍼之理必知形気之所在左右上下陰陽表裏血気多少行之逆順出入之合謀伐有過知解結知補虚瀉実上下気門」、『黄帝内経素問』（示従容論篇七十六）の「雷公曰肝虚腎虚脾虚皆令人體重煩寃当投毒薬刺灸砭石湯液」、（疏五過論篇七十七）の「黄帝曰…聖人之治病也必知天地陰陽四時経紀五臓六腑雌雄表裏刺灸砭石毒薬所生従容人事以明経道貴賤貧富各異品理問年少長勇怯之理」の部分である。

『黄帝内経霊枢』（経脈篇十）と（官能篇七十三）では「刺」という行為は「虚実を調えること」であると理解できる。また、（禁服篇四十八）では雷公が『黄帝内経霊枢』（九鍼十二原篇一）に記載されている九鍼の存在を知っている証しである。

さらに、この雷公は他の侍医と比べて異なる個性の持ち主であることを記しておかなければならない。なぜなら他の侍医は黄帝の質問に対する回答者という立場にいるが、この雷公だけは黄帝に対する質問者の立場にいるからだ。雷公の質問は黄帝を怒らせたりあるいは落胆させたりしている点も加えて察すると、雷公は若くて実践的にはまだまだ未熟な専門分野を持たない臨床を重視する中医学者と判断した。

伯高が登場するのは『黄帝内経霊枢』（寿夭剛柔篇六）（骨度篇十四）（腸胃篇三十一）（平人絶穀篇三十二）（逆順篇五十五）（五味篇五十六）（衛気失常篇五十九）（陰陽二十五人篇六十四）（邪客篇七十一）（衛気行篇七十六）の十篇である。

（寿夭剛柔篇六）では鍼を用いての治療理論と生薬によって寒痺に対する治法を述べている。

（骨度篇十四）では人体の部分的長さを説明している。

（腸胃篇三十一）では消化器官の長さや太さを説明している。

（平人絶穀篇三十二）では消化器官の容量を説明している。

（逆順篇五十五）では刺鍼するタイミングを説明している。

（五味篇五十六）では食物と五臓の関係を説明している。

（衛気失常篇五十九）では一定の症状に対してどの経穴を取穴すれば良いのかという点と三種類の体質について説明している。

（陰陽二十五人篇六十四）では人を五行によって二十五のタイプに分類している。

（邪客篇七十一）では外邪に侵された場合に起こる不眠についての治療と半夏湯の処方の仕方、人体は天地とどのように対応しているかを説明している。

（衛気行篇七十六）では運気論に近い内容になっている。


着目すべきは『黄帝内経令枢』（寿夭剛柔論篇六）の「伯高荅曰刺布衣者以火焠之刺大人者以薬熨之」、（衛気行篇七十六）の「故曰刺実者刺其来也刺虚者刺其去也」などの部分である。この部分では焠刺《さいし》や補法について書かれている。

　こうしてみると伯高は鍼が砭石のような単なる瀉法の道具ではなく、刺鍼技術を必要とする道具であるということを認識していたと推測することができる。ここでは（骨度篇十四）（腸胃篇三十一）（平人絶穀篇三十二）を重視して、運気論にも精通している解剖学者と判断した。

　少兪が登場するのは『黄帝内経霊枢』（五変篇四十六）（論勇篇五十）（論痛篇五十三）（五味論篇六十三）の四篇である。

（五変篇四十六）では外邪と体質について、人体のどの部分を診れば外邪に侵されやすいかどうかについて述べている。

（論勇篇五十）では四時の風がどのような体質の人を侵すのかについて説明している。

（論痛篇五十三）では体質と鍼の痛みとの関係を説明している。

（五味論篇六十三）では四気を摂取すると人体の各器官はどのように反応するのかを説明している。こうしてみてみると、少兪は実践的な内容には触れていないことから理論には精通しているが臨床経験に乏しい学者タイプで、少師と比べると博学で地位の高い立場にいると想像できるので、高名な生理学者と推測できる。

岐伯が登場するのは他の侍医よりもはるかに多く『黄帝内経霊枢』で五十二篇、『黄帝内経素問』で五十四篇である。岐伯は医学のあらゆる分野に精通していて、特に鍼灸の分野において詳しく説明している。しかも自らの臨床経験によって他の侍医にはない説明で黄帝を納得させているのが印象的である。

例えば『黄帝内経霊枢』（玉版篇六十）の冒頭では「黄帝曰余以小鍼為細物也夫子乃言上合之於天下合之於地中合之於人余以為過鍼之意矣願聞其故」と黄帝から問われ、「何物大於天乎夫大於鍼者惟五兵者焉五兵者死之備也非生之具且夫人者天地之鎮也其不可不参乎夫治民者亦唯鍼焉夫鍼之與五兵其孰小乎」と黄帝を納得に導いている。

また『黄帝内経霊枢』（九鍼十二原篇一）の「余子萬民養百姓而収租税余哀其不給而属有疾

病余欲勿使被毒薬無用砭石欲以微鍼通其経脈調其血気営其逆順出入之会令可伝於後世」、（師伝篇二十九）の「余聞先師有所心蔵弗著於方余願聞而蔵之則而行之上以治民下以治身使百姓無病上下和親徳澤下流子孫無憂伝於後世無有終時可得聞乎」、（五乱篇三十四）の「允乎哉道明乎哉論請著之玉版命曰治乱也」、（逆順肥痩篇三十八）の「窘乎哉聖人之為道也明於日月微於毫釐其非夫子孰能道之也」、（外揣篇四十五）の「窘乎哉昭昭之明不可蔽其不可蔽不失陰陽也合而察之切而験之見而得之若清水明鏡之不失其形也五音不彰五色不明五臓波蕩若是則外内相襲若鼓之応桴響之応声影之似形故遠者司外揣外是謂陰陽之極天地之蓋請蔵之霊蘭之室弗敢使泄也」、（玉版篇六十）の「善乎方明哉道請著之玉版以為重宝伝之後世以為刺禁令民勿敢犯也」のように、他の侍医には漏らさない黄帝の感情が岐伯の篇だけ記載されている。これは黄帝の岐伯に対する信頼、岐伯の他の侍医よりも高い熟練度によるものであると見てほぼ間違いはない。したがって岐伯は他の侍医よりも高齢で豊富に臨床経験を積んだ熟練の鍼灸師と推測できる。

また『黄帝内経素問』（霊蘭秘典論篇八）の「余聞精光之道大聖之業而宣明大道非斎戒擇吉日不敢受也黄帝乃擇吉日良兆而蔵霊蘭之室以伝保焉」、（宝命全形論篇二十五）の「天覆地載万物悉備莫貴於人人以天地之気生四時之法成君王衆庶盡欲全形形之疾病莫知其情留淫日深著於骨髄心私慮之余欲鍼除其疾病為之奈何」、（気穴論篇五十八）の「帝乃辟左右而起再拝曰今日発蒙解惑蔵之金匱不敢復出乃蔵之金蘭之室署曰気穴所在」についても同様である。

鬼臾区が登場するのは『黄帝内経素問』（天元紀大論篇六十六）のみである。その内容は人体に関することには一切触れておらず、あくまで天体に関することばかりである。この点から鬼臾区は陰陽説、十干十二支、五行説を用いて天空の動きを説明する天文学者と判断した。

第四項　論述篇の侍医（素問編）

『黄帝内経霊枢』『黄帝内経素問』において対話形式ではなく、論述式になっている篇がある。偉大なる『黄帝内経』を完成形に近づけるために、その内容から適切な侍医を選出してみた。ただし、一つ断わっておきたいことがある。それは、全ての論述篇に熟練した岐伯を登場させても大きな間違いではないことである。しかしそれでは『黄帝内経』の真実に迫る勢いに欠けるので、極力岐伯以外の侍医を登場させてみた。

（四気調神大論篇二）は自然界と人体の合致を主張する整体観念の分野に近い内容であることから解剖学者の伯高、生理学者の少師と少兪、未熟な雷公、天文学者の鬼臾区は除外した。したがって整体観念について他の篇でも登場することからこの篇の侍医は岐伯が適切である。

（五臓生成篇十）は五臓についての記述が大半を占めているが、その内容は基本的なことが中心となっていることに加えて治療法までは記載されていないので、専門家の登場ではなく雷公が適切と判断した。

（宣明五気篇二十三）も五行表を作成する際に必要な基本的な内容について記載されている

だけなので、雷公が適任であろう。

（血気形志篇二十四）は最初に基本的な内容を説明した後にどうすればその基礎理論を臨床で活用できるかという内容になっている。『黄帝内経霊枢』（経脈篇十）とよく似たパターンなのでこの篇も雷公とした。

（刺熱篇三十二）は熱病に罹患した場合の症状と治療法について書かれていてかなり高度な内容となっている。しかし、治療法においてはそんなに高度ではないので、臨床経験に乏しい少兪でも可能と判断し、この篇の侍医は少兪とした。

（刺瘧篇三十六）は瘧について克明に記されている。もはやこのレベルに回答できる侍医は岐伯を置いて他にはいない。まるで臨床室で患者さんを目の前にして講義しているかのようなスピード感である。

（刺腰痛篇四十一）も患者さんを目の前にして師が弟子に講義しているかのようである。よってこの篇も学者タイプの侍医ではなく豊富な臨床経験を持った岐伯とした。

（大奇論篇四十八）はかなり高度な内容である。なぜなら死期について述べられているからである。候補としては少兪もしくは岐伯が挙げられる。臨床のことが多く述べられていないことからこの篇の侍医は少兪とした。

（脈解篇四十九）は経脈の生理について書かれているので、少師か少兪がその候補として挙げられる。内容のレベルが高ければ少兪になるが、それほど高度な内容でもなく陰陽の原理を頻繁に引用していることからこの篇の侍医は少師とした。

（長刺節論篇五十五）の特徴は最初からこういう場合はこういうように治療せよ、という形になっていることである。臨床に係る内容なので岐伯が最適である。

（気府論篇五十九）は経穴数を説明する内容となっていて、あくまで基本的な論述に終始しているようなので雷公にした。

第五項　論述篇の侍医（霊枢編）

（小針解篇三）は（九鍼十二原篇一）の解説なので、（九鍼十二原篇一）に登場した岐伯が再度登場して難解だった部分を解説する構成と理解した。

（官針篇七）は鍼術の基本と応用について書かれていて、その内容から察するとかなりの臨床経験を積んだ者が妥当と思われるので、この篇の侍医は岐伯とした。

（終始篇九）も臨床経験が豊富な侍医が適切だと思われる。ハイレベルな臨床の話にまで及んでいるので、やはりこの篇も岐伯とした。

（経筋篇十三）は経筋の流注について述べられている。（経脈篇十）の篇も雷公が登場しているので、この篇も雷公が適任だと解釈した。

（営気篇十六）の侍医を選出するのは容易である。なぜなら冒頭から黄帝が話しているからである。黄帝が質問しないパターンの侍医は雷公しかいない。したがってこの篇の侍医は雷公とする。

〈五邪篇二十〉は比較的簡単なレベルで五臓の病理を述べている篇である。治療法についてもそんなに難しい治療法を述べているわけでもないので、臨床経験の少ない少師でも黄帝に説明できると判断して、この篇の侍医は少師とする。

〈寒熱病篇二十一〉は〈五邪篇二十〉のレベルをやや高めた内容になっているが、治療法についての記述が多いので、臨床経験の少ない少師では無理と判断し、雷公、伯高、少兪、鬼臾区のような学者タイプではなく臨床経験の多い岐伯とした。

〈癲狂篇二十二〉は癲狂に関することが述べられていて、しかも治療法についてもかなり高度なレベルである。したがって、この篇は岐伯しかいないと判断した。

〈熱病篇二十三〉は熱病に罹患した場合についての治療法が書かれている。特筆すべき点は刺鍼する際に使う鍼を九鍼から指定してきていることである。これは、この篇の侍医が九鍼についてかなり精通していることを意味している。つまり、この篇の侍医は岐伯が適任なのである。

〈厥病篇二十四〉は大変高度な内容である。厥病について説明しているし、鍼によって治療できない厥病も紹介している。このレベルを語れるのは岐伯しかいないと判断して、この篇の侍医は岐伯とする。

(病本篇二十五)は最初から全く基礎理論の話はなく、いきなり治療方法の原点が述べられている。それはまるで今から初めて臨床に向かう者への心構えを教授しているかのようである。ただし、レベルから言えばそんなに高度ではない。したがって、岐伯の登場より黄帝が雷公に教えている状況の方が良いと判断した。

(雑病篇二十六)は定まった分野の話ではなく、まるで師が弟子に「日頃の臨床でうまくいかない症例を言ってみなさい」と言われ、弟子が「こういう場合はどうすれば良いのでしょうか」といった、師と弟子とのざっくばらんなトークを想像させる篇となっている。黄帝がここまでの知識を有しているかどうかが疑問なので、この篇の侍医は岐伯とした。

(九宮八風篇七十七)は霊枢の中でも異質である。なぜならその内容が運気論について語られているからである。運気論を語ることができる侍医は伯高、岐伯、鬼臾区であるが、書かれている内容のレベルから察すると伯高で充分だと判断したので、この篇の侍医は伯高とする。

第六項　六侍医同士の関係

この章では『黄帝内経』を影から支える存在である六人の侍医の実態に迫ってみたいと思う。『黄帝内経』が書かれたのが漢の時代と推察しているので、六人とも漢の時代の人物であることは間違いない。では誰と誰が同世代で、誰が最も先輩に当たるのだろうか。またそれが『黄帝内経』から察することができるのだろうか。

本書では同じ篇の中で二人の侍医が黄帝の質問に答える設定となっている篇に注目した。それらは『黄帝内経霊枢』（寿夭剛柔論篇六）（陰陽二十五人篇六十四）（邪客篇七十一）（官能篇七十三）（衛気行篇七十六）（歳露論篇七十九）の六篇である。

（寿夭剛柔論篇六）では伯高と少師、（陰陽二十五人篇六十四）と（邪客篇七十一）では岐伯と伯高、（官能篇七十三）では岐伯と雷公、（衛気行篇七十六）では岐伯と伯高、（歳露論篇七十九）では岐伯と少師が担当している（少兪と鬼臾区だけは誰ともペアを組まずに黄帝の相手をしている）。まずはこの段階で岐伯、伯高、少師、雷公が同時代の人物であるということがわかる。

では誰ともペアを組んでいない少兪はいつの人物なのだろうか。その手掛かりは『黄帝内経霊枢』（五変篇四十六）の「黄帝曰何以候骨之小大肉之堅脆色之不一也」、同じく『黄帝内経霊枢』（論痛篇五十三）の「黄帝問於少兪曰筋骨之強弱肌肉之堅脆皮膚之厚薄腠理の疏密各不同」

という部分である。

黄帝は少兪に筋骨の少大や強弱、肌肉の堅脆、皮膚の厚薄などが人それぞれ異なっているということを教えてもらっている。そして『黄帝内経霊枢』（根結篇五）では「黄帝曰逆順五體者言人骨節之小大肉之堅脆皮之厚薄血之清濁気之滑濇脈之長短血之多少経絡之数余已知之」と黄帝が自分のすでに知っている知識を披露している。

つまり黄帝は岐伯に教えてもらう以前に人には骨節の小大、肌肉の堅脆、皮膚の厚薄の違いがあるということはすでに知っていたのだ。これを黄帝に教えたのは少兪に他ならない。したがって少兪は岐伯よりも以前に黄帝の侍医を勤めた人物ということになる。当然ながら岐伯よりも以前ということは伯高、少師、雷公よりも以前ということを指している。

少兪が登場する『黄帝内経霊枢』（五変篇四十六）（論勇篇五十）（論痛篇五十三）（五味論篇六十三）の内容を注意深く読んでみると、中医学の概論を述べて説明していることに気付く。各論には踏み入れていないのである。概論にしか触れていない点と少兪が六人の侍医の中で最も古い年代の人物であるという点の二点から、黄帝が少兪との対話をきっかけにして中医学に興味を持ち、もっと広くそして深く知りたがった故に岐伯、伯高、少師、雷公を呼んだというのが私の仮説である。

では最後の一人である鬼臾区はいつの世代の人物なのだろうか。その手掛かりは鬼臾区が唯一登場する『黄帝内経素問』（天元紀大論篇六十六）の「論言五運相襲而皆治之終朞之日周而復始」という部分である。これは『黄帝内経素問』（六節臓象論篇九）にも同じ文章が記載されている。

つまり〈天元紀大論篇六十六〉の中の「論」とは〈六節臓象論篇九〉のことなのである。この〈六節臓象論篇九〉の侍医は岐伯なので、鬼臾区は岐伯よりも後の世代に活躍した人物ということになる。

以上から察すると、まず黄帝が少兪との対話で中医学に興味を持ち、さらに中医学の知識を得るために岐伯、伯高、少師、雷公を呼び、総論から各論に至るまで質問した。そして黄帝の興味は人体の整理や解剖だけにとどまらずに運気に関することまで及んだ。運気に明るい岐伯に質問したのが『黄帝内経素問』〈五運行大論篇六十七〉〈六微旨大論篇六十八〉〈気交変大論篇六十九〉〈五常政大論篇七十〉〈六元正紀大論篇七十一〉〈至真要大論篇七十四〉である。

この中の〈天元紀大論篇六十六〉のみ岐伯ではなく鬼臾区になっているのが謎だが、岐伯に教えてもらった運気について再度岐伯に問いたかったけれども、岐伯がどうしても黄帝の元に参じることができなかったので、岐伯の代わりに鬼臾区が参じたという理解ではどうだろうか。もちろん黄帝は圧倒的な権力者なので、つまらない理由で岐伯が参じることを拒否することはできなかったに違いない。ここは岐伯が体調を崩したと想像してみたがいかがだろうか。

第七項　取穴法（十二支編）

ここで理解を深めていただくために、十二支と時計の関係を説明させていただく。十二時は子、一時は丑、二時は寅というように順番に十二支を当てはめていくのだ。さらには十二経絡を同じく時計の数字に当てはめてみる。十二時は胆経、一時は肝経、二時は肺経で最後は十一時の三焦経で終わる（夏暦では正月を寅月から、殷暦では正月を丑月から、周暦では正月を子月から始まる説を採用していて、この場合は夏暦が採用されている。ちなみに秦の時代では顓頊暦《せんぎょくれき》を採用していた）。

古代中国では王朝が変わると正月を変えるという習慣があり、漢王朝まではその習慣を継承していたが漢王朝からはその習慣が廃れ、漢王朝が定めた「正月は寅月」が今日まで踏襲されている。したがって、肺経が寅に位置するのである。現在でも、中国の正式な正月と呼ばれる春節祭は二月に行なわれるのはこのためである。

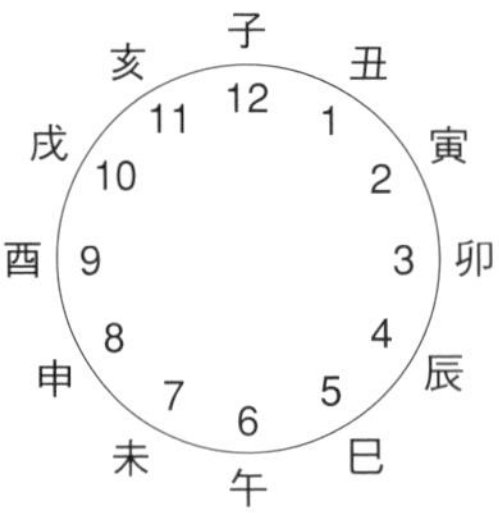

次に「五度圏」と「七沖」（２５４ページ参照）について説明しておかなければならない。

音楽の世界には「五度圏」（サークルオブフィフス）と呼ばれるものがある。長調を例として挙げると、C（ハ長調）を出発点として時計回りに完全五度に当たる長調を隣に配置する。そして、またその隣に完全五度に当たる長調を配置するということを繰り返していくと、長調は十二あるのでまさしく時計の円を作ることができるのである。そしてその出来上がった図が五度圏と呼ばれるものである。

時計の十二時の位置にC（ハ長調）、一時の位置にはCの完全五度であるG（ト長調）、二時の位置にはGの完全五度であるD（ニ長調）、三時の位置にはDの完全五度であるA（イ長調）、四時の位置にはAの完全五度であるE（ホ長調）、五時の位置にはEの完全五度であるB（ロ長調）、六時の位置にはBの完全五度であるF＃（嬰ヘ長調）、七時はF＃の完全五度であるC＃（嬰ハ長調）、八時はC＃の完全五度であるA♭（変イ長調）、九時はA♭の完全五度であるE♭（変ホ長調）、十時はE♭の完全五度であるB♭（変ロ長調）、十一時はB♭の完全五度であるF（ヘ長調）、そして出発地点の十二時はFの完全五度であるC（ハ長調）となり、完全五度を繰り返すと出発地点のCに戻ってくるのである。

そして各コードにセブンスコードを加えて四和音（Cコードの四和音はド・ミ・ソ・ラ＃（シ♭）、Gコードの四和音はソ・シ・レ・ファ、Dコードの四和音はレ・ファ＃（ソ♭）・ラ・ド、Aコードの四和音はラ・ド＃（レ♭）・ミ・ソ、Eコードの四和音はミ・ソ＃（ラ♭）・シ・レ、Bコードの四和音はシ・レ＃（ミ♭）・ファ＃（ソ♭）・ラ、F＃コードの四和音はファ＃（ソ♭）・ラ＃（シ♭）・ド＃（レ♭）・ミ、C＃コードの四和音はド＃（レ♭）、ファ・ソ＃（ラ♭）・シ、A♭コードの四和音はソ＃（ラ♭）・ド・ミ・ファ＃（ソ♭）、E♭コードの四和音はレ＃（ミ

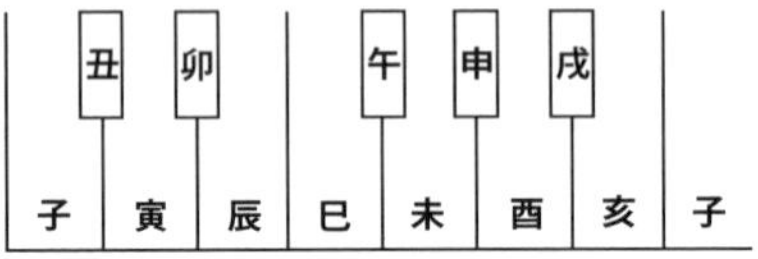
丑
卯
午
申
戌
子
寅
辰
巳
未
酉
亥
子

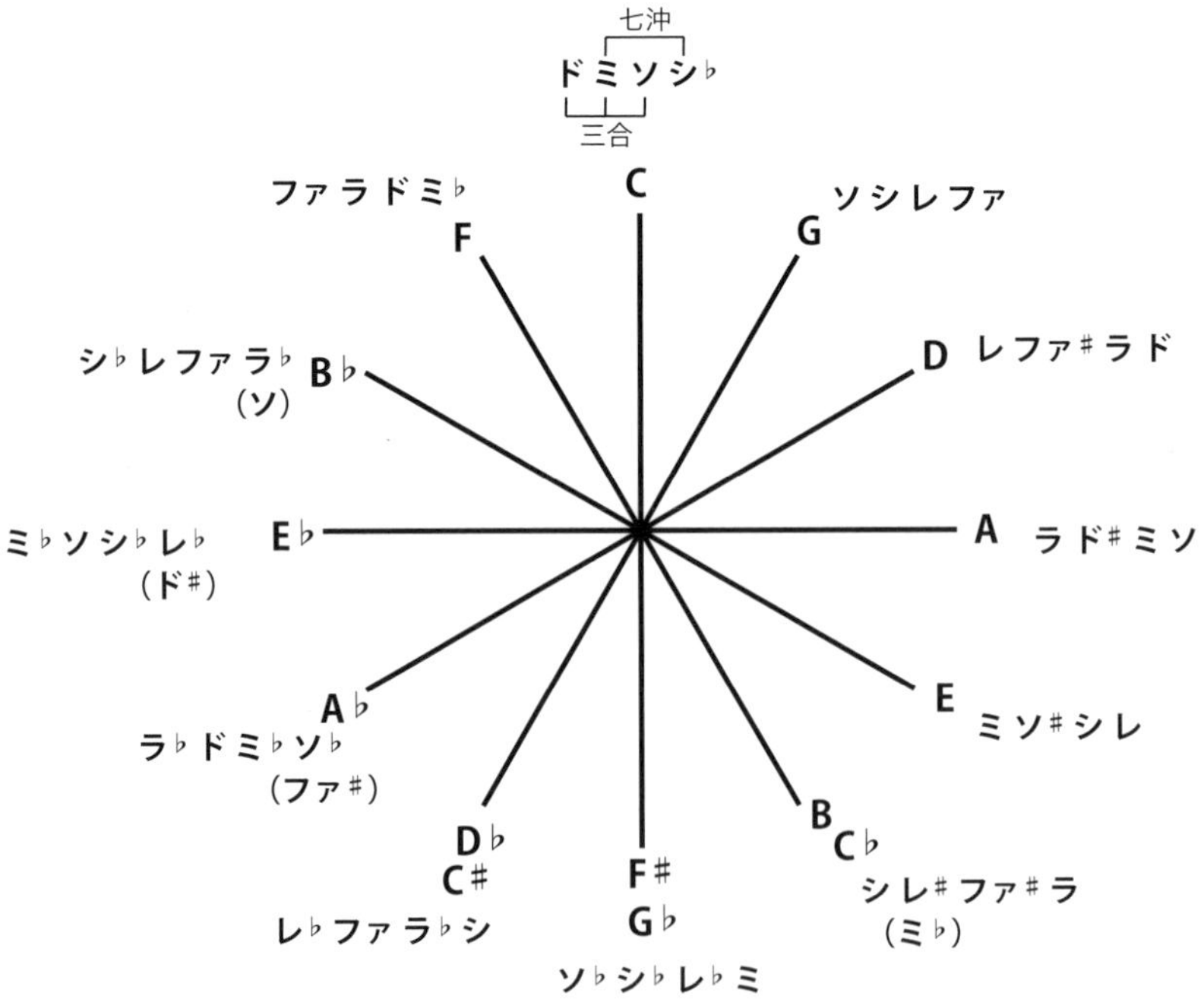
七沖
ドミソシ♭
三合
C
G ソシレファ
D レファ♯ラド
A ラド♯ミソ
E ミソ♯シレ
B C♭ シレ♯ファ♯ラ (ミ♭)
F♯ G♭ ソ♭シ♭レ♭ミ
D♭ C♯ レ♭ファラ♭シ
A♭ ラ♭ドミ♭ソ♭ (ファ♯)
E♭ ミ♭ソシ♭レ♭ (ド♯)
B♭ シ♭レファラ♭ (ソ)
F ファラドミ♭

♭）・ソ・ラ（シ♭）・ド＃（レ♭）、Ｂ♭コードの四和音はラ＃（シ♭）・レ・ファ・ソ＃（ラ♭）、Ｆコードの四和音はファ・ラ・ド・レ＃（ミ♭）にすると、五度圏で示した正反対に位置するコード（例えばＣコードと正反対のコードはＦ＃、Ｇコードと正反対のコードはＣ＃）の四和音と共通する音を二つ見つけることができる。これを代理コードまたは裏コードともいう。

一方、七沖が成立する関係は時計で言えば丁度正反対にある十二支同士の関係を指す。子と午、丑と未、寅と申、卯と酉、辰と戌、巳と亥がそれぞれ七沖の関係にある。

つまり四和音で各コードを見た場合、五度圏の正反対に位置するコードとは代理コードを介して共通の音があることと、易経の七沖という対立関係ながら強く結びつくという関係をヒントにして、十二ある経絡の正反対に位置する経絡同士には何らかのつながりがあり、取穴する際には有効的に働くというのが私の仮説である。

したがって胆経（十二時）の病ならば心経（六時）から取穴するのである。同様に肝経（一時）の病ならば小腸経（七時）、肺経（二時）の病ならば膀胱経（八時）、大腸経（三時）の病ならば腎経（九時）、胃経（四時）の病ならば心包経（十時）、脾経（五時）の病ならば三焦経（十一時）から取穴するのである。もちろんこの逆（心経の病ならば胆経から取穴する）も有効である。

この説から言えることは、宇宙に存在する全ての物事は循環していて、もし循環していないならばいずれは終焉を迎えてこの世から消滅する運命にあるということである。また、循環の中で正反対の性質を持つもの同士は対立する可能性が高いというものの、共通点を包含しているので、うまく利用していけば吉として作用させることもできるのである。

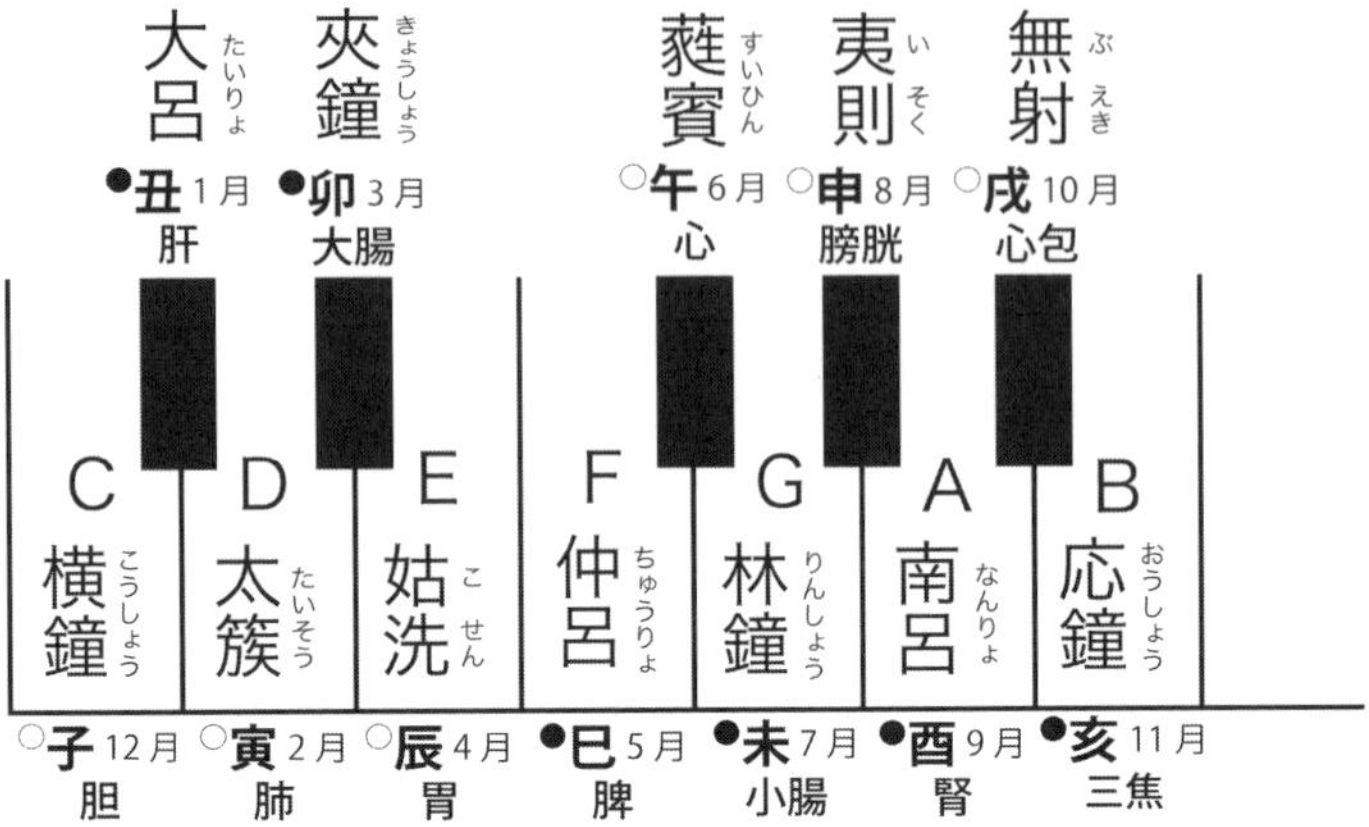

お気づきの方もいらっしゃるだろうが、まさしく、これは陰陽対立と陰陽互根の関係を理論的に説明しているのである。つまり、陰陽対立と陰陽互根とは陰と陽とは対立関係にあるのだが、対立していても他方があるからこそ自方があるのだという、お互いが依存しながら存在している関係を言っているのである。

第十二章　新説

第一項　重要経穴

この項では『陰陽十一脈灸経』『足臂十一脈灸経』『黄帝内経霊枢』（経脈篇十）（経別篇十一）（経筋篇十三）に共通する部位とそこから導かれる経穴を割り出す。つまりここに記載される経穴は重要な書物に記載されている重要な経穴ということになり、各経絡を代表する経穴ということになるのである。したがって臨床においては外すことのできない経穴となり、常に取穴すべき経穴になる。

また各臓器の募穴についても新説を唱えさせていただきたい。

肺経

『黄帝内経霊枢』（経別篇十二）に記載はなかったものの、他の四書に共通する経穴は天府、侠白、尺沢、孔最、列缺、経渠、太淵である。

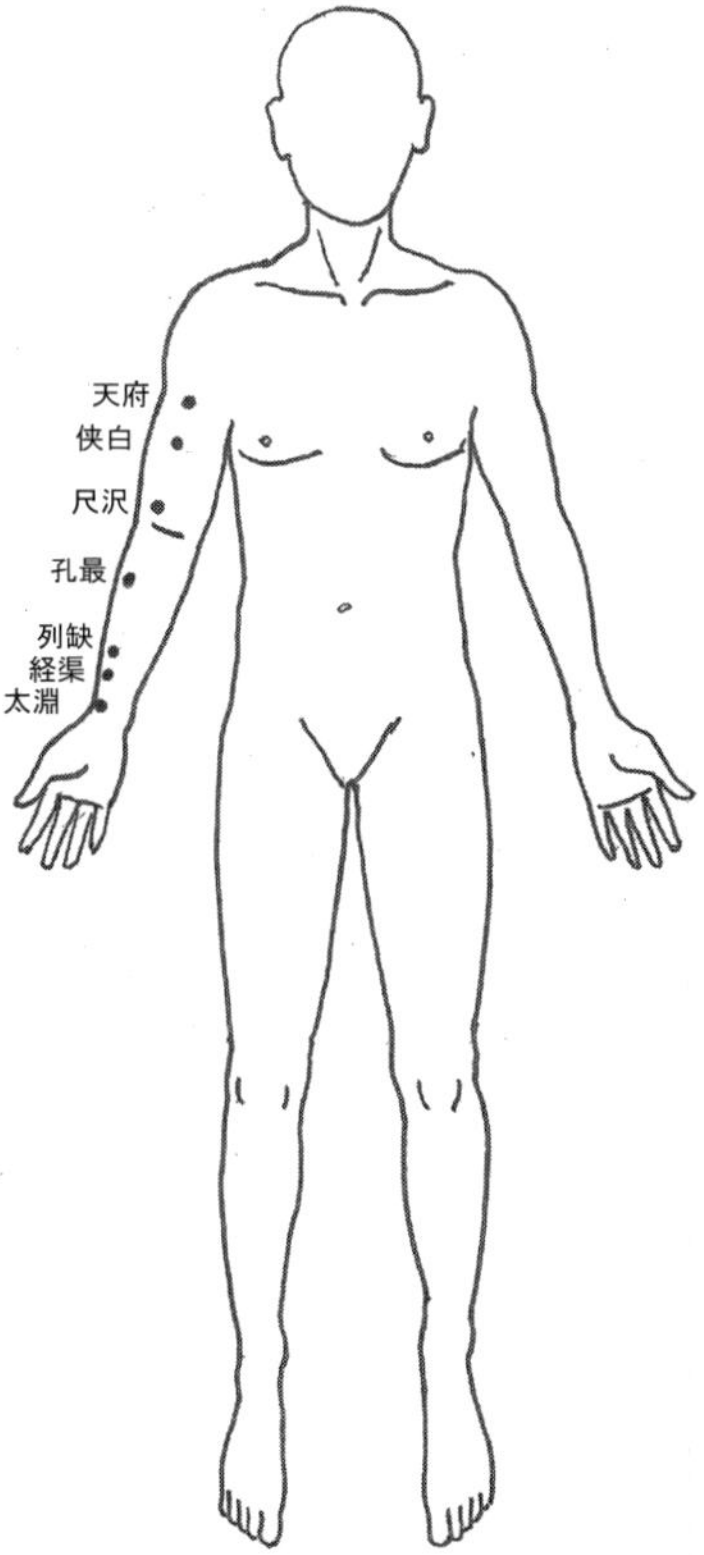

大腸経

『黄帝内経霊枢』（経別篇十二）に記載はなかったものの、他の四書に共通する経穴は陽谿、偏歴、温溜、下廉、上廉、手三里、曲池、肘髎《ちゅうりょう》、手五里、臂臑である。

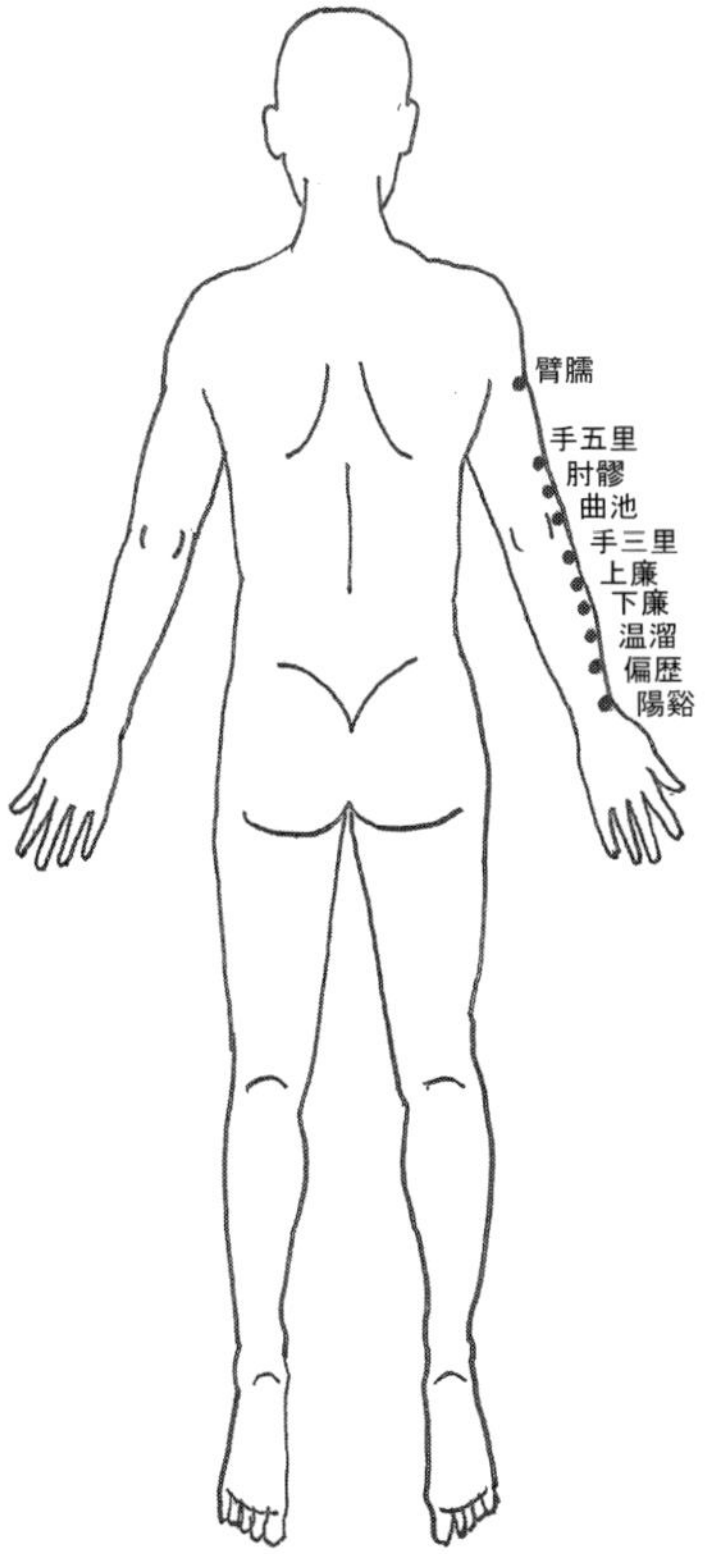

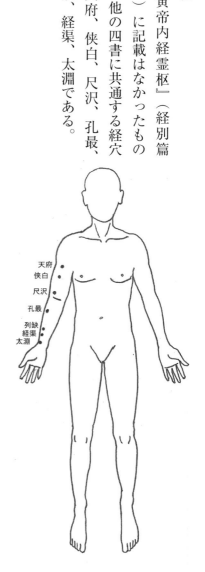

胃経

『黄帝内経霊枢』（経別篇十一）に記載はなかったものの、他の四書に共通する経穴は足三里、上巨虚、条口、下巨虚、豊隆である。

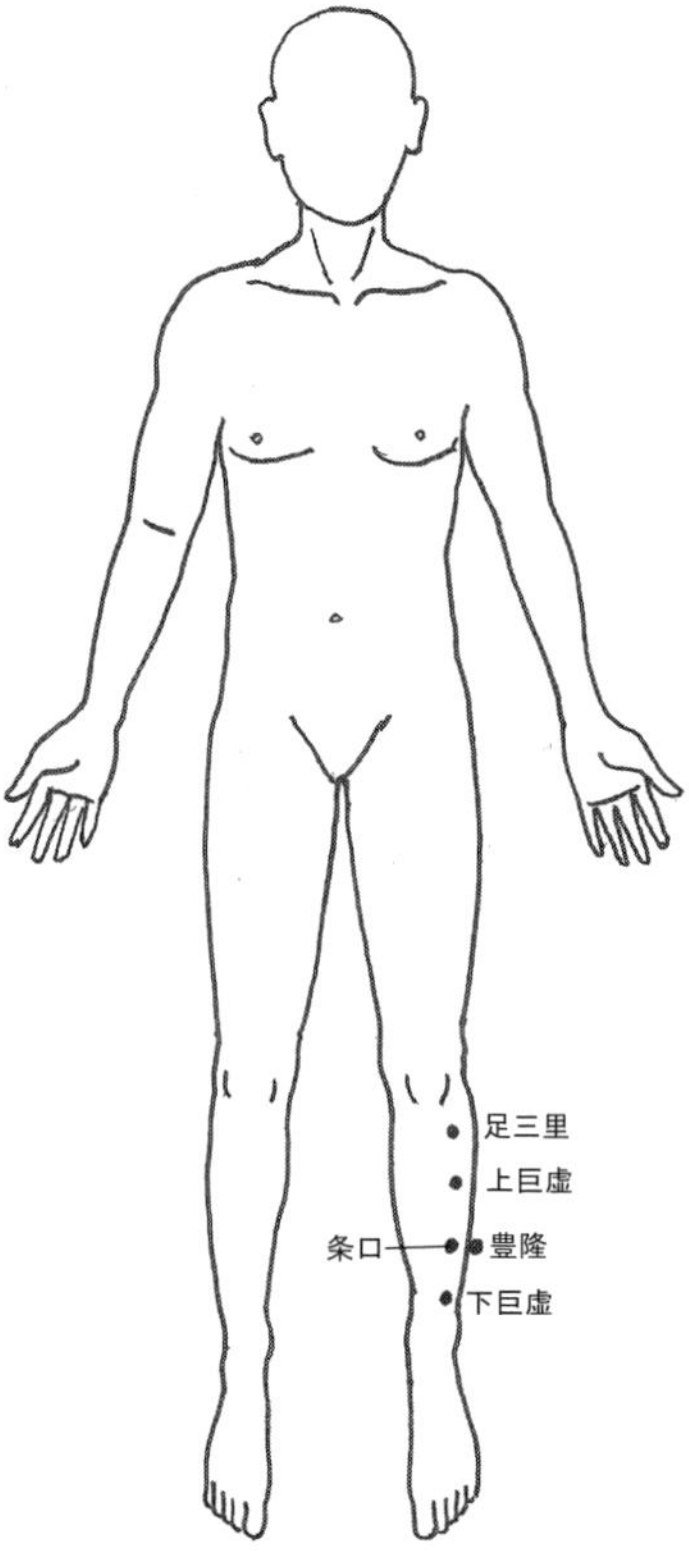

脾経

『黄帝内経霊枢』（経別篇十一）に記載はなかったものの、他の四書に共通する経穴は三陰交、漏谷《ろうこく》、地機、陰陵泉、血海、箕門である。

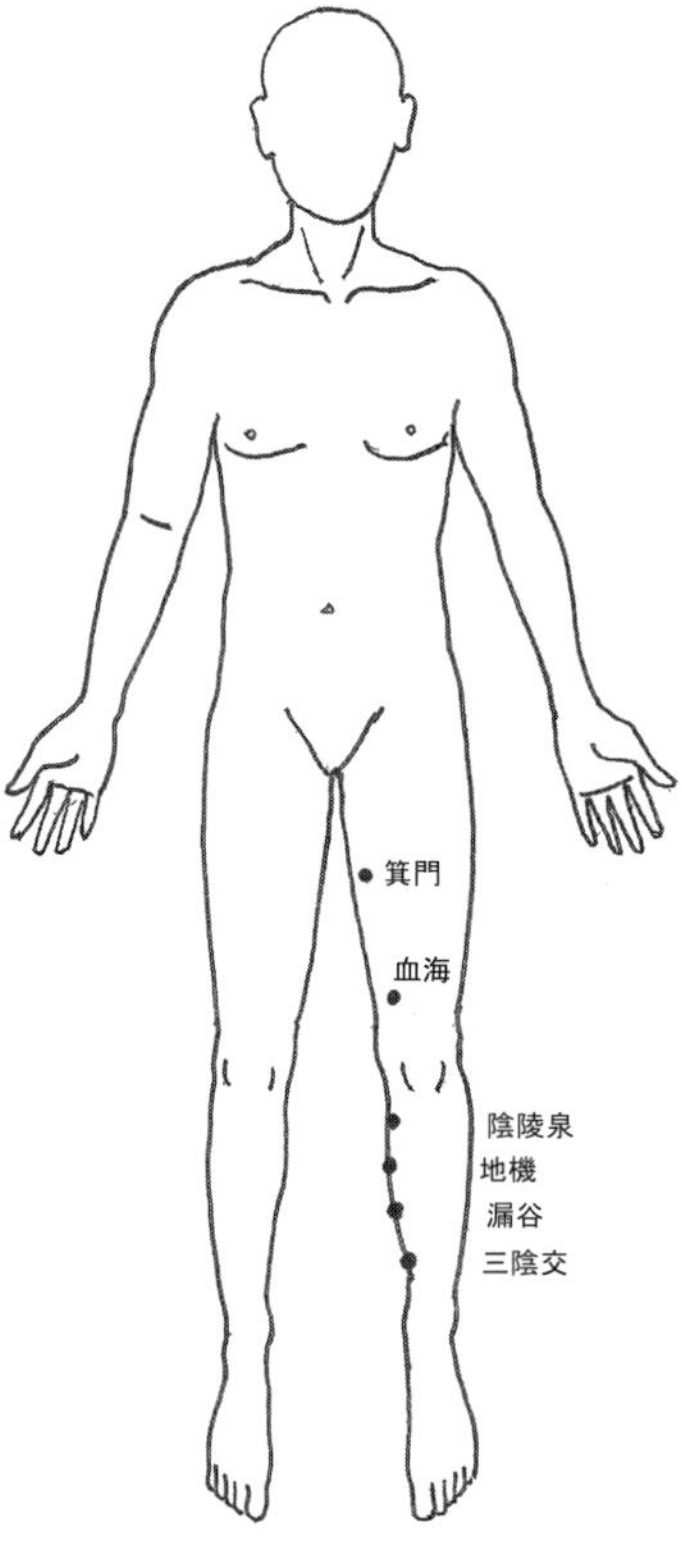

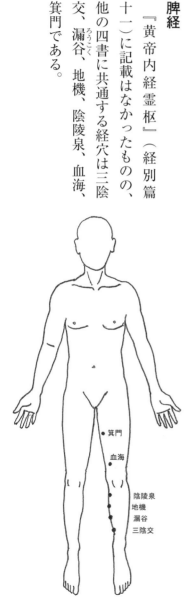

心経

『黄帝内経霊枢』（経別篇十二）に記載はなかったものの、他の四書に共通する経穴は青霊、少海、霊道、通里、陰郄《いんげき》、神門である。

小腸経

『黄帝内経霊枢』（経別篇十二）以外の四書に共通する部位は「前腕内側」「上腕内側」「耳」「肩」で、『黄帝内経霊枢』（経別篇十二）に「肩」と記載されているので、五者に共通する経穴は肩貞、臑兪、天宗、秉風、曲垣、肩外兪、肩中兪である。

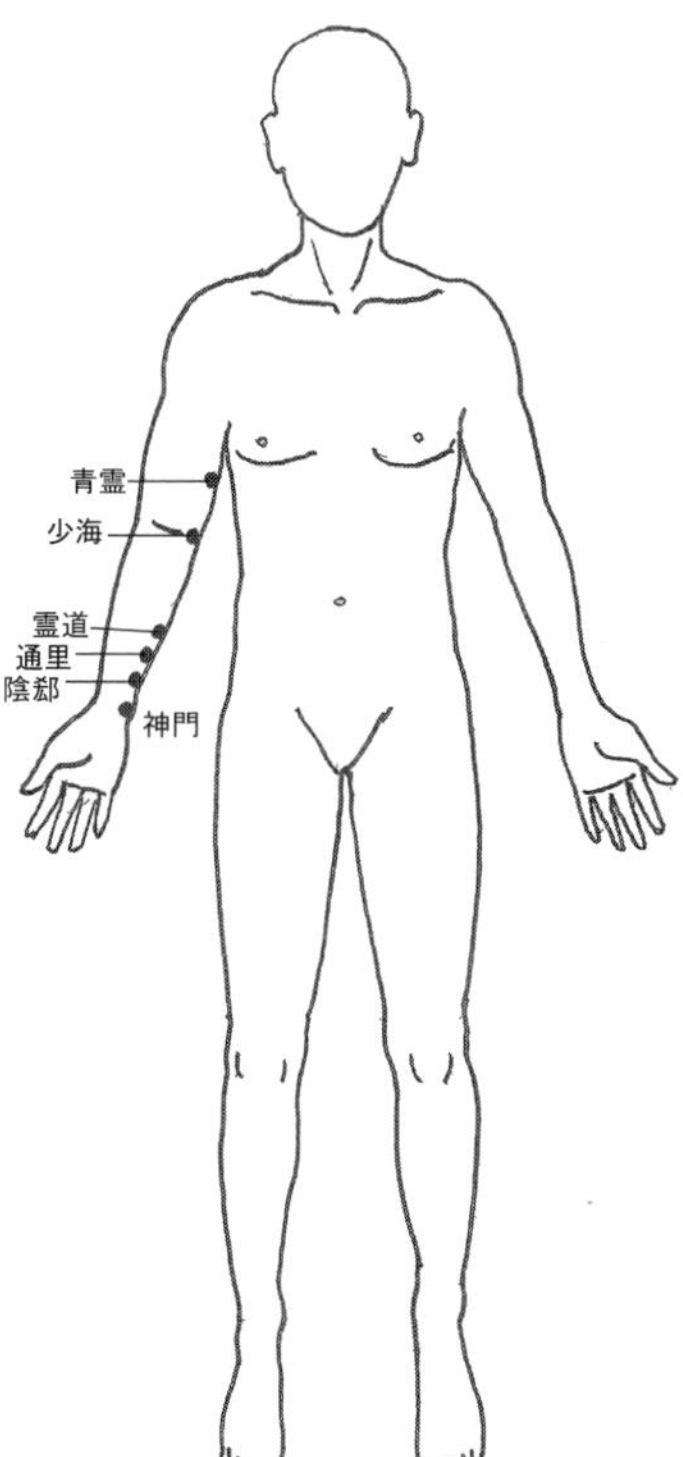

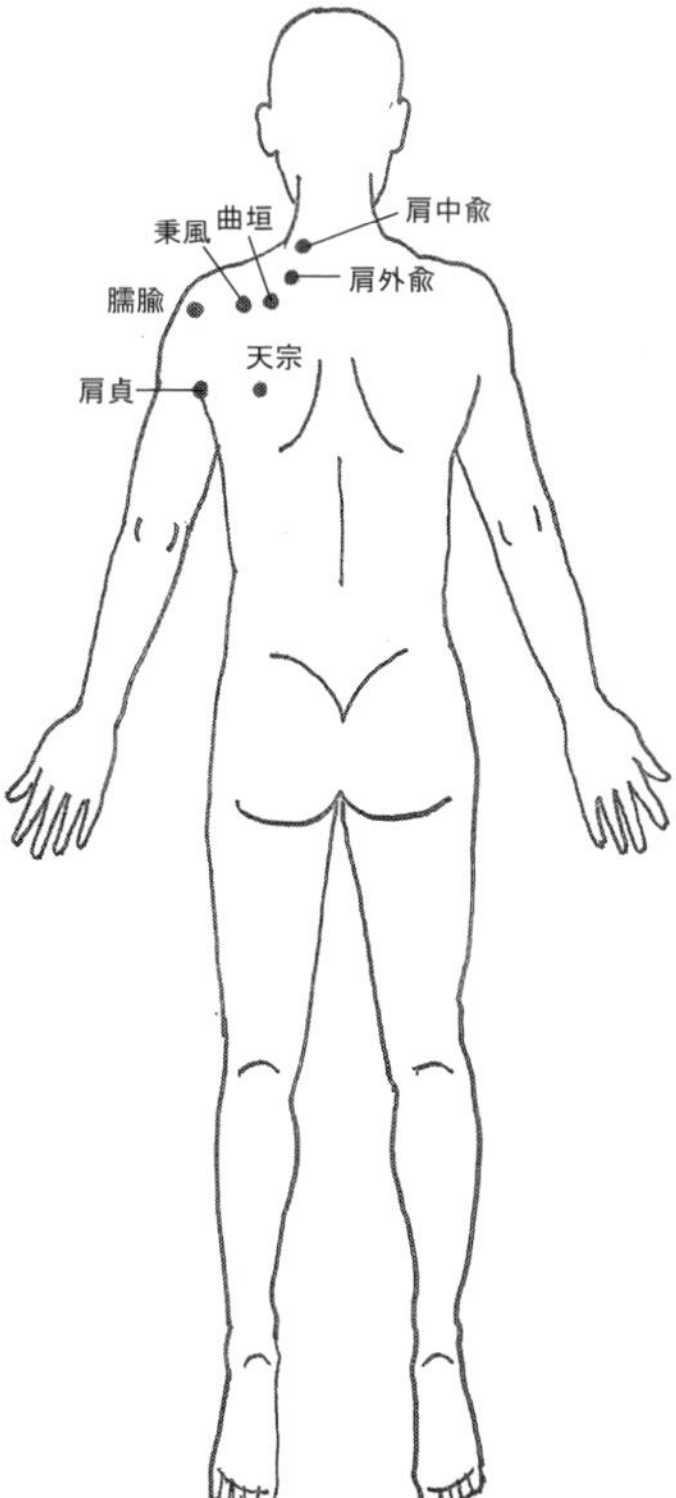

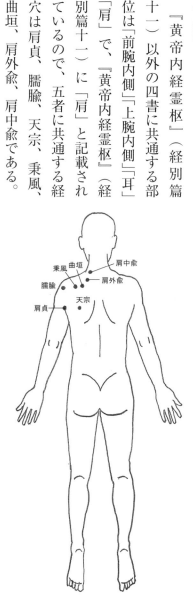

膀胱経

『黄帝内経霊枢』（経別篇十一）以外の四書に共通する部位は「外踝《そとくるぶし》のくぼみ」「ふくらはぎ」「膝窩」「臀部」「脊柱の傍ら」「項」で、『黄帝内経霊枢』（経別篇十一）に「膝窩」「脊柱の傍ら」「項」と記載されているので、五者に共通する経穴は天柱、大杼、風門、肺腧、厥陰腧、心腧、督腧、膈腧、肝腧、胆腧、脾腧、胃腧、三焦腧、腎腧、気海腧、大腸腧、関元腧、附分、魄戸、膏肓、神堂、譩譆、膈関、魂門、陽鋼、意舎、胃倉、肓門、志室、小腸腧、膀胱腧、中膂内腧、白環腧、上腧、次腧、中腧、下腧、委陽、委中である。

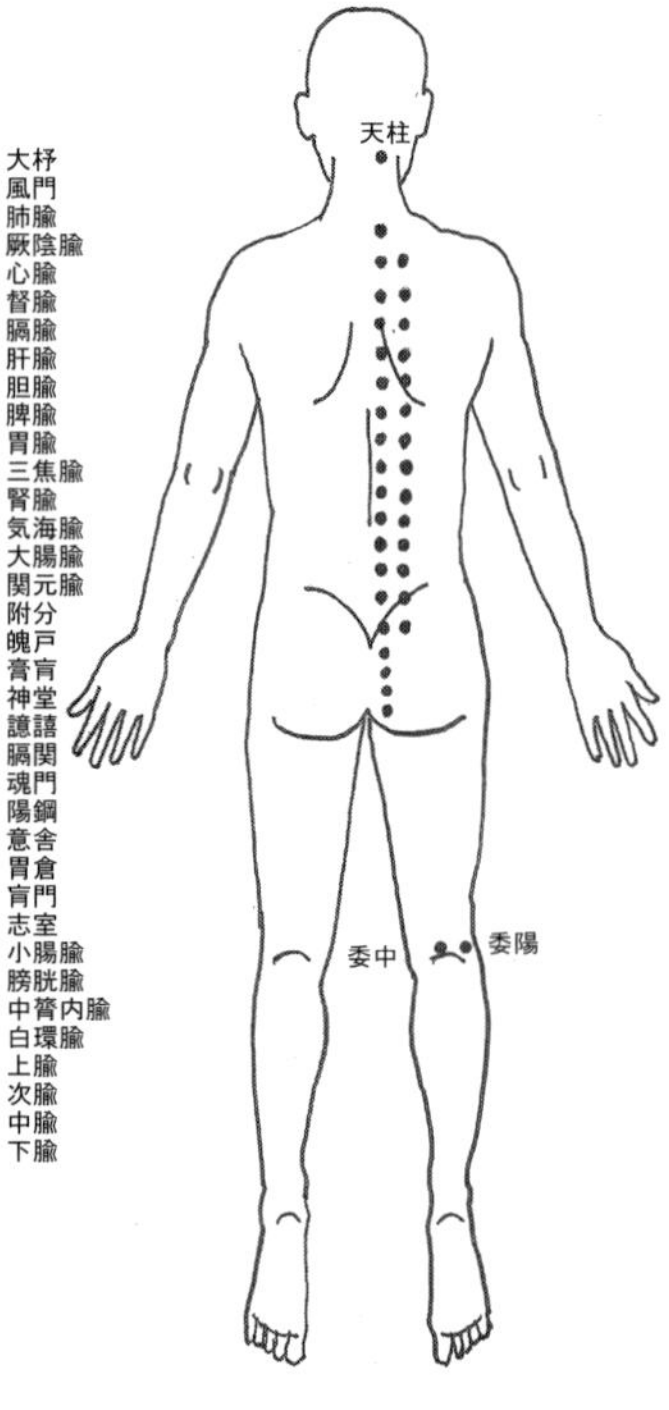

腎経

『黄帝内経霊枢』（経別篇十二）に記載はなかったものの、他の四書に共通する経穴は太谿、大鐘、照海、水泉、復溜、交信、築賓である。

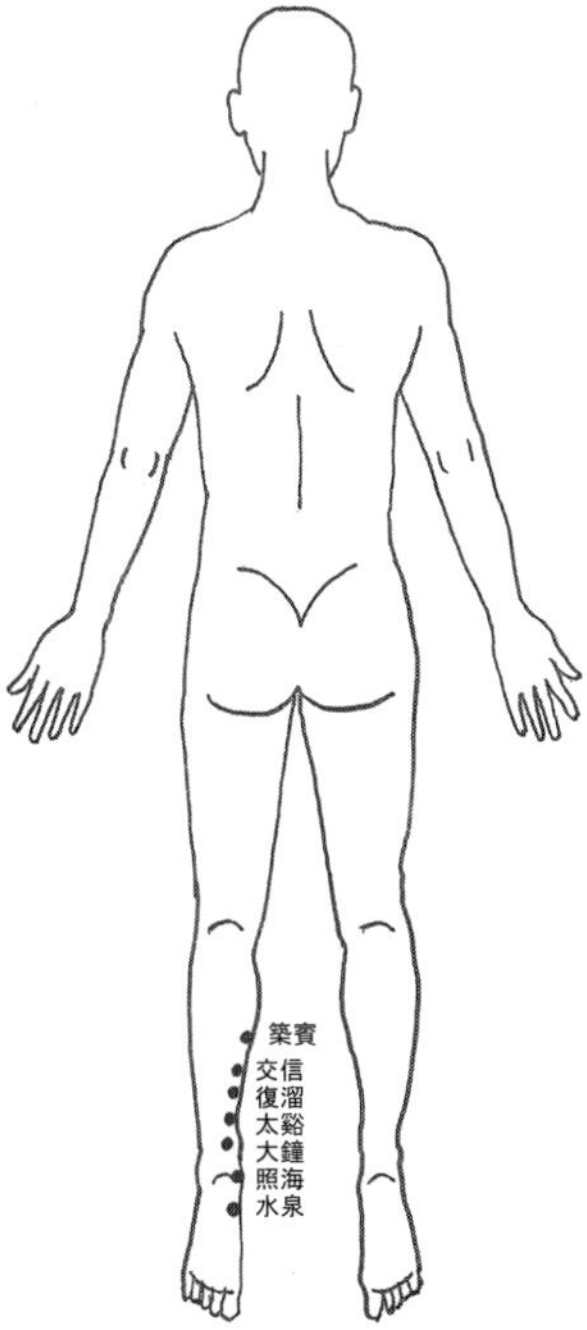

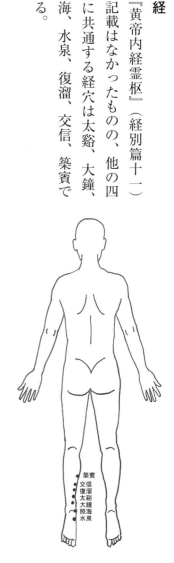

三焦経

『黄帝内経霊枢』（経別篇十二）に記載はなかったものの、他の四書に共通する経穴は外関、支溝、会宗《えそう》、三陽絡、四瀆《しとく》、翳風《えいふう》、瘈脈《けいみゃく》、顱息《ろそく》、角孫、耳門である。

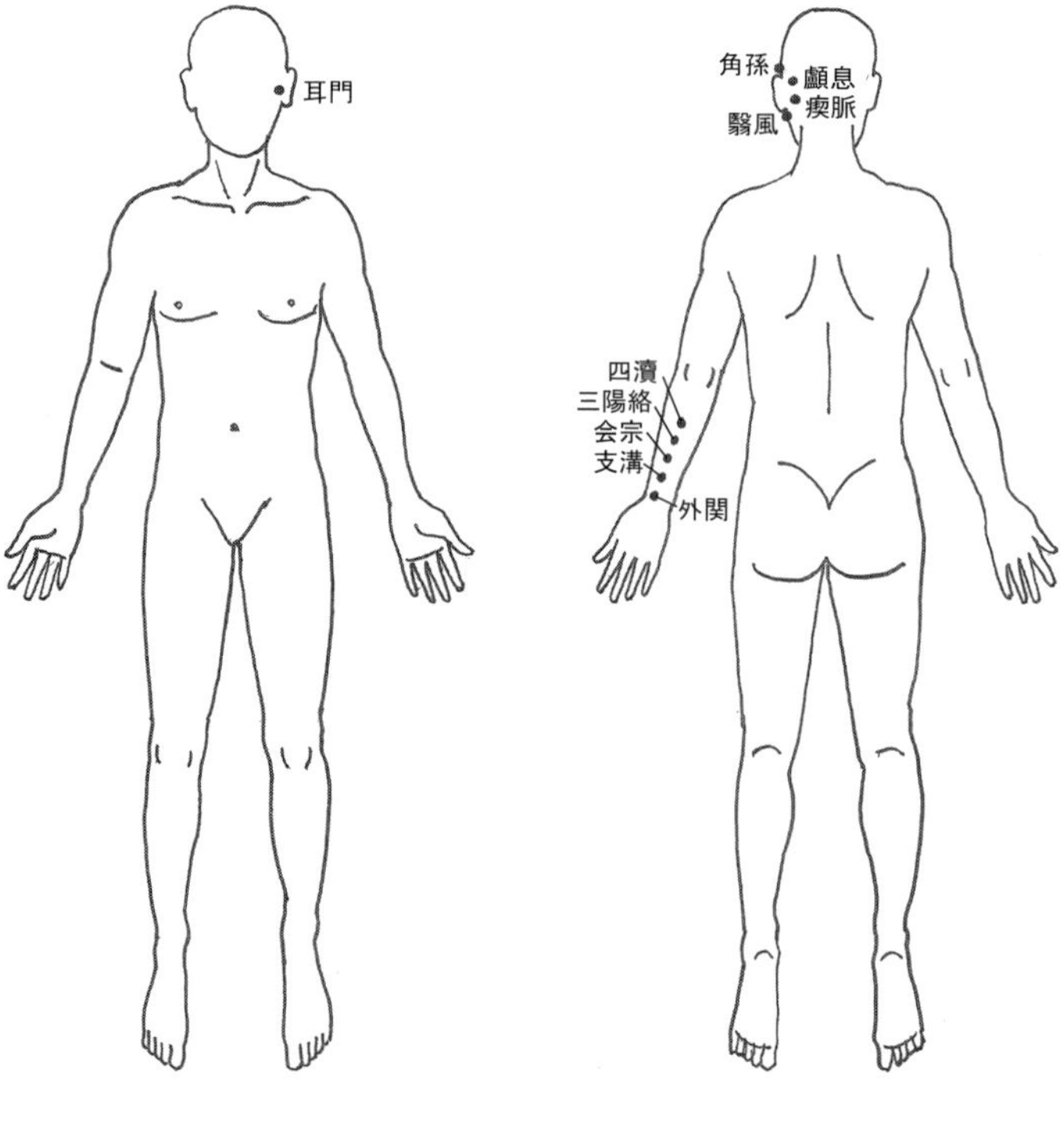

胆経

『黄帝内経霊枢』（経別篇十一）以外の四書に共通する部位は「外踝前側」「下腿外側」「大腿外側」「脇」「目」で、『黄帝内経霊枢』（経別篇十一）に「大腿外側」「脇」「目」と記載されているので、五者に共通する経穴は瞳子髎、淵液、輒筋、日月、風市、中瀆、膝陽関である。

肝経

『黄帝内経霊枢』（経別篇十一）に記載はなかったものの、他の四書に共通する経穴は太敦、蠡溝、中都、膝関、曲泉、陰包、足五里、陰廉、急脈である。

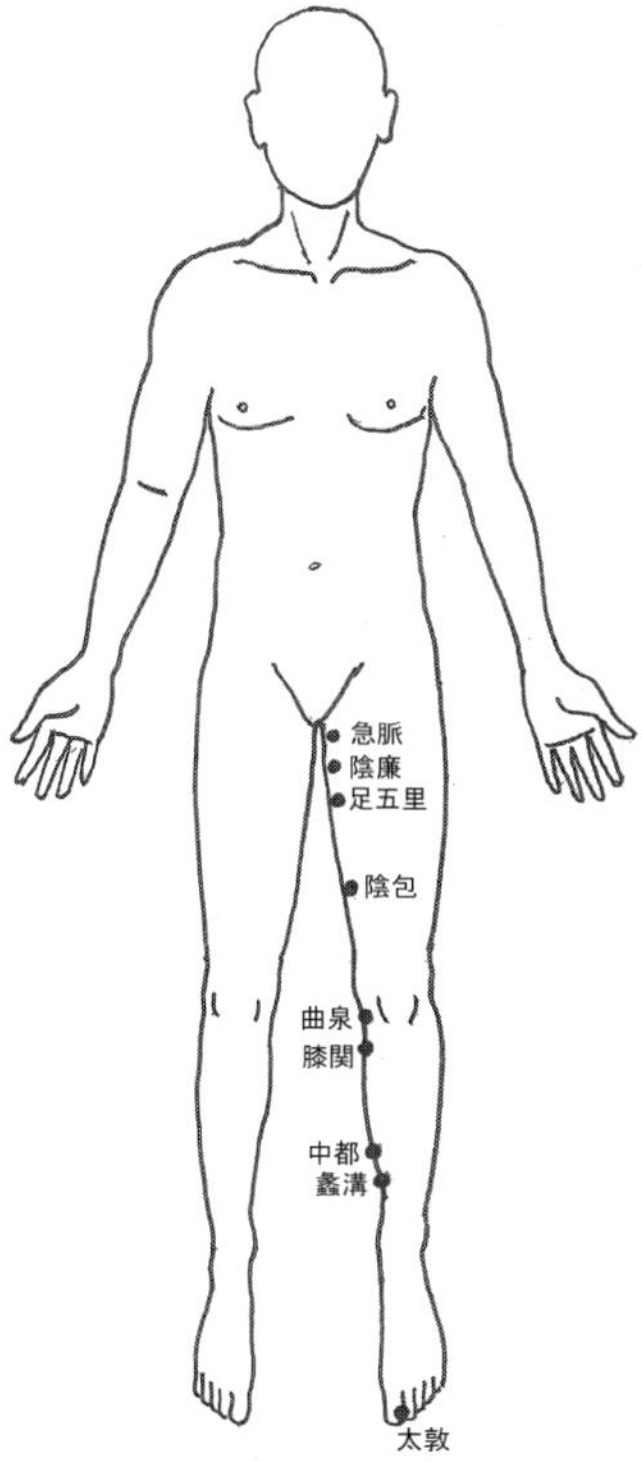

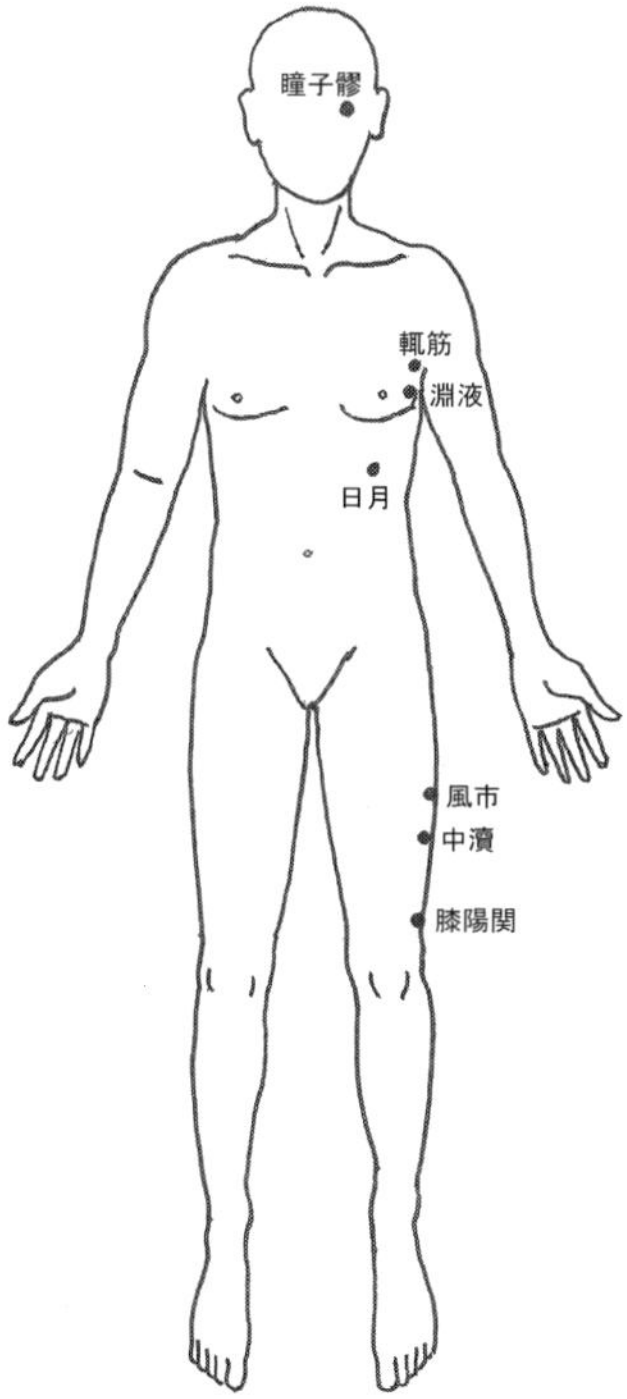

さて、募穴についても新説を提案させていただきたい。募穴は臓腑の近くに存在するかなり即効性のある経穴としてよく使用されている経穴である。したがって新説の募穴も効果が期待できてなおかつ理論的に説明のできる範囲でなければならない。

①図は従来の募穴で、②は新説の募穴である。

①従来の募穴

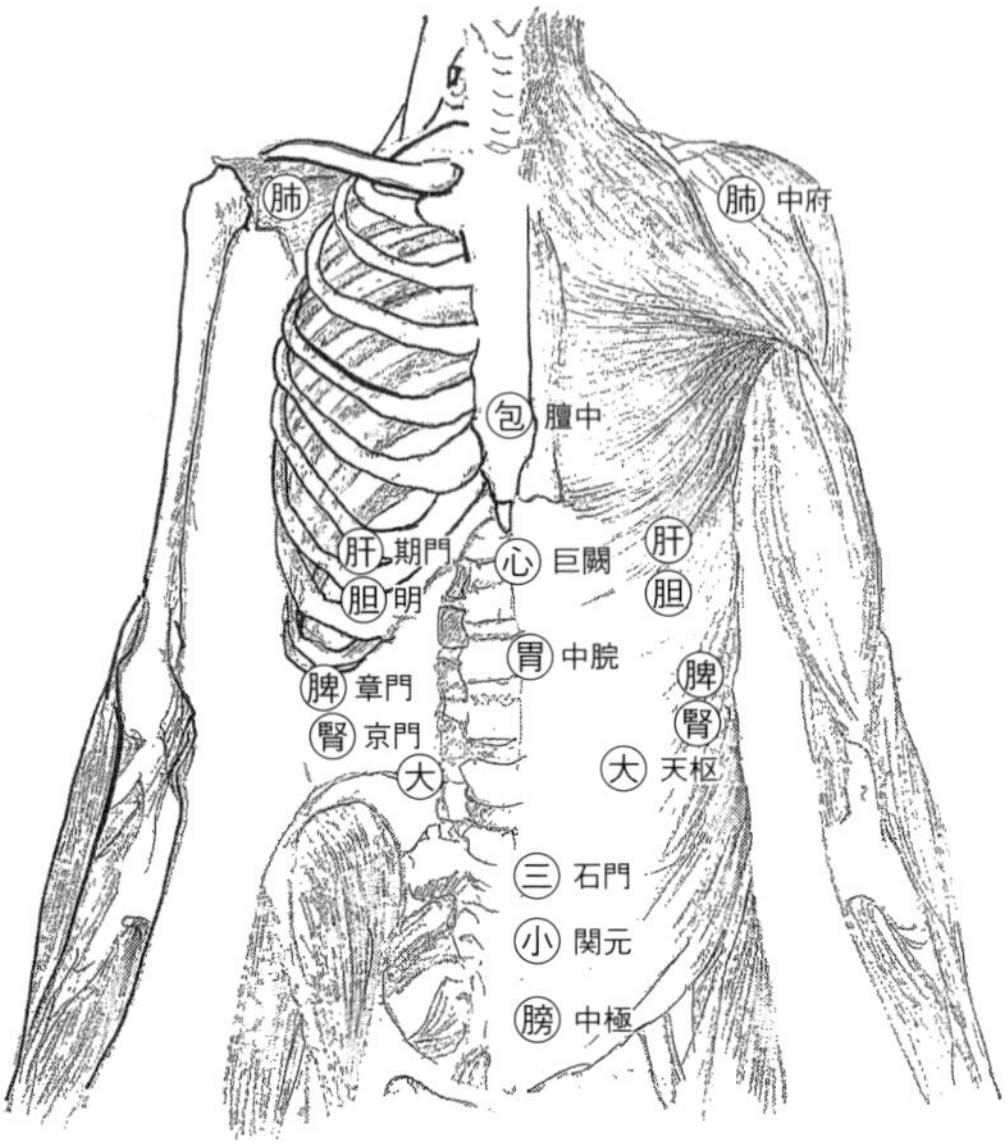

私は従来の募穴を見ていて「門」のつく経穴が四つある点に着目した。そしてこの点を重視して、「門」のついていない募穴についてもできる限り「門」がつくようにした結果が左記である。これらが私の募穴に対する新説である。

肝経・期門（変わらず）、心経・巨闕から幽門、脾経・章門（変わらず）、肺経・中府から雲門、腎経・京門（変わらず）、心包経・膻中（変わらず）、胆経・日月（変わらず）、小腸経・関元から関門、胃経・中脘から梁門、大腸経・天枢から滑肉門、膀胱経・中極（変わらず）、三焦経・石門（変わらず）。

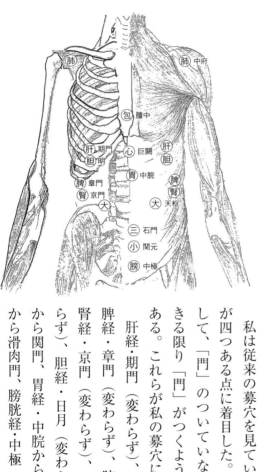

②新説の募穴

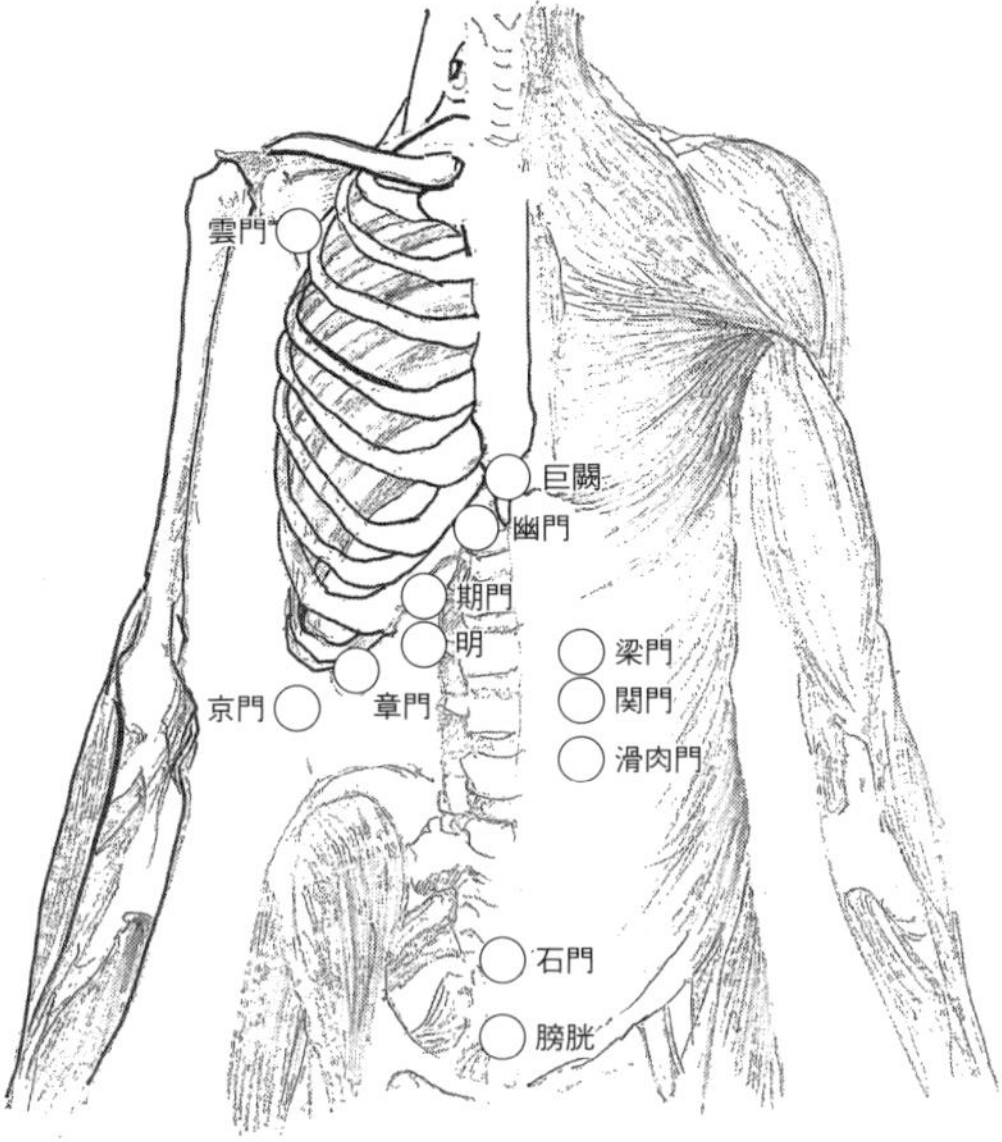

いかがだろうか。四つあった「門」のつく経穴を九つにしてみたが、部位も従来の募穴と大きく変わらない（小腸経だけが他の募穴に比べて距離があるが、関元も小腸の直上を走行するので全くの論外ではないと判断した）。本当は十二募穴全てを「門」のつく経穴にしたかったが、ここまでが限界である。

私はこのような統一感が中医学の真骨頂だと感じている。

第二項　重要臓器

『陰陽十一脈灸経』『足臂十一脈灸経』『黄帝内経霊枢』（経筋篇十三）は経脈と内臓の関係を明確にしていないが、『黄帝内経霊枢』（経脈篇十）（経別篇十一）には記載されているので、この二者を参考にして各経絡と内臓の関係を探ってみる。

肺経

両者に共通するのは「肺」と「大腸」である。

大腸経

両者に共通するのは「肺」と「大腸」である。

胃経

（経別篇十一）ではさらに「心」を補足しているので、胃経で重要な内臓は心、胃、脾である。

脾経

（経別篇十一）には記載されていないが、（経脈篇十）では「心」を通るので胃経で重要な内臓は心、脾、胃である。

心経

「心系」を肺循環として捉えると、(経別篇十一)には記載されていないが、(経脈篇十)では「肺」を通るので心経で重要な内臓は心、肺、小腸である。

小腸経

両者に共通するのは「心」と「小腸」である。

膀胱経

(経別篇十一)ではさらに「心」を補足しているので、膀胱経で重要な内臓は心、腎、膀胱である。

腎経

(経別篇十一) には記載されていないが、(経脈篇十) では「心」と「肺」を通るので腎経で重要な内臓は心、肺、腎、膀胱である。

心包経

両者に共通するのは「心」と「三焦」である。

三焦経

両者に共通するのは「心」と「三焦」である。

胆経

（経別篇十一）ではさらに「心」を補足しているので、胆経で重要な内臓は心、肝、胆である。

肝経

（経別篇十一）には記載されていないが、（経脈篇十）では「心」と「肺」を通るので腎経で重要な内臓は肺、胃、肝、胆である。

第三項　取穴法（五行編）

『難経』（六十九難）を見ると、「虚すればその母を補い、実すればその子を瀉する」と書かれている。この取穴法をさらに進化させた取穴法を三つ提案する。

まず一つ目は、干合を利用した取穴法である。干合とは甲己干合、乙庚干合、丙辛干合、丁壬干合、戊癸干合というように、十干の中で干合できる相手が決まっている五種類の結びつきをいう。そして一旦干合すると決められた五行に変化するという法則がある。つまり甲己干合は土、乙庚干合は金、丙辛干合は水、丁壬干合は木、戊癸干合は火に変化する。

具体例を挙げると、腎虚ならば水に変化する干合つまり丙辛干合を構成する丙（三焦経と小腸経）と辛（肺経）の中の水性穴（前谷、液門、尺沢）を選ぶのである。したがってもし腎虚証と弁証したならば復溜に前谷、液門、尺沢を加えた経穴によって腎虚を補う力が増すことになる。

確認しておきたい点が二つある。一つは十干と経絡との関係である。例えば甲とは木に属する陽干である。経絡で木に属するのは肝経と胆経で、このうち陽に属するのは胆経である。したがって十干で甲といえば胆経を指すのである。

同様に乙ならば木に属する陰干なので肝経となる。丙ならば火に属する陽干なので小腸経と三焦経で、丁ならば火に属する陰干なので心経と心包経となる。以下戊は土に属する陽干なので胃経、己は土に属する陰干なので脾経、庚は金に属する陽干なので大腸経、辛は金に属する陰干なので肺経、壬は水に属する陽干なので膀胱経、癸は水に属する陰干なので腎経となるのである。

二つ目は、陽経の五腧穴が属する五行と陰経の五腧穴が属する五行が違うという点である。陰経の五腧穴は井木、栄火、腧土、経金、合水という組みあわせになって呼ばれるが、陽経は井金、栄水、腧木、経火、合土という組み合わせになっている。この違いは陰経の五腧穴が属する五行を剋する五行に陽経の五腧穴が属する点である。

陰経の井穴は木に属するが、陽経の井穴は木を剋する五行である金に属する。陰経の栄穴は火に属するが、陽経の栄穴は水に属する。陰経の腧穴は土に属するが、陽経の腧穴は木に属する。陰経の経穴は金に属するが、陽経の経穴は火に属する。陰経の合穴は水に属するが、陽経の合穴は土に属する。

これは陰陽の性質にしたがって決められている。つまり、陰より陽の方が表面的には強いという性質を剋するという形で表現しているのである。したがって、陽経の井穴には木を剋する金を当てはめているし、栄穴には火を剋する水、腧穴には土を剋する木、経穴には金を剋する火、合穴には水を剋する土を当てはめているのである。

二つ目は、通関させる取穴法である。例えば、過度の有酸素運動過多は「金剋木」により肝血虚になりやすい。だからといって、肝血虚の人に運動を制限することは好ましくない。こういう場合「通関」という手法を用いるのである。つまり「金生水」「水生木」の相生関係を利用し、腎経から取穴しておくのである（腎経から取穴する以外にも十分な睡眠を取り、陰中の陰である腎経を利用することもこの理論に沿っている）。金は水を生じ、水は木を生じるので金が木を剋する力が解消される。この時の腎経を「通関神」と呼ぶ。

過度の食欲旺盛で脾が旺盛になると「土剋水」により腎虚になりやすい。だからといって、食事制限をする必要はない。「土生金」「金生水」の相生関係を利用し、肺経から取穴しておくのである（肺経から取穴する以外にも食欲旺盛の場合は有酸素運動により肺を利用することもこの理論に沿っている）。

過度の心神疲労蓄積で心が旺盛になると「火剋金」により肺虚になりやすい。この場合「火生土」「土生金」の相生関係を利用し、脾経から取穴しておくのである（脾経から取穴する以外にも心神疲労の場合は食欲を満たすことにより脾を利用することもこの理論に沿っている）。

過度のストレスで肝が旺盛になると「木剋土」により脾虚になりやすい。この場合「木生火」「火生土」の相生関係を利用し、心経あるいは心包経から取穴しておくのである（心経あるいは心包経から取穴する以外にもストレスの場合は娯楽による笑いによって心を利用することもこの理論に沿っている）。

過度の睡眠で腎が旺盛になると「水剋火」により心虚になりやすい。だからといって、睡眠を奪う必要はない。「水生木」「木生火」の相生関係を利用し、肝経から取穴しておくのである

（肝経から取穴する以外も睡眠過多の場合は交感神経興奮により肝を利用することもこの理論に沿っている）。

三つ目、受剋及び能剋を利用する方法である。実している行が他行より剋されることによって実証が弱まる。これを受剋という。実している行が他行を剋することによって、エネルギーが消耗され実証が弱まる。これを能剋という。例えば、脾実証と弁証された場合、受剋を目的とするならば木剋土の原理を用いて隠白を取穴する。隠白は脾経の中で木性穴だからである。また、能剋を目的とするならば土剋水の原理を用いて陰陵泉を取穴する。陰陵泉は脾経の中で水性穴だからである。

ここで例外がある。それは、たとえ脾が実証を呈していても火性の心もしくは心包から取穴しても場合によっては間違いではないのである。本来ならば火生土の原理により火性穴を取穴することは土の実証を強めてしまうが、両者の関係は「火土同根」と呼ばれ、土が大過していても火は必要なのである。故に、脾実証ならば『難経』（六十九難）により商丘の取穴に加えて、提案した受剋及び能剋を利用して隠白と陰陵泉を取穴する。しかし、火土同根により大都を取穴することも場合によってはあり得るのである。

さて、ある一行が実証を呈している場合、果たして実証を呈している行からみて子に当たる行に漏らす方が良いのか、あるいは実証を呈している行が剋される方が良いのか迷うところである。この場合は実証を呈している者の正気の状態を診るのである。

もし、正気が十分ではないと判断したならば子に漏らす方法を選択し、正気が充実していれば剋される方法を選択するのである。なぜなら相生関係より相剋関係の方が衝突をもって実証を是正するため、体力が必要とされるからである。

ここで新説提案ではないが、『難経』（六十九難）の法則を利用して補法を行なう際に注意すべき点を指摘しておきたい。それは肺虚の場合である。肺虚の場合「土生金」だからといって、むやみに脾経から取穴することは慎重にならないといけない。なぜなら、金は土の作用によって埋もれてしまうのを恐れるという性質があるからだ。これを「埋金《まいきん》」と呼ぶ。

このように五行全てが平等で『難経』（六十九難）があらゆる場面において該当するかといえば、そうではないということも念頭に置いておかなければ、本当の意味の五行の使い方を誤ってしまうのである。

第四項　十二正経

我々は『黄帝内経霊枢』（経脈篇十）に記載されている経脈の流注を暗記し、それを日々の臨床で活かしてきた。この経脈の流注に異を唱えることは聖域を侵す行為だと教育されてきた気がする。もちろん私もその一人だが、臨床を重ねれば重ねる程、この経脈の流注に疑問を感じざるを得ないようになってきた。

「この経脈はここを通ってもよさそうなのに…」「ここよりあそこを通る方が理に適うのに…」といったような漠然とした疑問が積もり、十分な臨床経験を踏まえた上で今回の新説・十二正経の提案をさせていただくことに至った。

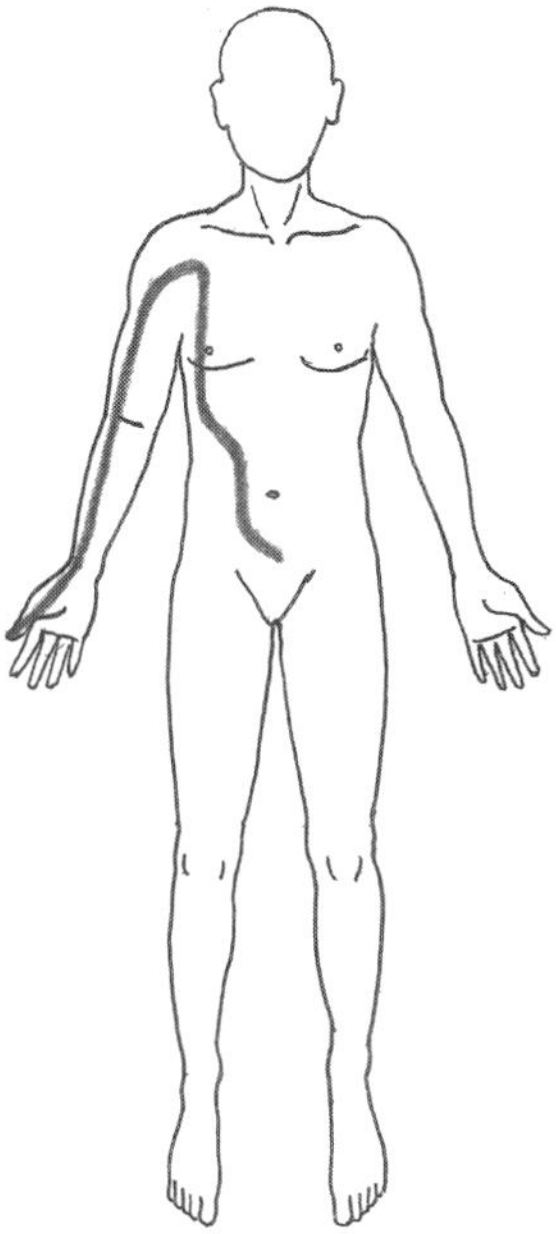

肺経

胞中（膀胱や子宮）より起こり、大腸、胃、脾を通って肺に至る。肺より肩関節前面に出てここから体表に現れる。上腕前面外側を下行して肘に至る。肘から前腕前面外側を下行し拇指球を通って第一指末端に終わる。

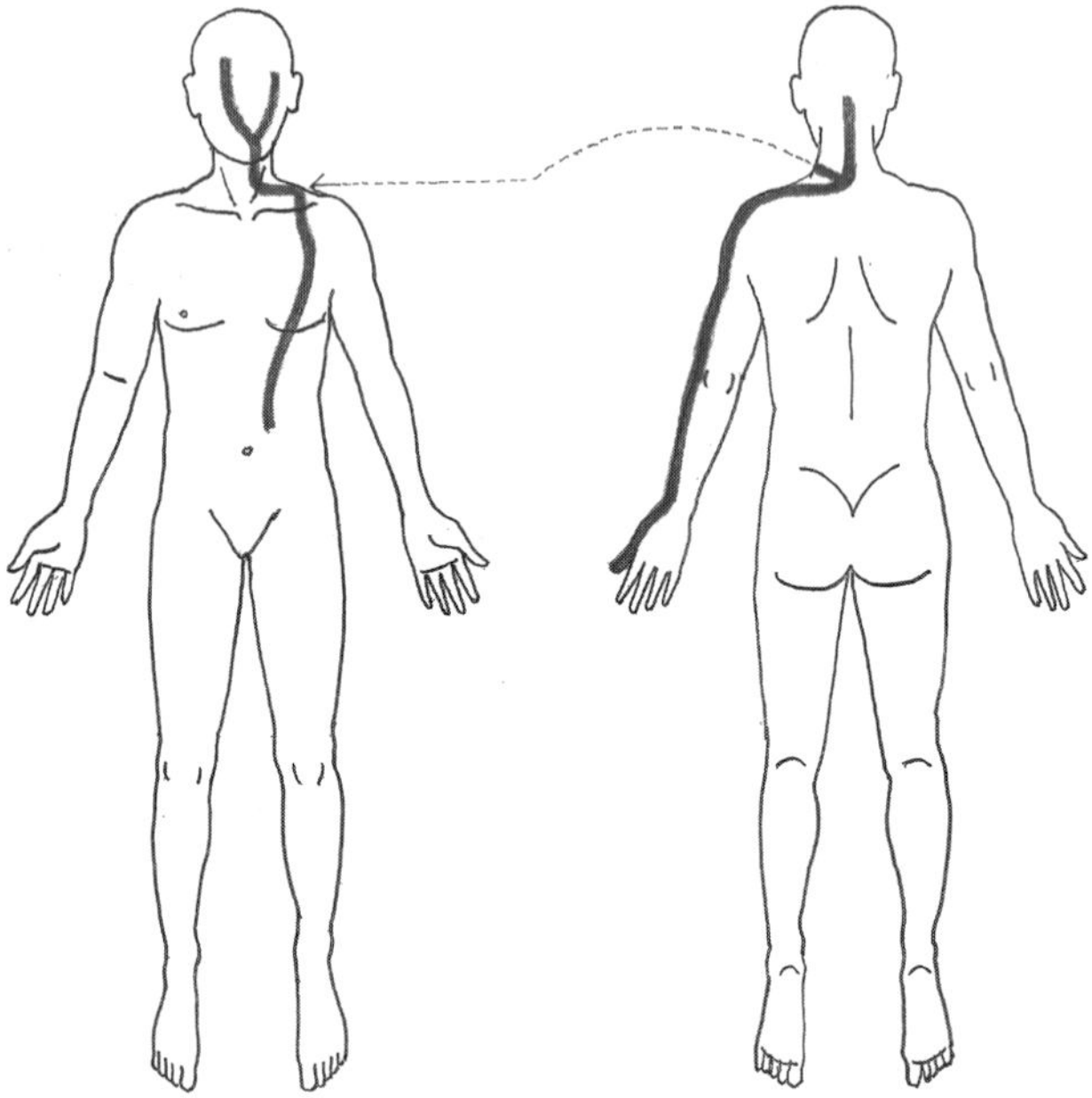

大腸経

母指尺側爪甲根部より起こり（第二指橈側端から始まるのではなく第一指尺側端から始まるのは、ここが橈骨神経浅枝の支配域だからである）、手背を上行して腕関節橈側端に至る。腕関節から前腕外側を上行して肘関節に至る。肘関節から上腕外側を上行して肩関節に至る。肩関節から大椎を経て前頚部を上行し下顎骨に至る（下顎骨とは頤孔を指す。なぜなら大腸経は下歯と関係していて、頤孔には下歯槽神経が通るからである）。下顎骨から顔面を上行して内眥《めがしら》に終わる・前頚部から内眥に至る経路は顔面動脈を指す）。大椎《だいつい》から別枝一として瘂門《あもん》を経由し（瘂門から肺と大腸に行く経路は迷走神経の走行を意味していて、瘂門は延髄にある迷走神経起始核を指している）、体内に入る。瘂門から鎖骨上窩を経て肺と大腸に至る。下顎骨から別枝二として咀嚼筋に行く（大腸経は三叉神経と関係している。したがって三叉神経が支配する咀嚼筋に至るのである）。

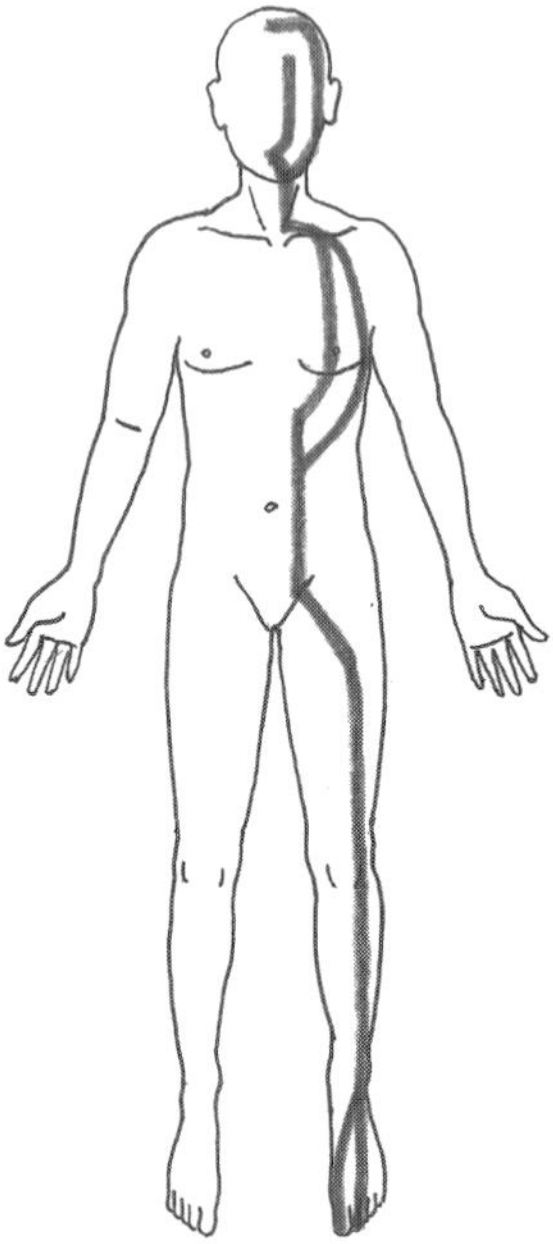

胃経

上眼瞼に起こり（承泣は眼窩下ではなく眼窩上孔とする）、下って承漿《しょうしょう》で左右が交わる。承漿から前頸部を下行し胸部と腹部を取って鼠径部に至る。鼠径部から大腿前外側を下行して膝関節内に入る。膝関節から下腿前側を下行して足関節に至る。足関節から足背を下行して第二趾末端に終わる。下顎骨から別枝一として下顎枝後縁、側頭部、前頭部に至る。鎖骨上窩から別枝二として体内に入り胃と脾を通って鼠径部で体表を走行する経脈と合流する。足背から別枝三として第一趾に至る。

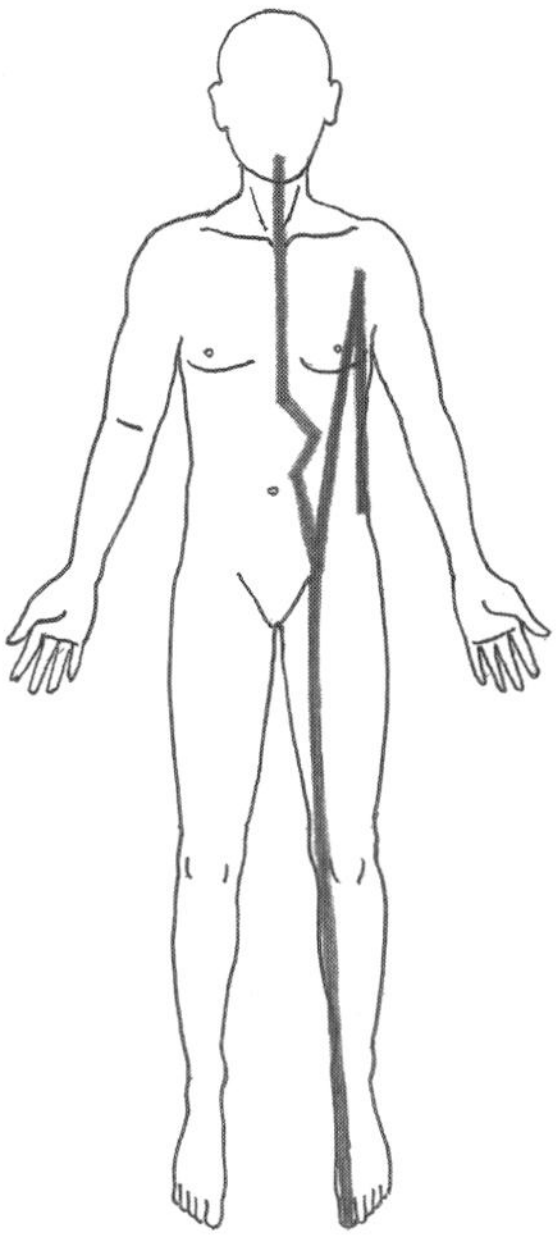

脾経

第一趾より起こり、足の内側縁を通って足関節に至る。足関節から下腿内側、大腿内側を下行して鼠径部に至る（下肢における脾経は大伏在静脈の流れと一致する。腎経は脛骨静脈、肝経は脾経と同じく大伏在静脈の流れと一致している。ちなみに三陰交は脾経、肝経、腎経の経絡が通るのではなく、脾経と肝経が通ることになるので正確には二陰交になる）。鼠径部から腹部、側胸部を通って大包に終わる。鼠径部より別枝一として体内に入り胃、脾、心を通って舌下に至る。

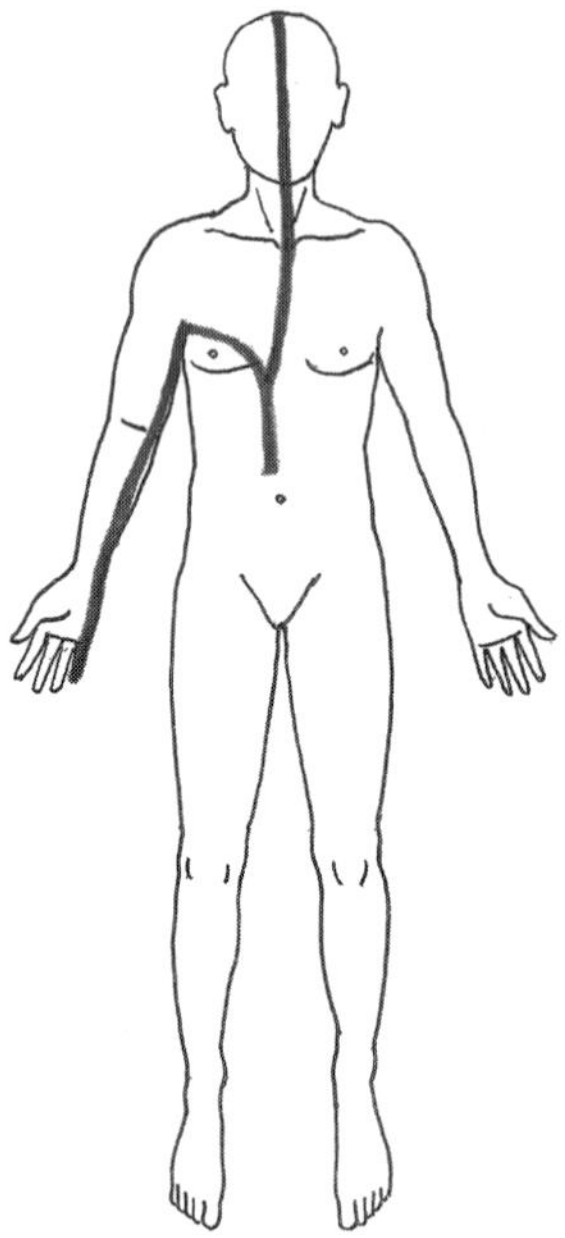

心経

心より起こり、腋窩を通ってここから体表に現れる。腋窩から上腕内側を下行して肘に至る。肘から前腕内側、手掌を下行して第五指末端に終わる。心から別枝一として小腸に至る。心から別枝二として頭頂に至る（頭頂とは中枢神経系を指す。つまり心経の心とは心臓ではなく脳のことを指すのである）。

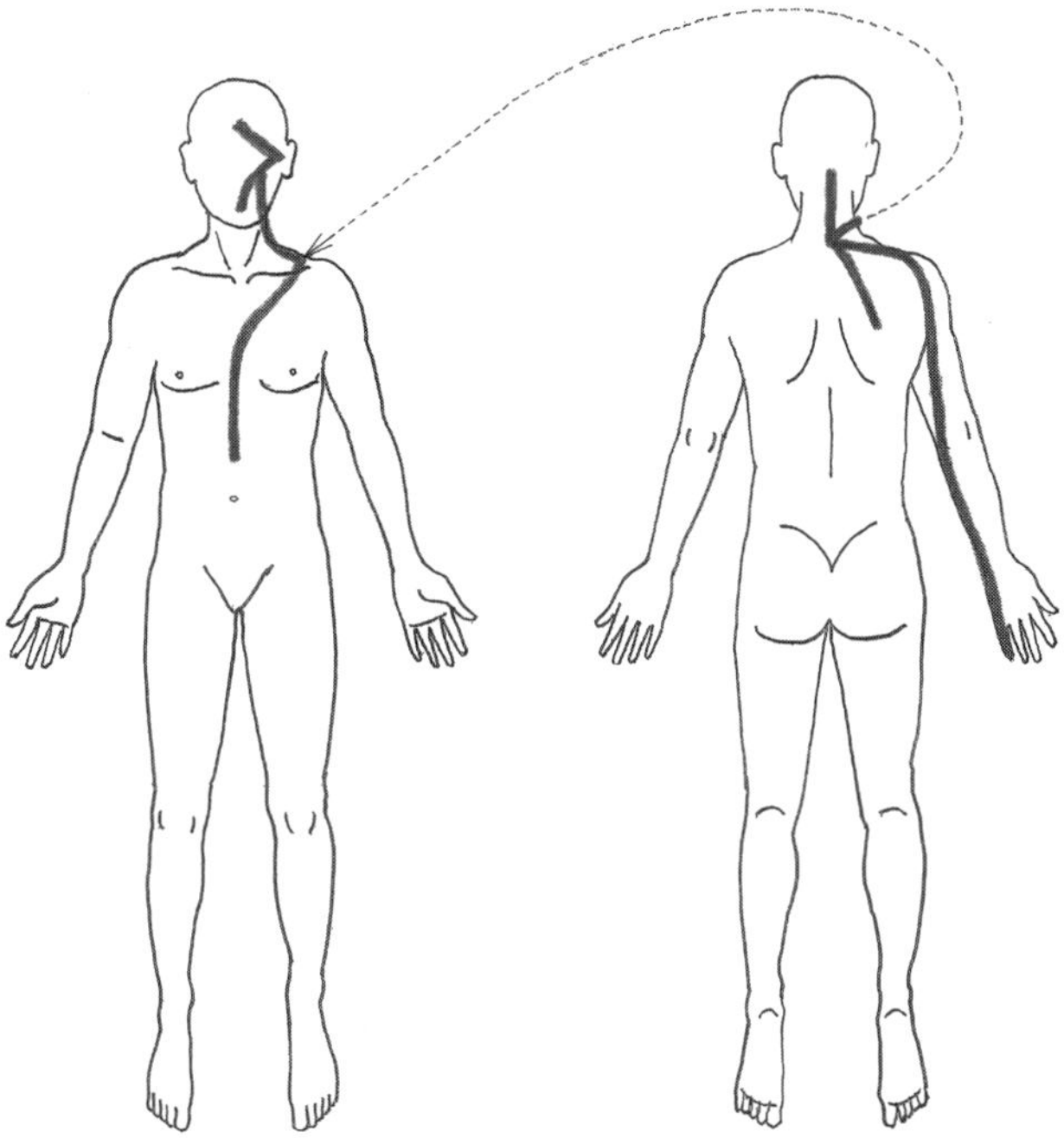

小腸経

第五指より起こり、手の尺側縁を通って腕関節に至る。腕関節から前腕尺側を上行して肘に至る。肘から上腕内側を上行し大椎を経て頸部から頬に至り耳を通って目に終わる。頬から別枝二として舌に至る（小腸経は顔面神経と関係している。耳は聴覚、目は涙腺、舌は舌前2／3の味覚を指す）。大椎から別枝三として肩甲骨周辺の筋に至る。大椎から別枝四として瘂門を経由して体内に入り心と小腸に至る。

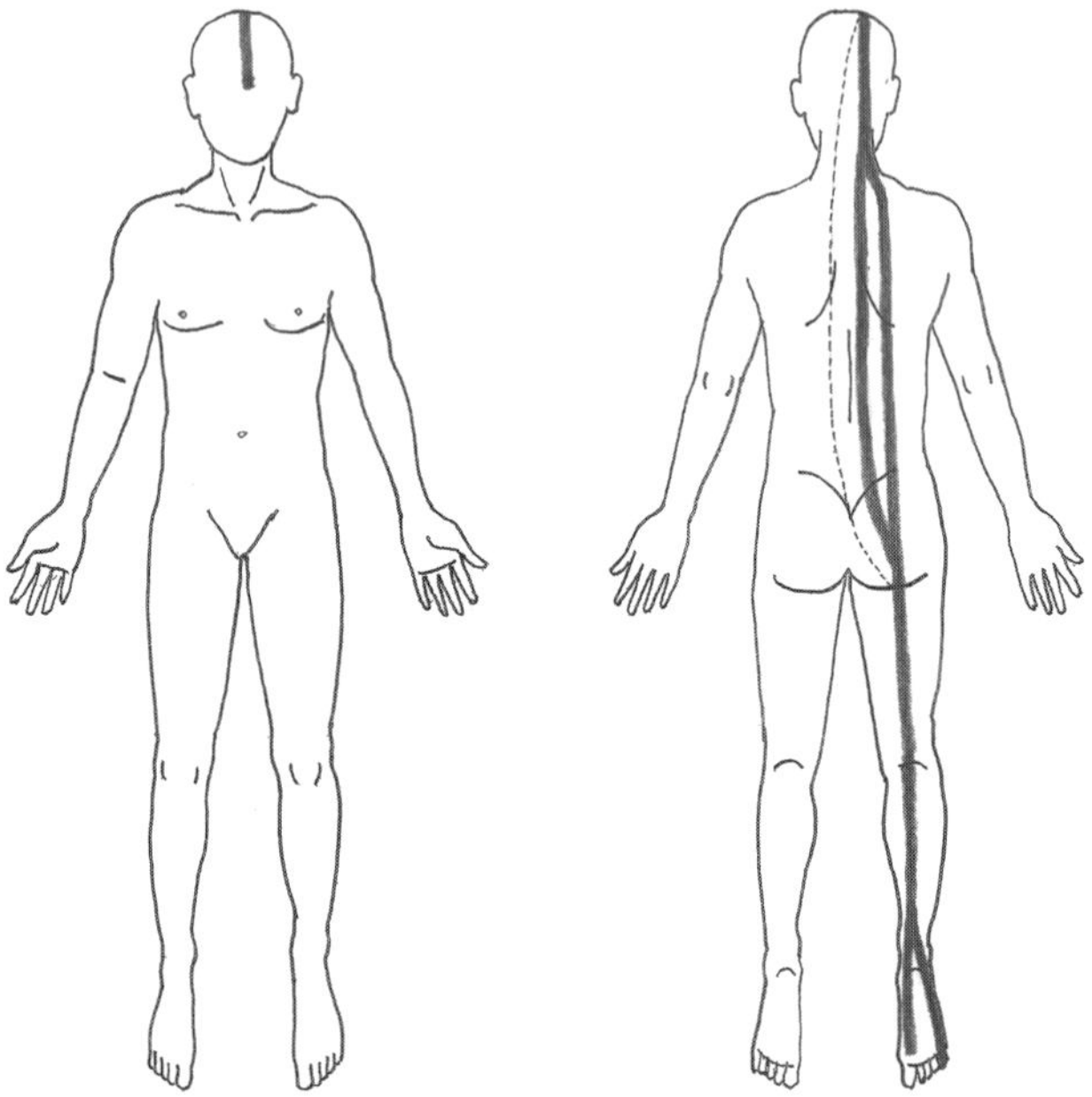

膀胱経

内眥より起こり、前頭部を上行して頭頂部、後頭部、背部を下行して臀部に至る（このラインは督脈外方一寸五分のラインで、下行して承扶に至る）。臀部から大腿後側を下行して膝窩に至る。膝窩から下腿後側を下行して外踝後方に至る。外踝後方から足の外側を通って第五趾末端に終わる。後頭部より別枝一として背部を下行して臀部に至る（このラインは督脈外方三寸のラインで、下行して承扶に至る）。頭頂部から別枝二として体内に入り脳、腎、膀胱を通って臀部に至る（臀部とは承扶を指す）。下腿上方から別枝三として足底に至る。

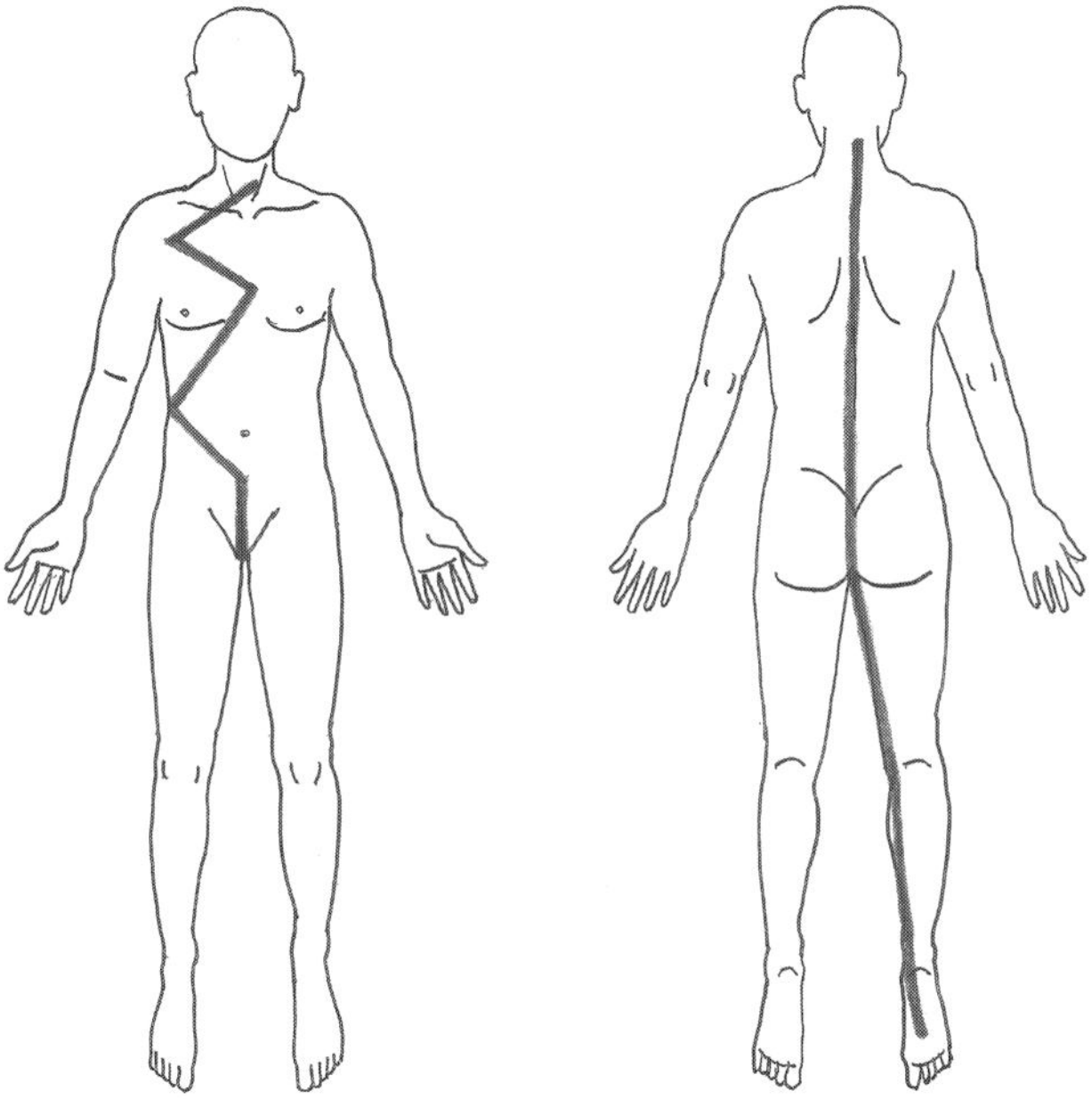

腎経

足底より起こり、足の内側縁を通って下腿内側を上行し膝関節に至る。膝関節から大腿内側を上行して督脈外方五分を上行して項部に終わる（新説では督脈外方五分を上行する。なぜなら胃経が陽経でありながら人体の陰の部分を下行することに対する均衡を取る意味と、腎が骨を司っているので脊柱の外方五分を走行することは実に都合が良いのである）。膝関節から別枝一として肛門に入り肛門から体内に入り生殖器、膀胱、腎、心、肺、喉頭に至る。

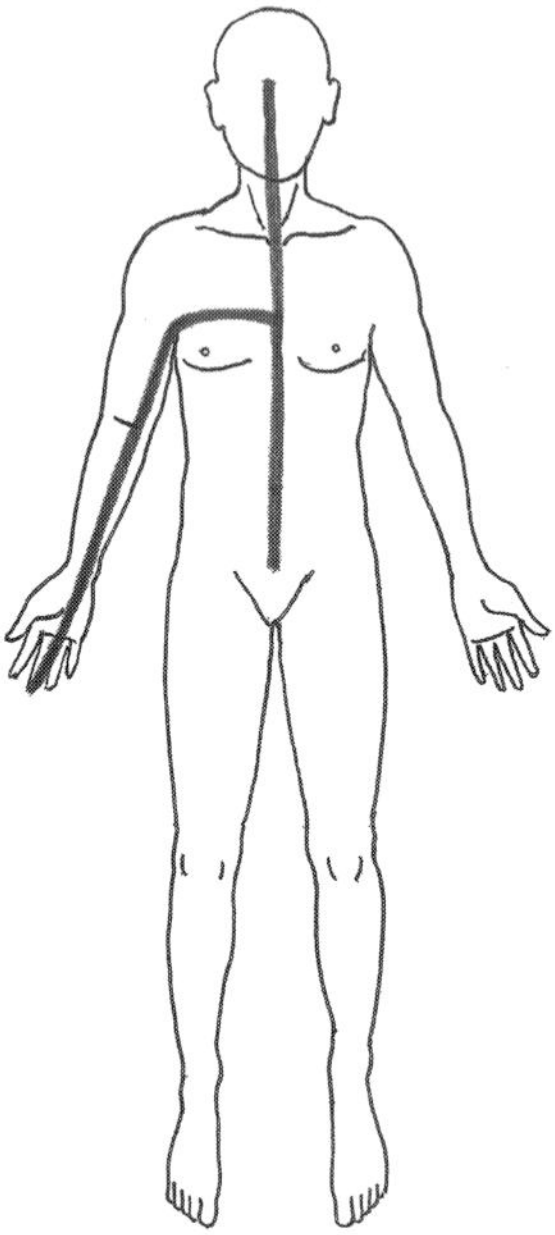

心包経

心より起こり、腋窩を通ってここから体表に現れる。腋窩から上腕内側を下行して肘に至る。肘から前腕掌側中央を下行して腕関節に至る。腕関節から手掌中央を通って第三指末端に終わる。心から別枝一として上焦、中焦、下焦に至る（上焦は胸腔、中焦は鳩尾から神闕、下焦は神闕から関元までを指す。骨盤腔全てを下焦とは見ないのは、骨盤腔全てを下焦にしてしまうと膀胱も下焦に含めなければならないからである。膀胱は陰部神経叢の内臓枝の支配を受けていて、三焦経のいう下焦とは迷走神経の支配下にあるということを前提としているからである）。心から別枝二として目に至る（心臓と目との関係を心包経で求める）。

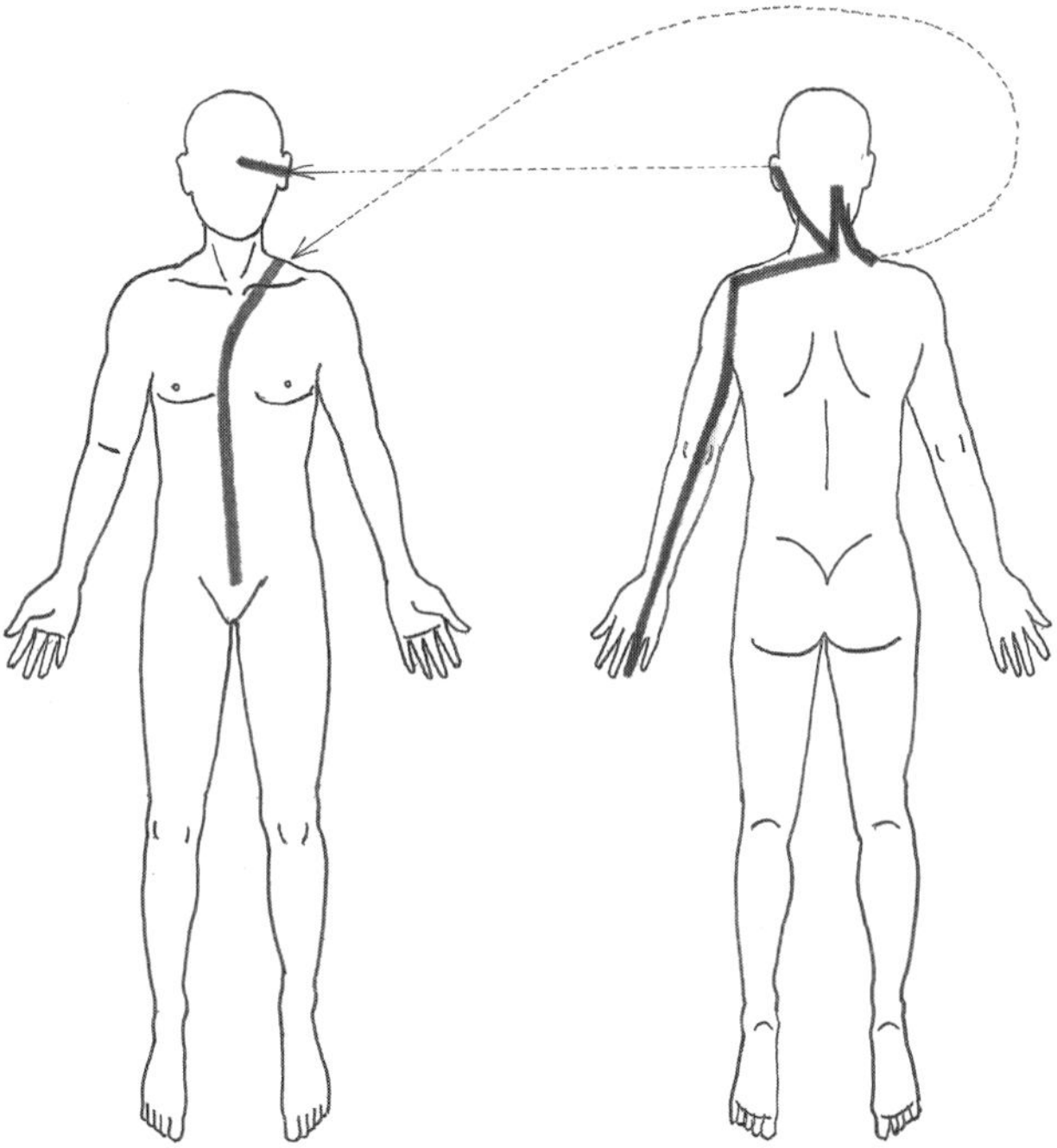

三焦経

第四指末端より起こり、手背を上行して腕関節に至る。腕関節から前腕後側中央を上行して肘に至る。肘から上腕後側を上行して肩関節に至る。肩関節から大椎を経て耳を通って目に終わる（三焦経は内耳神経と関係している）。大椎から別枝一として瘂門を経由したあと体内に入り下行して上焦、中焦、下焦に至る（三焦とは人が前向きに生きるために必要な活力や元気を産生する所で、上焦は肺、中焦は胃、下焦は生殖器を指す。つまり肺は有酸素運動、胃は食事、生殖器は性エネルギーのことである）。

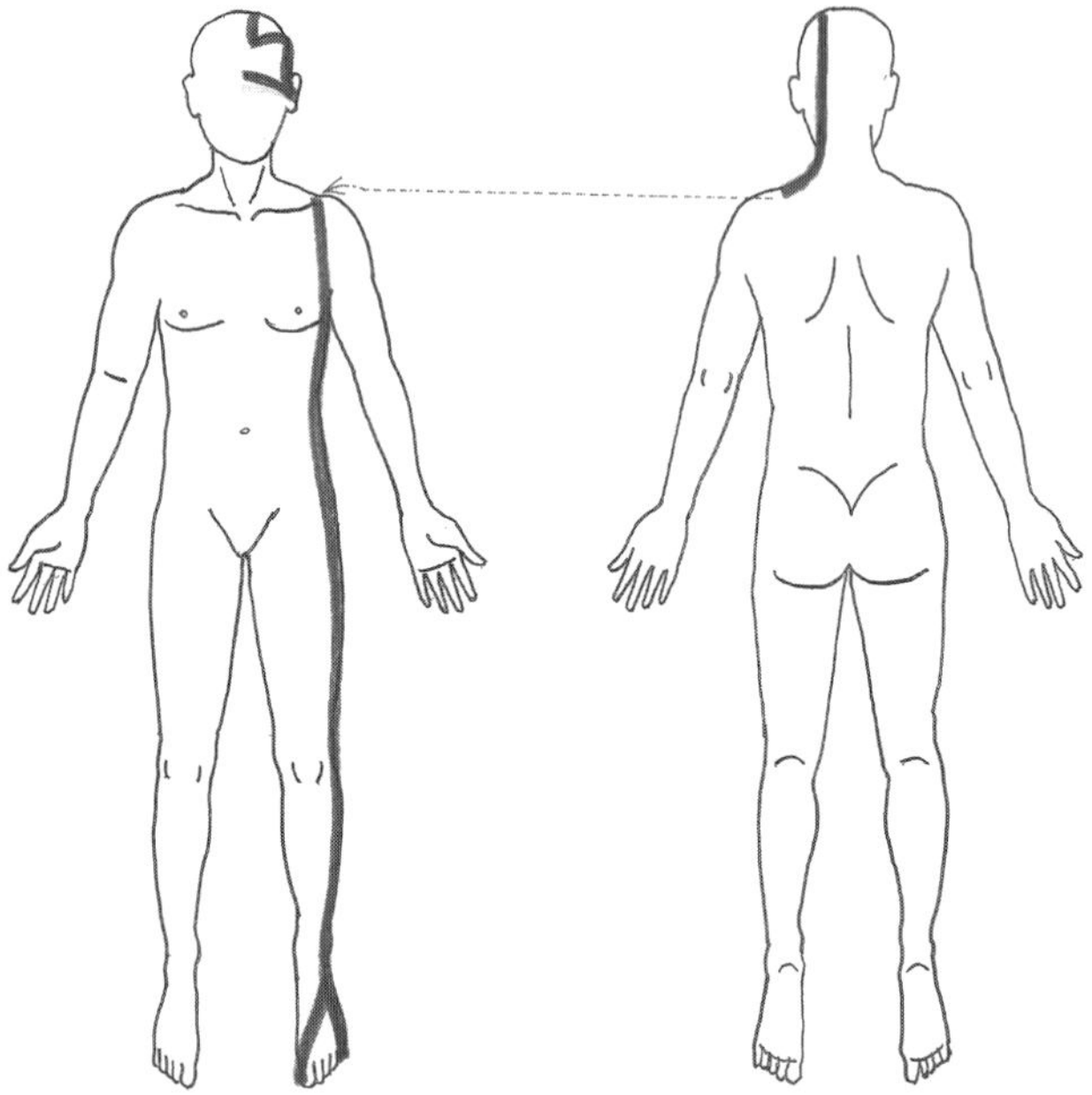

胆経

目より起こり、耳を絡って側頭部、前頭部、頭頂部を通って後頭部に至る。後頭部から肩上部を経て側胸部及び側腹部を通り股関節に至る。股関節から大腿外側を下行して膝関節に至る。膝関節から下行して下腿外側を通って足背を循り、第四趾末端に終わる。後頭部から別枝一として体内に入り肝、胆を循って股関節に合流する（環跳で体表と体内のラインが合流する）。足背から別枝二として第一趾に至る。

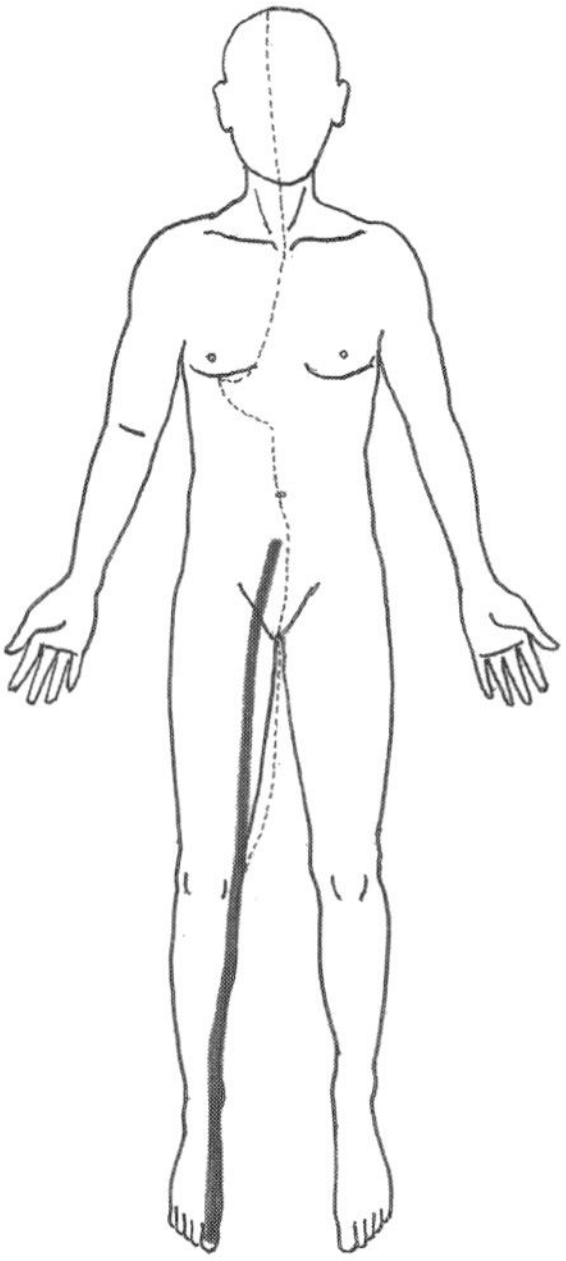

肝経

第一趾末端より起こり、足背を上行して足関節に至る。足関節より下腿内側を上行して膝関節に至る。膝関節より大腿内側を上行して下腹部に終わる。別枝一として、膝関節から肛門を経て体内に入り（肝疾患による門脈通過障害の場合、痔を呈するからである）、生殖器、臍（肝疾患による門脈通過障害の場合、臍傍静脈叢が怒張を呈するからである）、胃（肝疾患による門脈通過障害の場合、食道静脈瘤破裂を呈するからである）、肝、胆、喉頭、目を上行して、頭頂に終わる。

第五項　奇経八脈

奇経八脈の新説を唱えたい。なぜなら奇経は非常に難問を抱えながら今日まで生き延びて来たと思っているからだ。その第一の理由として理論的に整備されておらず、なおかつ実践的に有効な流注が統一されていないという点を挙げる。

『黄帝内経霊枢』『黄帝内経素問』『難経』『奇経八脈考』に記載されている流注はみんな同じではない。したがって新説を唱えて流注の統一を目指したい。

衝脈

太衝より起こり、内踝の後方を通って下腿内側及び大腿内側を上行し、気衝で胃経と交会する。気衝からは胞中を経由して腎経に沿って腹部を上がり、胸中に散じる。その分枝は胸中からさらに上行して咽喉部を通り、口唇に終わる。八脈交会穴は太衝である。

（『黄帝内経霊枢』（五音五味篇六十五）に「月経によって血が失われると衝脈も損なわれてしまう」、『黄帝内経素問』（上古天真論篇一）には「女子が十四歳になると、任脈と衝脈が盛んになり月経が起こる」と書かれていて、衝脈は肝血と関わりを持っていると推察できる。また『黄帝内経霊枢』（動輸篇六十二）には「第一趾の間に入り、足部を温めるため足背部で著しく拍動する」、『黄帝内経霊枢』（逆順肥痩篇三十八）には「第一趾と第二趾の間に入り、肌肉を温める作用をする」と書かれていて、これらは太衝を指している。肝血と関係している点や足背部の拍動に関与している点から衝脈は太衝から起始するとした。また太衝は帯脈と通じている足臨泣と足背において対称的な経穴でもある）

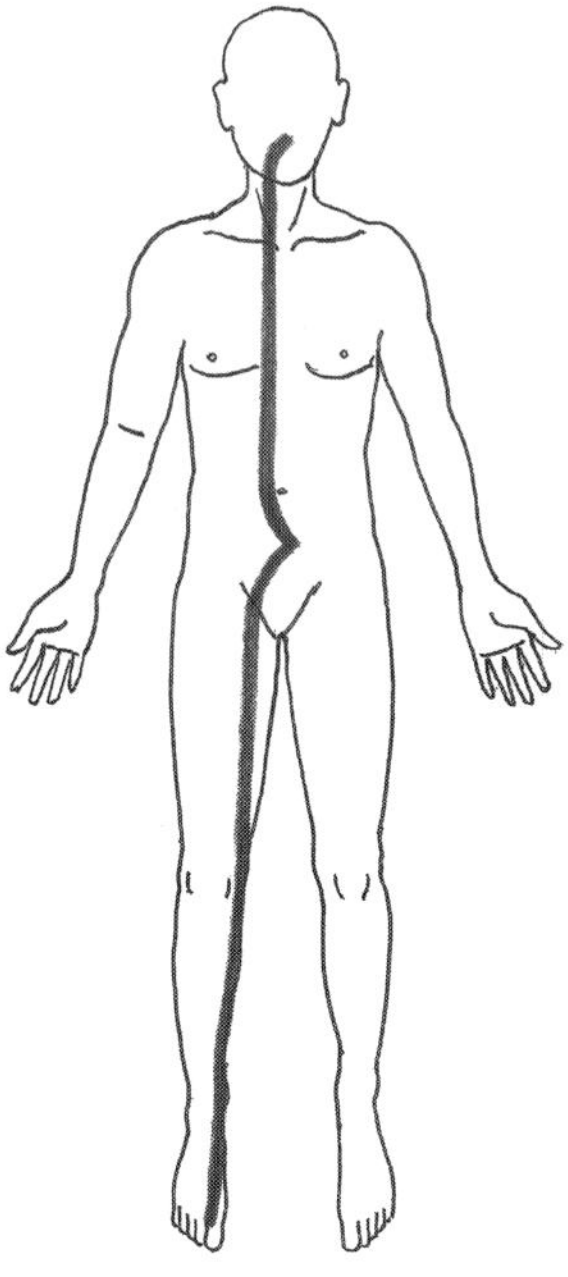

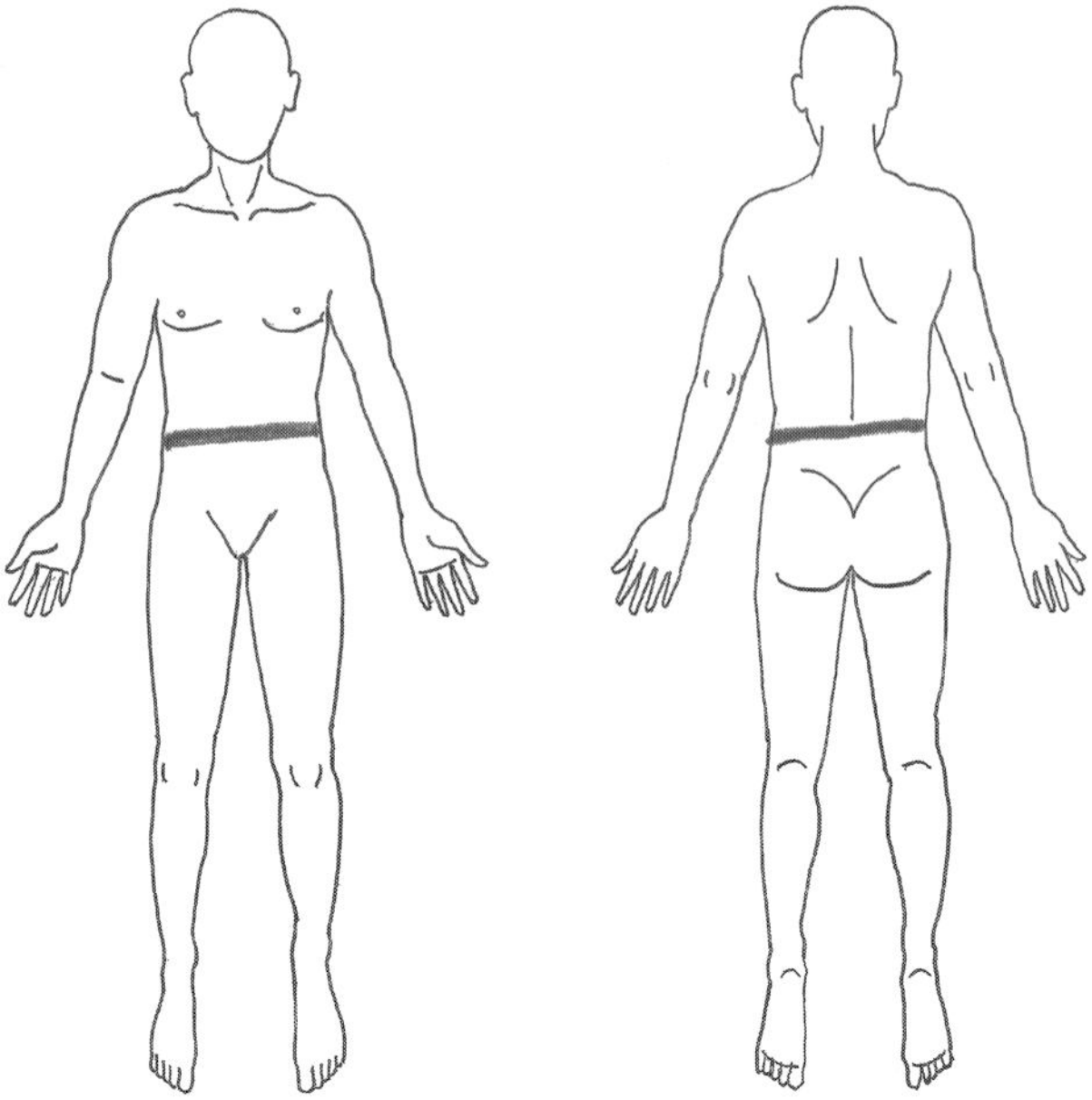

帯脈

命門より起こり、腰部と腹部を通って一周し、再び命門に戻る。八脈交会穴は足臨泣である。

（『黄帝内経霊枢』（経別篇十一）に「足の少陰の正は膕中に至り、別れて太陽に走りて合し、上がりて腎に至り、十四椎に当たり、出て帯脈に属する」、『難経』（二十八難）には「帯脈は季脇に起こり、身を一周する」、『奇経八脈考』には「帯脈は肝経の章門より起こり、胆経の帯脈と交会し、身を囲んで一周すること束帯のようである。また五枢、維道とも交会する。その交会穴は八穴である」と書かれていて起始部に諸説あるが、十四椎すなわち命門が帯脈の通り道という点、帯脈はどの文献を参考にしても腰部を通る点を重視して起始部を命門とした。起始部が神闕でもいいのではないかという指摘が予想されそうだが、起始部が足臨泣という陽経なので命門の方が適切だと判断した）

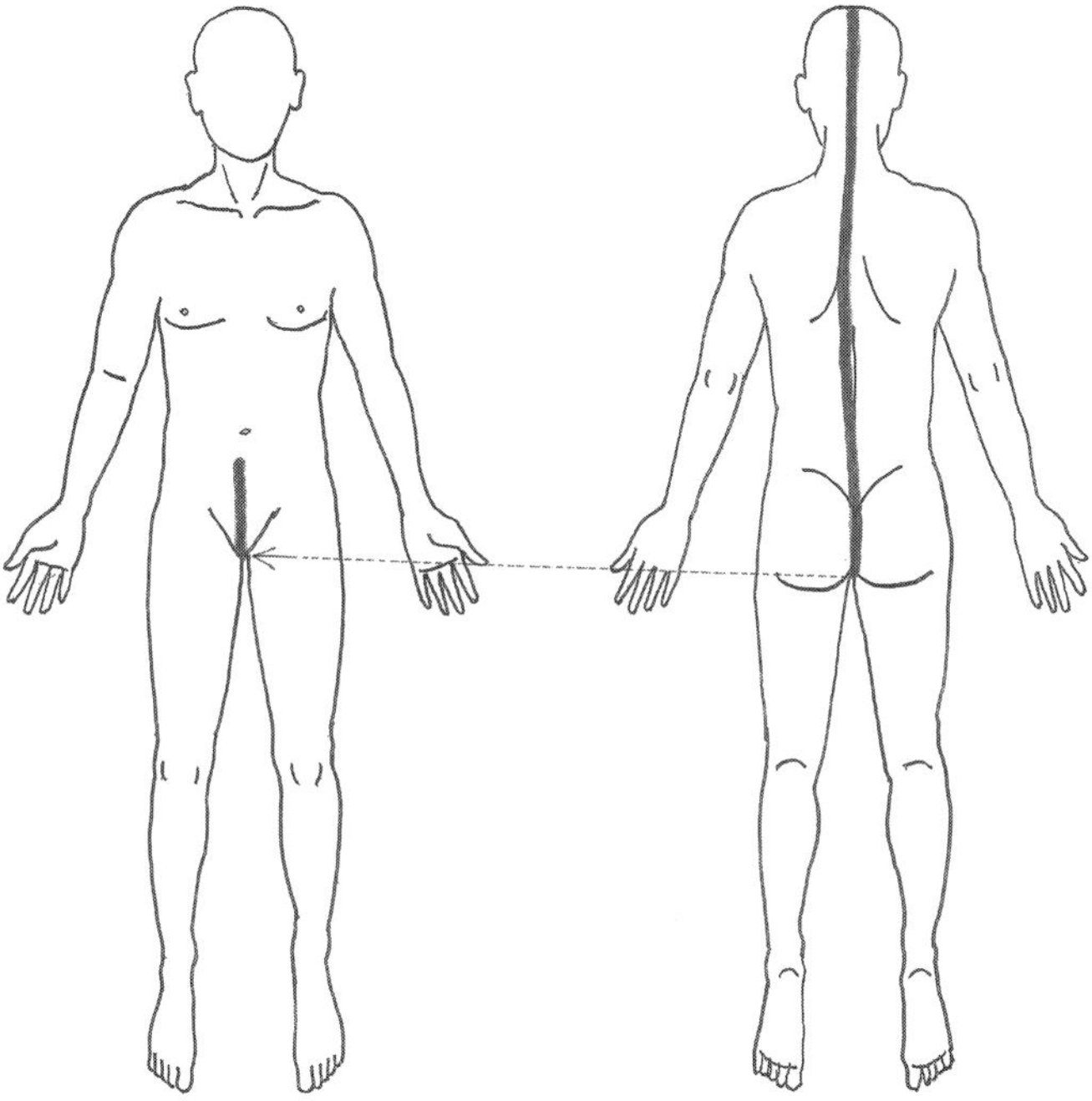

督脈

頭頂より起こり、後頭部、項部、背部、腰部の正中線上を下行し、尾骨末端に終わる。尾骨末端から胞中に分枝を出す。八脈交会穴は後谿である。

（督脈は陽経の海である。陰は上がり陽は下るの原則から見ると、督脈は下らなければならないので、起始部は尾骨末端ではなく頭頂になる。また一源三岐を重視して尾骨末端から分枝を出して胞中に係るのである）

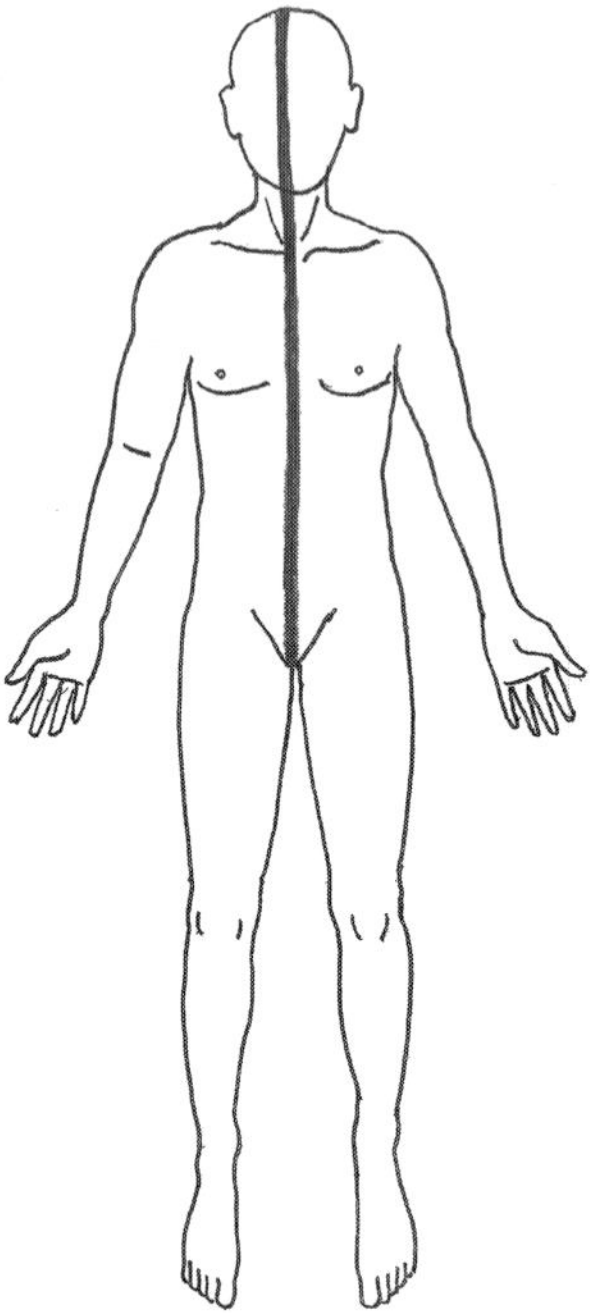

任脈

下腹部より起こり、腹部正中線を上行し、咽を通って頭頂に終わる。八脈交会穴は魚際《ぎょさい》である。

（督脈と任脈は同じ四・五尺なので督脈と同じ長さにするために頭頂で終わるべきである。八脈交会穴を魚際にしたのは、陽経の海である督脈の八脈交会穴が陽経に属する後谿ならば、陰経の海である任脈も陰経に属する経穴から選択されるべき点と、手背において後谿と対称的にするためである）

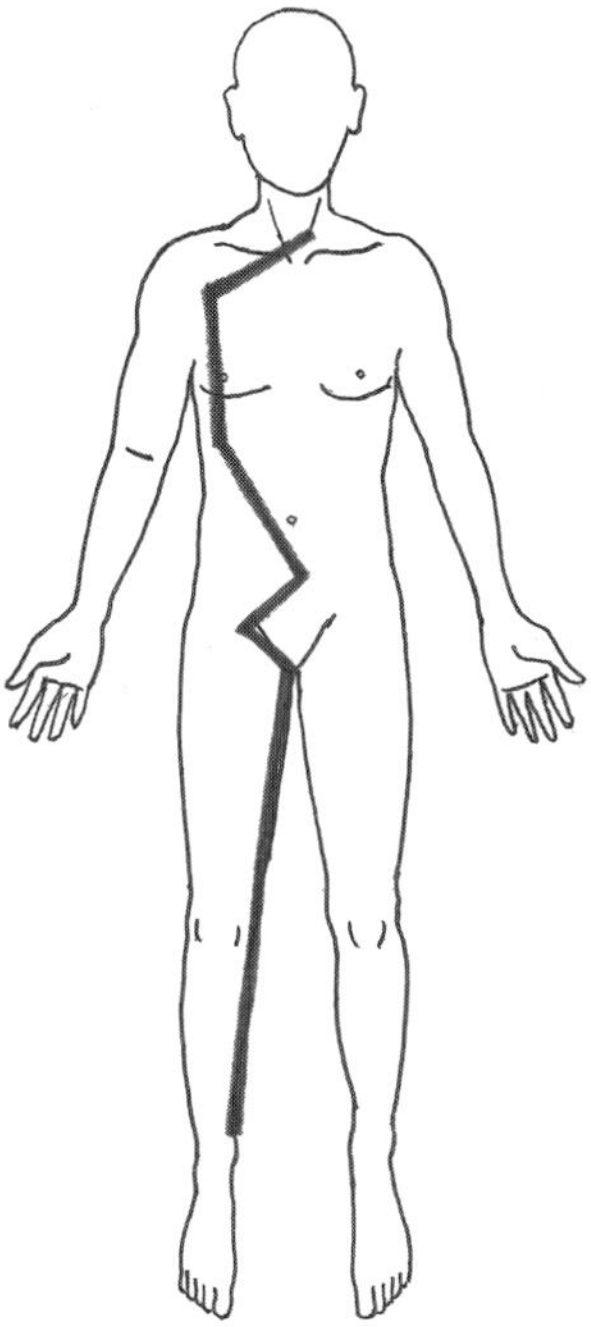

陰維脈

三陰交より起こり、会陰、衝門、府舎、中極、関元、期門、中府を通って天突に終わる。八脈交会穴は内関である。

（陰維脈は諸陰の会なので陰性の強い経穴をつなぐラインとなる。定説では築賓から起こるとされているが、築賓より三陰交の方が陰の性質が強い経穴なので三陰交から起こるとする）

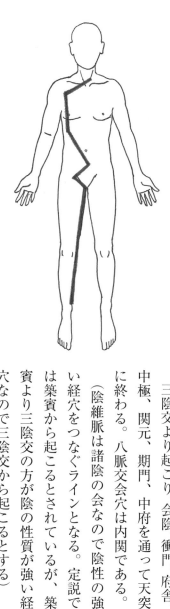

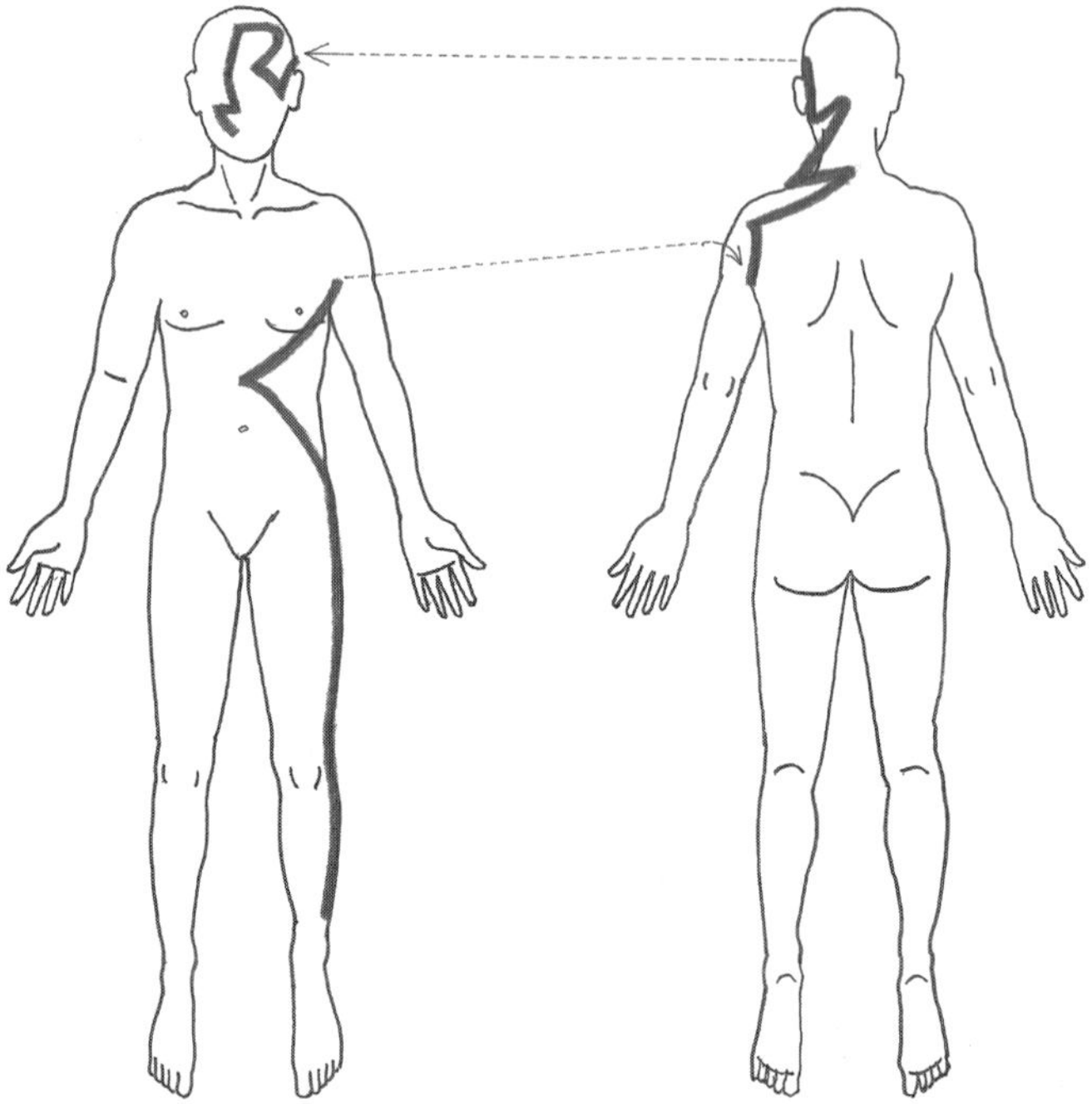

陽維脈《よういみゃく》

懸鐘《けんしょう》より起こり、下腿及び大腿の外側を上行し、中脘《ちゅうかん》と上脘を通って臑兪《じゅゆ》、秉風《へいふう》、大杼《だいじょ》、大椎《だいつい》、肩井《けんせい》、風《ふう》池《ち》、翳風《えいふう》、角孫《かくそん》、完骨《かんこつ》、頭竅陰《あたまきょういん》、浮《ふ》白《はく》、天衝《てんしょう》、率谷《そっこく》、聴宮《ちょうきゅう》、下《げ》関《かん》、客主人《きゃくしゅじん》、瞳子髎《どうしりょう》、和髎《わりょう》、曲鬢《きょくびん》、懸釐《けんり》、頷厭《がんえん》、頭臨泣《あたまりんきゅう》、神庭《しんてい》を通り前頭部で終わる。その分枝は神庭より晴明、迎香、水溝、顴髎、地倉に至る。八脈交会穴は外関である。

（陽維脈は諸陽の会なので陽性の強い経穴をつなぐラインとなる。定説では金門から起こるとされているが、陰維脈が三陰交から起こるので陽維脈は懸鐘から起こるとした）

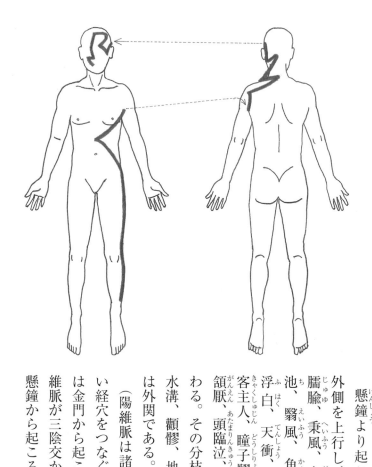

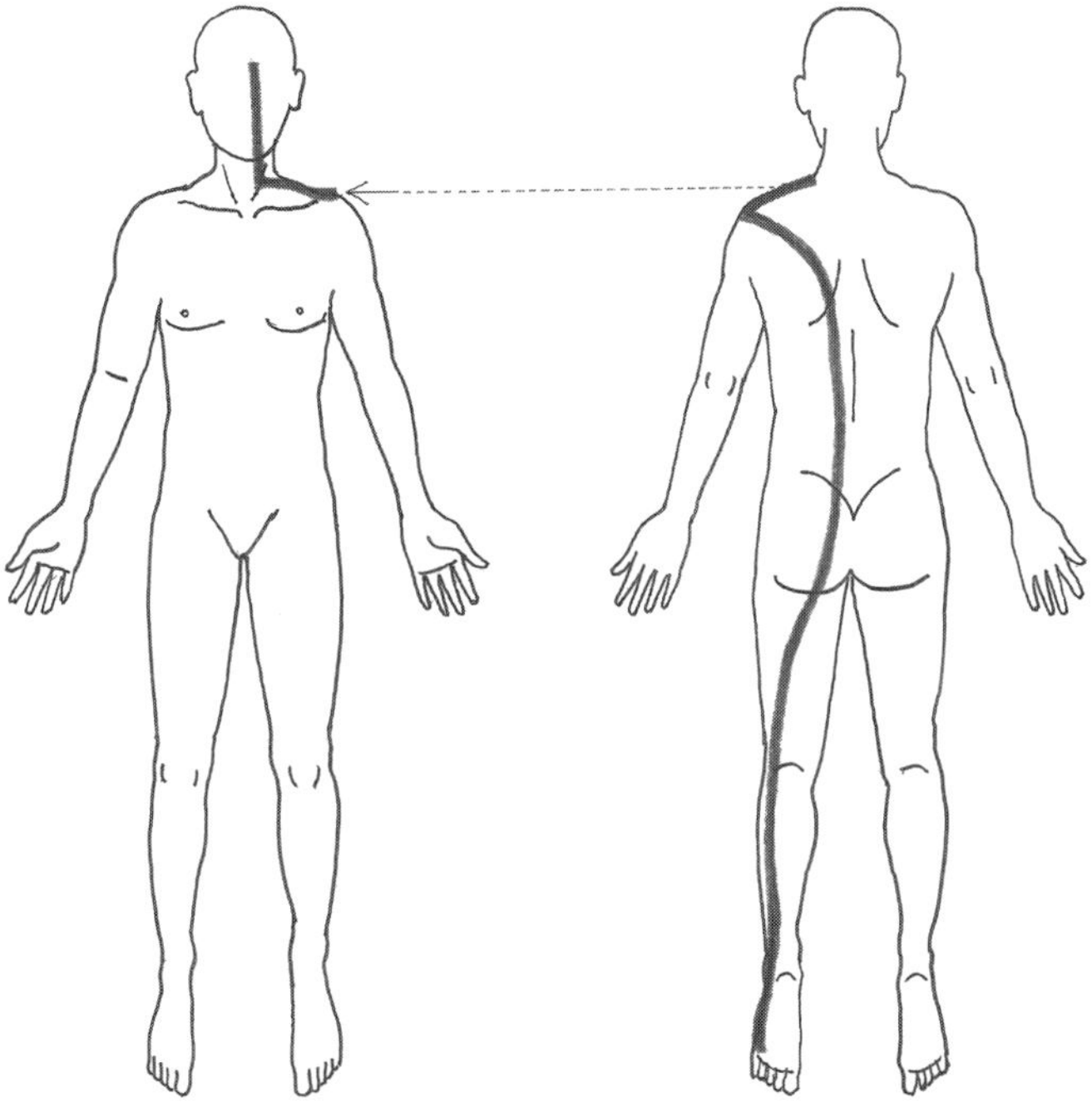

陽蹻脈《ようきょうみゃく》

踵骨外側の僕参に起こり、外踝下縁の申脈を通り、郄穴《げきけつ》である跗陽《ふよう》を通って大腿外側を上行し、臑兪、巨骨、肩髃《けんぐう》、人迎《じんげい》、地倉《ちそう》、巨髎《こりょう》、承泣《しょうきゅう》を通って、晴明に終わる。脈交会穴は申脈である。

（蹻という漢字は足を高く挙げることを意味している。つまり人体の中で我々が日常よく動かす筋肉や部位をつなげると陽蹻脈になるというのが私の提案である。陽維脈と陽蹻脈の違いは、前者は体を動かさなくても多くの陽気を持ち合わせる経穴をつなげることによって成立し、後者は陽経の中から日常生活で動かすことの多い筋肉や部位にある経穴をつなげることによって成立する）

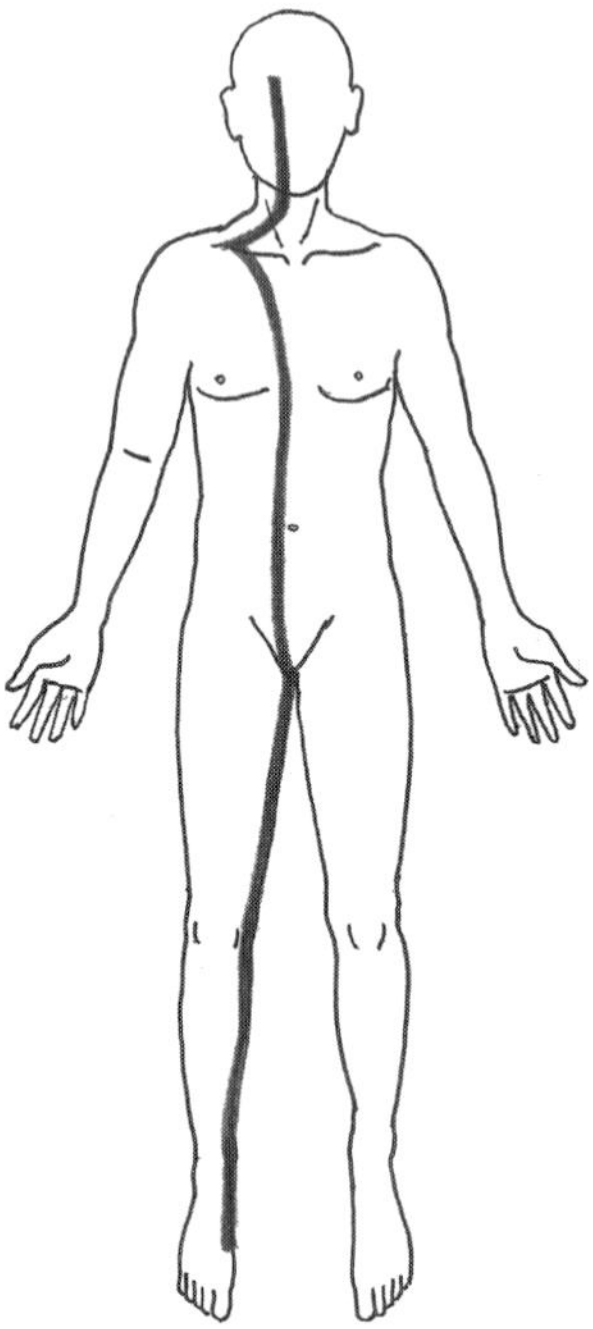

陰蹻脈

踵骨《しょうこつ》内側の水泉より起こり、内踝下縁の照海を通り、郄穴の交信を通って大腿内側を上行し、陰部に入り、上がって胸中を通り、鎖骨上窩の缺盆を経て、咽喉部の人迎を通り、晴明に終わる。八脈交会穴は照海である。

（陰維脈と陰蹻脈の違いも陽維脈と陽蹻脈の法則と同じで、陰維脈は陰気の強い経穴をつなげることによって成立し、陰蹻脈は陰経の中から日常生活で動かすことの多い筋肉や部位にある経穴をつなげることによって成立する）

第六項　経穴部位

肺経から順番に新説経穴の部位について列記するが、全てが新説というわけではない。従来の経穴部位にできる限り沿った形を継承しながら新説を提案させていただいた。

そして、ここで一つ主張しておきたいことがある。それは経穴の数についてである。『黄帝内経』を読むと全身の経穴数は三六五とある。しかし書物によっては三五四や三六一しか載っていないものが多い。私は全身にある経穴数は三六五説を支持しているので、三六一に「風柱」「巨闕兪」「中枢」「接骨」の四つを加えて、全身の経穴数は三六五であるということを主張させていただく。

肺経

中府は雲門の下一寸で任脈の外方六寸、動脈拍動部。
雲門は鎖骨外端下方で任脈の外方六寸、動脈拍動部。
天府は腋下三寸、上腕二頭筋の橈側。
侠白は腋窩四寸、上腕二頭筋の橈側。
尺沢は肘関節横紋上、上腕二頭筋腱の橈側。

孔最は腕関節の下三寸。
列缺は腕関節の上一寸五分、動脈拍動部。
経渠は腕関節の上一寸、動脈拍動部。
太淵は腕関節掌側横紋橈側端、動脈拍動部。
魚際は第一中手骨橈側中央、皮膚の境目。
少商は第一指橈側端、爪甲根部。

大腸経

商陽は第一指尺側爪甲根部。
二間は第一中手指節関節尺側遠位端、皮膚の境目。
三間は第一中手指節関節尺側近位端、皮膚の境目。
合谷は第一中手骨と第二中手骨背側間、筋肉隆起部。
陽谿は橈骨、舟状骨、長短拇指伸筋腱からできるくぼみの中。
偏歴は腕関節の上三寸。
温溜は腕関節の上五寸。
下廉は上廉の下一寸。
上廉は手三里の下一寸。
手三里は曲池の下二寸、筋肉隆起部。
曲池は肘関節横紋橈側端。
肘髎は曲池の上一寸。
手五里は曲池の上三寸。
臂臑は曲池の上七寸、三角筋の下縁。
肩髃は肩関節前外側端、上腕骨と肩峰の間のくぼみ。
巨骨は肩鎖関節の後側のくぼみ。
天鼎は喉頭隆起の高さで胸鎖乳突筋の後縁。

扶突は天鼎の直上、胸鎖乳突筋の前縁。
禾髎は鼻孔の下、水溝の外方五分。
迎香は鼻翼外端、鼻唇溝上。

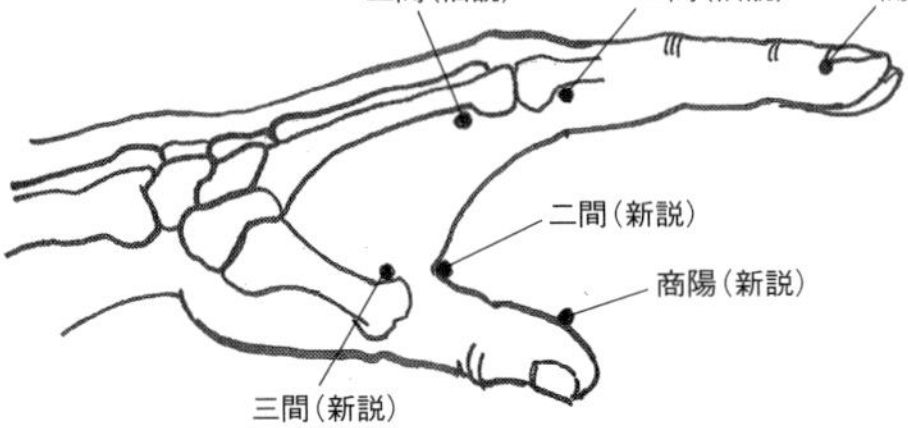

胃経

承泣は眼窩上孔。
四白は眼球。※禁鍼灸穴
巨髎は眼窩下孔。
地倉は口角。
大迎は頤孔。
頬車は下顎角と耳垂の中間。
下関は頬骨弓の下縁、動脈拍動部。
頭維は神庭の外側、外眼角直上。
人迎は喉頭隆起外方、動脈拍動部。
水突は人迎と気舎の中間。
気舎は小鎖骨上窩。
缺盆は大鎖骨上窩、乳頭線上。
気戸は鎖骨下縁、乳頭線上。
庫房は気戸の直下、第一肋間。
屋翳は庫房の下、第二肋間。
膺窓は屋翳の下、第三肋間。
乳中は乳頭中央、第四肋間。※禁鍼灸穴

乳根は乳中の下、第五肋間。
不容は巨闕の外方二寸。
承満は上脘の外方二寸。
梁門は中脘の外方二寸。
関門は建里の外方二寸。
太乙は下脘の外方二寸。
滑肉門は水分の外方二寸。
天枢は神闕の外方二寸。
外陵は陰交の外方二寸。
大巨は石門の外方二寸。
水道は関元の外方二寸。
帰来は中極の外方二寸。
気衝は曲骨の外方二寸、動脈拍動部。
髀関は上前腸骨棘直下、縫工筋の外側縁。
伏兎は膝上六寸、筋肉隆起部。
陰市は膝上三寸。
梁丘は膝上二寸。
犢鼻は膝蓋靭帯の中央。

足三里は外膝眼の下三寸、脛骨外縁。
上巨虚は足三里の下三寸。
条口は足三里の下五寸。
下巨虚は足三里の下六寸。
豊隆は条口の外方一寸。
解谿は足関節横紋中央、長趾伸筋腱と長母指伸筋腱の間。
衝陽は第二〜第三中足骨間の近位端。
陥谷は第二〜第三中足骨間の遠位端
内庭は第二〜第三中足指節関節遠位端。
厲兌は第二趾外側爪甲根部。

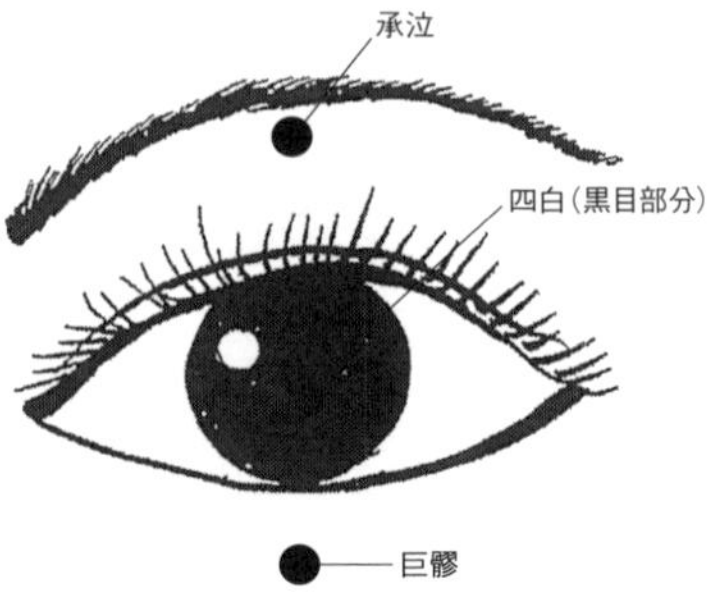
承泣
四白（黒目部分）
巨髎

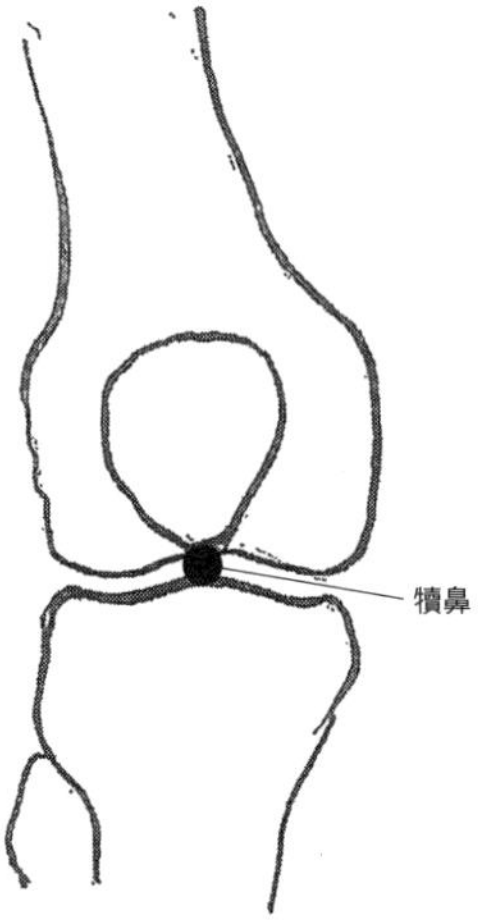
犢鼻

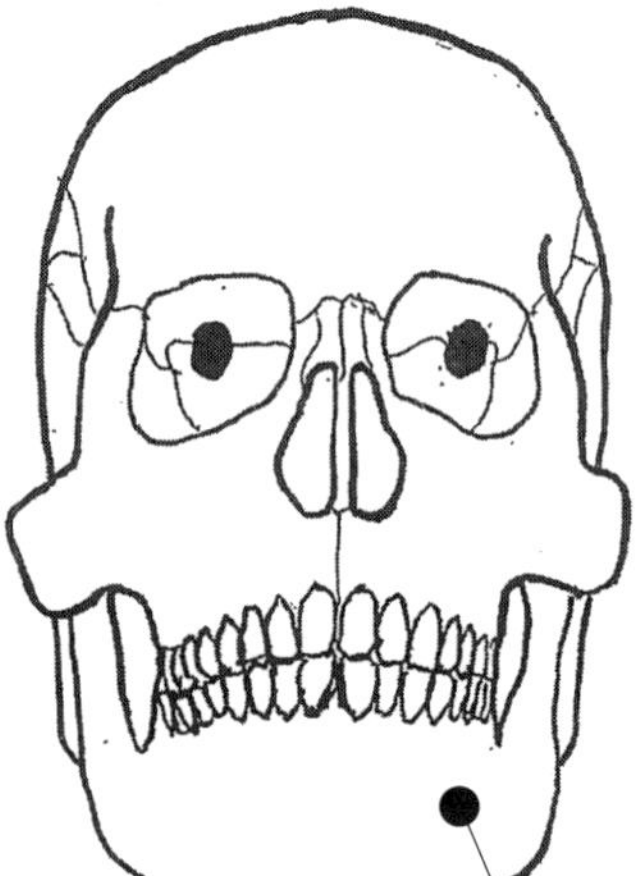
大迎

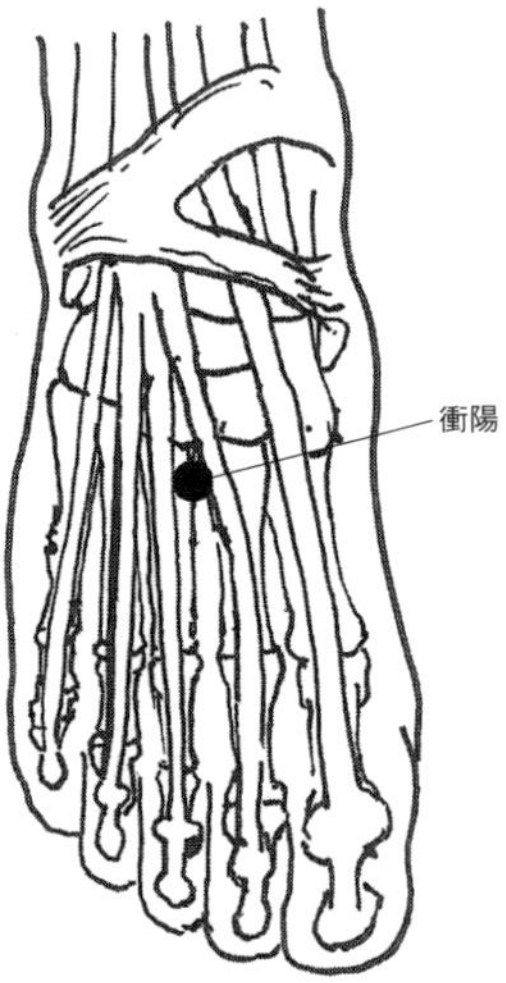
衝陽

脾経

隠白は第一趾内側爪甲根部。
大都は第一中足指節関節遠位端。
太白は第一中足指節関節近位端。
公孫は太白の近位一寸。
商丘は内踝前下方。
三陰交は内踝の上三寸。
漏谷は内踝の上六寸。
地機は陰陵泉の下三寸。
陰陵泉は脛骨内側上顆下縁。
血海は膝蓋骨内側上縁の上二寸。
箕門は膝蓋骨内側上縁の上六寸。
衝門は曲骨の外方四寸。
府舎は中極の外方四寸。
腹結は陰交の外方四寸。
大横は神闕の外方四寸。
腹哀は建里の外方四寸。
食竇は任脈の外方六寸、第五肋間。

天谿は乳中の外方二寸。
胸郷は任脈の外方六寸、第三肋間。
周栄は任脈の外方六寸、第二肋間。
大包は極泉の下六寸、第六肋間。

心経

極泉は腋窩中央。
青霊は肘の上三寸。
少海は肘関節横紋内側端。
霊道は腕関節横紋内側の上一寸五分。
通里は腕関節横紋内側の上一寸。
陰郄は腕関節横紋内側の上五分。
神門は腕関節横紋尺側端、動脈拍動部。
少府は手掌側で第四と五中手骨の間。
少衝は第五指爪甲根部橈側端。

小腸経

少沢は第五指爪甲根部尺側端。

前谷は第五中手指節関節遠位端、皮膚の境目。
後谿は第五中手指節関節近位端、皮膚の境目。
腕骨は第五中手骨尺側と豆状骨の間。
陽谷は尺骨茎状突起と豆状骨の間。
養老は尺骨茎状突起の頂。
支正は腕関節の上五寸。
小海は肘頭と上腕骨内側上顆の中央。
肩貞は腋窩横紋後側端の上一寸。
臑兪は肩甲棘外端下縁。
天宗は棘下窩中央。
秉風は肩甲棘上縁の中央。
曲垣は肩甲棘上縁内側端。
肩外俞は陶道の外方三寸。
肩中俞は大椎の外方二寸。
天窓は喉頭隆起の外方三寸、胸鎖乳突筋後縁。
天容は下顎角後下方、胸鎖乳突筋前縁。
顴髎は頬骨下縁、外眼角直下。
聴宮は耳珠中央前縁。

膀胱経

睛明は内眼角。※禁鍼灸穴
攅竹は眉弓内側端。
眉衝は神庭と曲差の中央。
曲差は神庭の外方一寸五分。
五処は曲差の後方一寸。
承光は五処の後方一寸五分。
通天は承光の後方一寸五分。
絡却は通天の後方一寸五分。
玉枕は絡却の後方一寸五分。
天柱は瘂門外方、僧帽筋腱外側。
大杼は陶道の外方一寸五分。
風門は風柱の外方一寸五分。
肺腧は身柱の外方一寸五分。
厥陰腧は巨闕兪の外方一寸五分。
心腧は神道の外方一寸五分。
督腧は霊台の外方一寸五分。
膈腧は至陽の外方一寸五分。

肝腧は筋縮の外方一寸五分。
胆腧は中枢の外方一寸五分。
脾腧は脊柱の外方一寸五分。
胃腧は接骨の外方一寸五分。
三焦腧は懸枢の外方一寸五分。
腎腧は命門の外方一寸五分。
気海腧は第三腰椎棘突起下外方一寸五分。
大腸腧は腰陽関の外方一寸五分。
関元腧は上仙の外方一寸五分。
小腸腧は第一正中仙骨稜の外方一寸五分。
膀胱腧は第二正中仙骨稜の外方一寸五分。
中膂内腧は第三正中仙骨稜の外方一寸五分。
白環腧は仙骨管裂孔の外方一寸五分。
上髎は第一仙骨孔。
次髎は第二仙骨孔。
中髎は第三仙骨孔。
下髎は第四仙骨孔。
会陽は尾骶下端外方五分。

承扶は殿溝線中央。
殷門は承扶と委中の中央。
浮郄は委陽の上一寸。
委陽は膝窩横紋上で大腿二頭筋腱の内縁。
委中は膝窩横紋中央、動脈拍動部。
附分は風柱の外方三寸。
魄戸は身柱の外方三寸。
膏肓は巨闕兪の外方三寸。
神堂は神道の外方三寸。
譩譆は霊台の外方三寸。
膈関は至陽の外方三寸。
魂門は筋縮の外方三寸。
陽綱は中枢の外方三寸。
意舎は脊中の外方三寸。
胃倉は接骨の外方三寸。
肓門は懸枢の外方三寸。
志室は命門の外方三寸。
胞肓は膀胱兪の外方三寸。

秩辺は中膂兪の外方三寸。
合陽は委中の下三寸。
承筋はふくらはぎの中央。
承山は委中と踵骨後側の中央。
飛陽は外踝の上七寸。
跗陽は外踝の上三寸。
崑崙は外踝後側、アキレス腱との間。
僕参は踵骨外側中央。
申脈は外踝直下。
金門は踵立方関節外側。
京骨は第五中足骨と立方骨との関節の外側。
束骨は第五中足指節関節外側近位端、皮膚の境目
通谷は第五中足指節関節外側遠位端、皮膚の境目。
至陰は第五趾外側爪甲根部。

腎経

湧泉は足底で第二中足骨と第三中足骨の間。
然谷は舟状骨と第一楔状骨との関節内側、皮膚の境目。

太谿は内踝後側、動脈拍動部。
太鐘は太谿の後側、踵骨上縁。
照海は内踝直下。
水泉は踵骨内側中央。
復溜は内踝の上二寸。
交信は復溜の前方五分。
築賓は太谿の上五寸。
陰谷は膝窩横紋上で半腱様筋腱と半膜様筋腱の間。
横骨は曲骨の外方五分。
大赫は中極の外方五分。
気穴は関元の外方五分。
四満は石門の外方五分。
中注は陰交の外方五分。
肓腧は神闕の外方五分。
商曲は下脘の外五分。
石関は建里の外方五分。
陰都は中脘の外方五分。
通谷は上脘の外方五分。

幽門は巨闕の外方五分。
歩廊は中庭の外方二寸、第五肋間。
神封は膻中の外方二寸、第四肋間。
霊墟は玉堂の外方二寸、第三肋間。
神蔵は紫宮の外方二寸、第二肋間。
彧中は華蓋の外方二寸、第一肋間。
兪府は璇璣の外方二寸、第一肋間。

心包経

天池は乳中の外方一寸。
天泉は腋窩横紋前端の下二寸。
曲沢は肘窩横紋上、上腕二頭筋腱尺側。
郄門は曲沢と大陵の中央。
間使は大陵の上三寸。
内関は大陵の上二寸。
大陵は腕関節横紋掌側中央。
労宮は手掌中央。
中衝は第三指爪甲根部橈側端。

三焦経

関衝は第三指爪甲根部尺側端。
液門は第三中手指節関節遠位端。
中渚は第三中手指節関節近位端。
陽池は腕関節横紋背側中央。
外関は陽池の上二寸。
支溝は陽池の上三寸。
会宗は支溝の外側一寸。
三陽絡は陽池の上四寸。
四瀆は陽池の上五寸。
天井は肘頭の上一寸。
清冷淵は肘頭の上二寸。
消濼は清冷淵と臑兪の中央。
臑会は肩の下三寸、三角筋下縁。
肩髎は肩関節後外側端、上腕骨と肩峰の間のくぼみ。
天髎は肩井の後側一寸。
天牖は乳様突起下縁、胸鎖乳突筋の上。
翳風は乳様突起と下顎枝の中央。

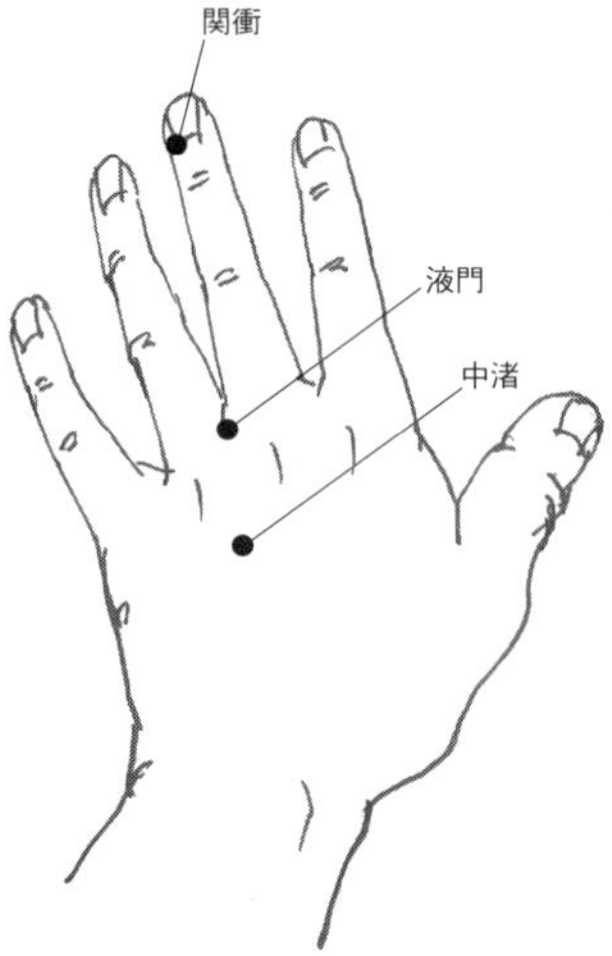

瘈脈は翳風から角孫に向かって三分の一。
顱息は翳風から角孫に向かって三分の二。
角孫は耳介の最上点。
耳門は聴宮の直上五分。
和髎は耳門の直上一寸、頬骨弓上縁。
絲竹空は眉弓外端。

胆経

瞳子髎は外眼角。
聴会は聴宮の直下五分。
客主人は頬骨弓上縁、動脈拍動部。
頷厭は頭維の直下五分。
懸顱は頭維の直下一寸。
懸釐は頭維の直下一寸五分。
曲鬢は和髎の直上五分。
率谷は角孫の直上五分。
天衝は角孫の直上一寸。
浮白は顱息の後側五分。

竅陰は瘈脈の後側五分。
完骨は翳風の後側。
本神は頭維と頭臨泣の中央。
陽白は眉弓中央の上一寸。
頭臨泣は頭維と神庭の中央。
目窓は頭臨泣から風池に向かって五分の一。
正営は頭臨泣から風池に向かって五分の二。
承霊は頭臨泣から風池に向かって五分の三。
脳空は頭臨泣から風池に向かって五分の四。
風池は完骨と風府の中央。
肩井は肩髃と大椎の中央。
淵液は腋下三寸。
輒筋は淵液の前側一寸。
日月は期門の下五分。
京門は第十二肋骨尖端。
帯脈は大横の外側、腋窩線上。
五枢は腋窩線上、腸骨稜上縁。
維道は五枢から居髎に向かって一寸。

居髎は上前腸骨棘と大転子の中央。
環跳は大転子と五枢の中央。
風市は大転子と膝陽関の中央。
中瀆は膝陽関から大転子に向かって三分の一。
膝陽関は大腿骨外側上顆上縁。
陽陵泉は腓骨頭直下。
陽交は外踝の上七寸。
外丘は陽交の後側五分。
光明は外踝の上五寸。
陽輔は外踝の上四寸。
懸鐘は外踝の上三寸。
丘墟は外踝の前下方。
足臨泣は第四~第五中足骨間の近位端。
地五会は第四~第五中足骨間の遠位端。
侠谿は第四~第五中足指節関節遠位端。
足竅陰は第四趾外側爪甲根部。

肝経

太敦は第二趾内側爪甲根部。
行間は第二趾中足指節関節内側遠位端。
太衝は第二中足足根関節内側端。
中封は解谿と商丘の中央。
蠡溝は内踝の上五寸、脛骨上。
中都は内踝の上七寸、脛骨上。
膝関は陰陵泉の後側一寸。
曲泉は膝関節横紋内側端。
陰包は曲泉の上四寸。
足五里は気衝の下三寸。
陰廉は気衝の下二寸。
急脈は曲骨の外方二寸五分。
章門は中脘の外側で肋骨弓の交点。
期門は巨闕の外側で肋骨弓の交点。

任脈

会陰は性器と肛門の間。

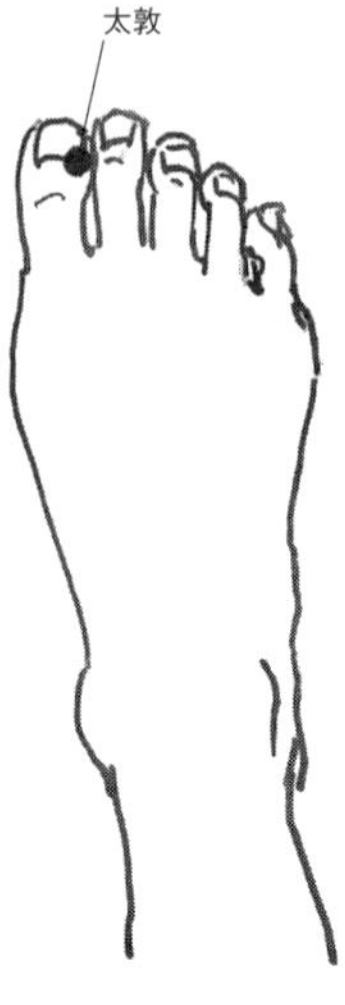

曲骨は恥骨上縁、正中線上。
中極は曲骨から石門に向かって三分の一。
関元は曲骨から石門に向かって三分の二。
石門は曲骨から神闕に向かって二分の一。
気海は石門から神闕に向かって三分の一。
陰交は石門から神闕に向かって三分の二。
神闕は臍中央。※禁鍼灸穴
水分は神闕から中脘に向かって四分の一。
下脘は神闕から中脘に向かって二分の一。
建里は神闕から中脘に向かって四分の三。
中脘は神闕から剣状突起中央に向かって二分の一。
上脘は神闕から剣状突起中央に向かって四分の一。
巨闕は中脘から剣状突起中央に向かって二分の一。
鳩尾は中脘から剣状突起中央に向かって四分の三。
中庭は剣状突起中央から膻中に向かって二分の一。
膻中は両乳頭の中間。
玉堂は膻中から天突に向かって五分の一。
紫宮は膻中から天突に向かって五分の二。

華蓋は膻中から天突に向かって五分の三。
璇璣は膻中から天突に向かって五分の四。
天突は胸骨丙上縁。
廉泉は喉頭隆起の上縁。
承漿は下唇の下五分。

督脈

長強は尾骨尖端。
腰兪は長強の上五分。
上仙は第五腰椎棘突起下。
腰陽関は第四腰椎棘突起下。
命門は第二腰椎棘突起下。
懸枢は第一腰椎棘突起下。
接骨は第十二胸椎棘突起下。
脊中は第十一胸椎棘突起下。
中枢は第十胸椎棘突起下。
筋縮は第九胸椎棘突起下。
至陽は第七胸椎棘突起下。

霊台は第六胸椎棘突起下。
神道は第五胸椎棘突起下。
巨闕兪は第四胸椎棘突起下。
身柱は第三胸椎棘突起下。
風柱は第二胸椎棘突起下。
陶道は第一胸椎棘突起下。
大椎は第七頚椎棘突起下。
瘂門は大椎と外後頭隆起の中央。
風府は外後頭隆起下縁。
脳戸は外後頭隆起上縁。
強間は脳戸から百会に向かって三分の一。
後頂は脳戸から百会に向かって三分の二。
百会は頭頂部の最頂部。
前頂は百会から顖会に向かって二分の一。
顖会は百会から神庭に向かって二分の一。
上星は顖会から神庭に向かって二分の一。
神庭は正中線上前髪際。
素髎は鼻尖中央。※禁鍼灸穴

水溝は兌端の上一分。
兌端は人中の中央。
齦交は上唇小帯の中央。　※禁鍼灸穴

【従来の部位とは明らかに異なる新説経穴の部位】
商陽（橈骨神経皮枝に統一するため）
二間（橈骨神経皮枝に統一するため）
三間（橈骨神経皮枝に統一するため）
承泣（眼窩上切痕を指すため）
四白（眼球を指すため）
巨髎（眼窩下切痕を指すため）
大迎（頤孔を指すため）
犢鼻（外膝眼と区別するため）
衝陽（他の経絡の法則に合わせるため）
関衝（手の井穴は一本の指で表裏関係を表すため）
液門（関衝から陽池までを直線で結ぶため）
中渚（関衝から陽池までを直線で結ぶため）
大敦（足の陰経の井穴は内側に統一するため）

第七項　経穴名の由来

経穴はその一つ一つに意味があり、この意味を考察することは非常に重要なことである。

肺経

中府の「中」は中焦のことで、「府」は都である。つまり「中府」とは中焦の気が集まる所という意味である。

雲門の「雲」は上焦にある水分のことで、「門」は出入口のことである。つまり「雲門」とは上焦にある水分の出入り口であるという意味である。

天府の「天」は上半身のことで、「府」は都である。つまり「天府」とは上半身の気が多く集まっている所という意味である。

侠白の「侠」は挟むことで、「白」は五行表の肺の色のことである。つまり「侠白」とは肺の色である白を挟んでいる経穴という意味である。

尺沢の「尺」とは橈骨のことで、「沢」は水のことである。つまり「尺沢」とは肺経の合水穴で橈骨にある経穴という意味である。

孔最の「孔」は穴のことで、「最」は最も広い所のことである。つまり「孔最」とは肺経の中で最も筋肉に富んでいる経穴という意味である。

列缺の「列」は並べることで、「缺」はくぼんでいることである。つまり「列缺」とは三つ並ぶ経穴（列缺・経渠・太淵）の中でくぼんでいる経穴という意味である。

経渠の「経」は縦糸のことで、「渠」は溝のことである。つまり「経渠」とは肺経という縦糸上の溝に該当する所にある経穴という意味である。

太淵の「太」は大きいことで、「淵」は深いことである。つまり「太淵」とは動脈が大きく、そして深く拍動する所にある経穴という意味である。

魚際の「魚」は拇指球のことで、「際」は辺縁のことである。つまり「魚際」とは拇指球の辺縁という意味である。

少商の「少」は小さいことで、「商」は五音（角徴宮商羽《かくちきゅうしょうう》）の中の肺経の音のことである。つまり「少商」とは肺気が僅かにあるという意味である。

大腸経

商陽の「商」は肺経の持つ音のことで、「陽」は陽経を表している。つまり「商陽」とは肺経の表裏関係にある陽経という意味である。

二間の「二」は二つ目のことで、「間」は場所のことである。つまり「二間」とは大腸経の二つ目の経穴という意味である。

三間の「三」は三つ目のことで、「間」は場所のことである。つまり「三間」とは大腸経の三つ目の経穴という意味である。

合谷の「合」は何か二つのものが合わさることで、「谷」は肉の大会（比較的大きな筋肉が重なっている）する所である。つまり「合谷」とは第一指と第二指が合わさるところで肉が豊富にある経穴という意味である。

陽谿の「陽」は陽経のことで、「谿」は肉の小会（比較的小さな筋肉（ほぼ腱）が重なっている）する所である。つまり「陽谿」とは大腸経という陽経上で腱と腱が合流する経穴という意味である。

偏歴の「偏」は本道から外れることで、「歴」はこれまで辿ってきた道のことである。つまり「偏歴」とは大腸経の本道から外れる経穴という意味である。

温溜の「温」は温かいことで、「溜」は溜まることである。つまり「温溜」とは陽気が集まった経穴という意味である。

下廉の「下」は上廉より下のことで、「廉」は丘のことである。つまり「下廉」とは前腕の筋が盛り上がった所にあり、なおかつ上廉より下にある経穴という意味である。

上廉の「上」は下廉より上のことで、「廉」は丘のことである。つまり「上廉」とは前腕の筋の盛り上がった所にあり、なおかつ下廉より上にある経穴という意味である。

手三里の「手」は手のことで、「三」は肘髎《ちゅうりょう》の下三寸のことで、「里」は居のことである。つまり「手三里」とは肘髎より三寸下った所にある経穴という意味である。

曲池の「曲」は屈曲のことで、「池」はくぼみのことである。つまり「曲池」とは肘を曲げた時にできるくぼみという意味である。

肘髎の「肘」は肘のことで、「髎」はくぼみのことである。つまり「肘髎」とは肘にあるくぼみという意味である。

手五里の「手」は手のことで、「五」は手三里の上五寸のことで、「里」は居のことである。つまり「手五里」とは手三里より五寸上がった経穴という意味である。

臂臑の「臂」は上腕のことで、「臑」は筋の豊富な所のことである。つまり「臂臑」とは上腕部にあって筋の豊富な経穴という意味である。

肩髃の「肩」は肩関節のことで、「髃」は骨間の隙間のことである。つまり「肩髃」とは上腕骨の肩峰の隙間にある経穴という意味である。

巨骨の「巨」は大きいことで、「骨」は骨のことである。つまり「巨骨」とは鎖骨という意味である。

天鼎の「天」は頭部のことで、「鼎」は丸い容器で両側に二つの取っ手があり、下には容器の支えとなる三本の脚がある器のことである。これは頭部をその容器になぞらえていて、二つの取っ手は両耳、三本の脚は左右の胸鎖乳突筋と頸椎を指している。つまり「天鼎」とは頭部を鼎に例えてその鼎の中央にある経穴という意味である。

扶突の「扶」は拇指以外の指を四本並べて作る三寸のことで、「突」は隆起した所のことである。つまり「扶突」とは喉頭隆起から外方三寸にある経穴という意味である。

禾髎の「禾」は穀物のことで、「髎」はくぼみのことである。つまり「禾髎」とは食物に関するくぼみ（ここでは鼻と口）の近くにある経穴という意味である。

迎香の「迎」は迎えることで、「香」は香りのことである。つまり「迎香」とは嗅覚を司る鼻の近くにある経穴という意味である。

胃経

承泣の「承」は引き受けることで、「泣」は涙のことである。つまり「承泣」とは涙に関係する経穴という意味である。

四白の「四」は四方八方のことで、「白」は白色のことである。つまり「四白」は四方八方が白いという意味である。

巨髎の「巨」は大きいことで、「髎」はくぼみのことである。つまり「巨髎」とは上顎骨が作る大きなくぼみという意味である。

地倉の「地」は天に対する地（ここでは口）のことで、「倉」は食物を貯蔵する所のことである。つまり「地倉」とは食物を入れる口という意味である。

大迎は下顎骨で下顎角より前方を大迎骨と呼ぶ。つまり「大迎」とは下顎骨にある経穴のことである。

頬車の「頬」は頬部のことで、「車」は頤のことである。つまり「頬車」とは頬部であって頤である所にある経穴という意味である。

下関の「下」は上関と比べて下ということで、「関」は耳前のことである。つまり「下関」とは耳前にあって上関より下にある経穴という意味である。

頭維の「頭」は額のことで、「維」は角のことである。つまり「頭維」とは額角にある経穴という意味である。

人迎の「人」は人体の正気のことで、「迎」は迎え入れることである。つまり「人迎」とは人体の正気を迎え入れる（反映する）経穴という意味である。

水突の「水」は津液のことで、「突」は突出（ここでは喉頭隆起）のことである。つまり「水突」とは水を飲んだ時に動く喉頭隆起の近くの経穴という意味である。

気舎の「気」は宗気のことで、「舎」は留めることである。つまり「気舎」とは胸中に満ちている宗気に関係する経穴という意味である。

缺盆の「缺」は欠けていることで、「盆」は深くくぼんでいることである。つまり「缺盆」とは肩上部で大きくかけてくぼんでいる経穴という意味である。

気戸の「気」は宗気のことで、「戸」は門戸のことである。つまり「気戸」とは宗気への入り口という意味である。

庫房の「庫」は貯えることで、「房」は乳房のことである。つまり「庫房」とは乳房の近くで乳汁を貯蔵している経穴という意味である。

屋翳の「屋」は屋根のことで、「翳」は覆うことである。つまり「屋翳」とは五臓六腑の蓋である肺に通じている経穴という意味である。

膺窓の「膺」は胸のことで、「窓」は穴や孔のことである。つまり「膺窓」とは胸部にあり心や肺に通じている経穴という意味である。

乳中の「乳」は乳房のことで、「中」は真ん中のことである。つまり「乳中」とは乳頭にある経穴という意味である。

乳根の「乳」は乳房のことで、「根」は下のことである。つまり「乳根」とは乳頭の下にある経穴という意味である。

不容の「不」は否定形のことで、「容」は食物を受納することである。つまり「不容」とは胃が食物で満たされて満腹状態になった状態の時に反応する経穴という意味である。

承満の「承」は受納のことで、「満」は充満のことである。つまり「承満」とは不容と同じく食物で胃が満たされて満腹状態になった状態の時に反応する経穴という意味である。

梁門の「梁」は重要な所のことで、「門」は出入り口のことである。つまり「梁門」とは胃経の中で最も重要な経穴という意味である。

関門の「関」は梁と同じく重要な所のことで、「門」は出入り口のことである。つまり「関門」とは梁門と同じく胃経の中で最も重要な経穴という意味である。

太乙「太」は大きいことで、「乙」は一のことである。また太乙は北極星のことで、中心かつ不動のものということを指している。つまり「太乙」とは腹部という人体の中心にあって人体の上下の真ん中にある経穴という意味である。

滑肉門の「滑」は滑らかなこと、「肉」は肌肉の司る脾のこと、「門」は出入り口のことである。つまり「滑肉門」とは肌肉を司る脾胃の働きを円滑にする経穴という意味である。

天枢の「天」は上部のことで、「枢」は天地の気が昇降する時の重要な所のことである。ま北斗七星の第一星を天枢《てんすう》、第二星を天璇《てんせん》、第三星を天璣《てんき》、第四星を天権《てんけん》、第五星を玉衡《ぎょくしょう》、第六星を開陽《かいよう》、第七星を揺光《ようこう》と呼び、第一星から第四星までを魁《かい》、第五星から第七星までを杓《ひょう》と呼び、両者を合わせて斗《と》と呼ぶ。の二つを有している。このように天枢は人体の天地に分ける重要な所という意味と、太乙の所でも触れたように腹部を天体になぞらえ、最重要部位ということを強調している意味

の二つを有している。

外陵の「外」は表のことで、「陵」は隆起のことである。つまり「外陵」とは腹部で腹筋によって隆起している経穴という意味である。

大巨の「大」も「巨」も大きいことである。つまり「大巨」とは下腹部で最も隆起している経穴という意味である。

水道の「水」は津液のことで、「道」は通路のことである。つまり「水道」とは膀胱と尿道口を結ぶ通路という意味である。

帰来の「帰」も「来」も戻ることである。つまり「帰来」とは夫が仕事から早退してくるくらい重要な妻の妊娠や出産に関与する経穴であるという意味である。

気衝の「気」は気のことで、「衝」は動脈拍動のことである。つまり「気衝」とは動脈拍動部で胃の気を診る経穴という意味である。

髀関の「髀」は大腿骨のことで、「関」は関節のことである。つまり「髀関」とは股関節にある経穴という意味である。

伏兎の「伏」はうつ伏せになっている状態のことで、「兎」はうさぎのことである。つまり「伏

兎」とはうさぎがうつ伏せになっている姿という意味である。

陰市の「陰」は下半身のことで、「市」は集まることである。つまり「陰市」とは陰気が集まる経穴という意味である。

梁丘の「梁」は重要な所のことで、「丘」は隆起していることである。つまり梁丘とは膝上で隆起している重要な経穴という意味である。

犢鼻の「犢」は子牛のことで、「鼻」は鼻のことである。つまり「犢鼻」とは子牛の鼻という意味である。

足三里の「足」は足のこと、「三」は犢鼻の下三寸のこと、「里」は居のことである。つまり「足三里」とは犢鼻の下三寸にある経穴という意味である。

上巨虚の「上」は下巨虚の上のこと、「巨」は大きいこと、「虚」は隙間のことである。つまり「上巨虚」とは脛骨と腓骨の間の大きい空間にある経穴という意味である。

条口の「条」は狭く長いことで、「口」は出入り口のことである。つまり「条口」とは足関節を背屈させると筋と筋の間に細長い隙間ができる所にある経穴という意味である。

下巨虚の「下」は上巨虚の下のこと、「巨」は大きいこと、「虚」は隙間のことである。つまり「下巨虚」とは上巨虚より下にあり、上巨虚と同じく脛骨と腓骨の間の大きい隙間にある経穴という意味である。

豊隆の「豊」は豊かなことで、「隆」は隆起のことである。つまり「豊隆」とは筋が豊かで隆起している所にある経穴という意味である。

解谿の「解」は関節のことで、「谿」は肉の小会することである。つまり「解谿」とは足関節で腱と腱が作るくぼみにある経穴という意味である。

衝陽の「衝」は動脈拍動のことで、「陽」は陽経のことである。つまり「衝陽」とは胃経という陽経の中で動脈が拍動する経穴という意味である。

陥谷の「陥」はくぼみのことで、「谷」は隆起と隆起の間で谷になっている所である。つまり「陥谷」とは骨間のくぼみにある経穴という意味である。

内庭の「中」は中のことで、「庭」は居のことである。つまり「内庭」とは気が中に潜んでいる経穴という意味である。

厲兌の「厲」は砥石のことで、「兌」は八卦の西のことで西は金に属する。つまり「厲兌」とは金に属する経穴（五行でいえば厲兌は井金穴）という意味である。

脾経

隠白の「隠」は隠すことで、「白」は肺のことである。つまり「隠白」とは相生関係になっているが、埋金の作用により肺の働きを抑える経穴という意味である。

大都の「大」は大きくて広いことで、「都」は人や物が集まることである。つまり「大都」とは脾気が集まりやすい経穴という意味である。

太白とは金星のことである。つまり「太白」とは脾経の中で肺に連絡する経穴という意味である。

公孫とは黄帝の姓（名は軒轅《けんえん》）のことである。つまり「公孫」とは黄帝の姓を使うぐらい様々な病を治す重要な経穴という意味である。

商丘の「商」は五音でいう肺の音のことで、「丘」は隆起している所のことである。つまり「商丘」とは内踝という隆起している所にある経金穴（肺は金に属し、肺の五音は商である）という意味である。

三陰交の「三」は脾経、肝経、腎経の三つの経脈のこと、「陰」は陰のこと、「交」は交わることである。つまり「三陰交」とは脾経、肝経、腎経の三つの経脈が交わっている経穴という意味である。

漏谷の「漏」は漏らすことで、「谷」は隆起の間のくぼみのことである。つまり「漏谷」とは湿邪を漏らす（利尿する）経穴という意味である。

地機の「地」は天（上半身）に対する地（下半身）のことで、「機」は繊細なことである。つまり「地機」とは下半身にあり刺激に敏感な経穴という意味である。

陰陵泉の「陰」は陰経のこと、「陵」は高い丘陵のこと、「泉」は水源のことである。つまり「陰陵泉」とは脾経の経穴で高い丘陵（脛骨内側顆）周辺にある水の性質を持つ経穴という意味である。

血海の「血」は経血のことで、「海」は集まっていることである。つまり「血海」とは経血病に通じる経穴という意味である。

箕門の「箕」は穀物を収穫した後にふるいにかけるために作られた竹製の農機具のことで、

「門」は出入り口のことである。つまり「箕門」とは大腿内側が箕の形と似ているためにこの字を当てていて、大腿内側の中心的経穴という意味である。

衝門の「衝」は動脈拍動のことで、「門」は出入り口のことである。つまり「衝門」とは動脈拍動部で腹腔内に入ることができる門戸という意味である。

府舎の「府」は集まることで、「舎」は居住することである。つまり「府舎」とは五臓六腑の気が集まる経穴という意味である。

腹結の「腹」は腹部のことで、「結」は集まることである。つまり「腹結」とは腹部の気が特に多く集まる経穴という意味である。

大横の「大」は大腸の募穴のことで、「横」は横線（水平線）のことである。つまり「大横」とは大腸の募穴である天枢の横にある経穴という意味である。

腹哀の「腹」は腹部のことで、「哀」は泣き声（グル音）である。つまり「腹哀」とは腹が鳴ってあたかも悲鳴を上げているようだという意味である。

食瀆の「食」は食物のことで、「瀆」は空間のことである。つまり「食瀆」とは昇清作用によって脾から肺に行く通路という意味である。

天谿の「天」は上半身のことで、「谿」は肉の小会する所のことである。つまり「天谿」とは上半身にあって肋骨と肋骨の間にある経穴という意味である。

胸郷の「胸」は胸部のことで、「郷」は居のことである。つまり「胸郷」とは胸部で気の多く集まる経穴という意味である。

周栄の「周」は隅々まで行き届いていることで、「栄」は栄養のことである。つまり「周栄」とは全身を栄養する経穴という意味である。

大包の「大」は大きいことで、「包」は包むことである。つまり「大包」とは全身を包む（総括する）経穴という意味である。

心経

極泉の「極」は最高位のことで、「泉」は源泉のことである。つまり「極泉」とは心経の中で本も高い所にあり心気の源泉となる経穴という意味である。

青霊の「青」は若々しいことで、「霊」は心が司る神のことである。つまり「青霊」とは極泉から出た神気がまだ活きの良い状態であるという意味である。

少海の「少」は少陰のことで、「海」は集まることである。つまり「少海」とは少陰の気が多く集まっている経穴という意味である。

霊道の「霊」は心が司る神のことで、「道」は通路のことである。つまり「霊道」とは神に通じる通路という意味である。

通里の「通」は通じていることで、「里」は居のことである。つまり「通里」とは心経の中で小腸経に通じている経穴という意味である。

陰郄の「陰」は少陰経のことで、「郄」は気血の多く集まる所のことである。つまり「陰郄」とは心経にあって気血が多く集まっている経穴という意味である。

神門の「神」は神気のことで、「門」は出入り口のことである。つまり「神門」とは神気に通じる出入り口という意味である。

少府の「少」は少陰経のことで、「府」は集まることである。つまり「少府」とは少陰心経の気が多く集まっている経穴という意味である。

少衝の「少」は少陰経のことで、「衝」は突き抜けることである。つまり「少衝」とは少陰心経の気が突き抜けてしまう（最後に位置する）経穴という意味である。

小腸経

少沢の「少」は小腸経の「小」のことで、「沢」は水のことである。つまり「少沢」とは小腸経の源泉という意味である。

前谷の「前」は前のことで、「谷」は骨間のくぼみである。つまり「前谷」とは第五中手指節関節の前（遠位）にあるくぼみという意味である。

後谿の「後」は後ろのことで、「谿」は肉の小会する所である。つまり「後谿」とは第五中手指節関節の後で筋が小さく隆起している経穴という意味である。

腕骨の「腕」とは腕関節のことで、「骨」は豆状骨《ずじょうこつ》のことである。つまり「腕骨」とは豆状骨付近の経穴という意味である。

陽谷の「陽」は陽のことで、「谷」は骨間のくぼみである。つまり「陽谷」とは小腸経で腕骨よりさらに陽の位置（上がった所）にあるくぼみという意味である。

養老の「養」は養うことで、「老」は老人のことである。つまり「養老」とは老人に対して効果のある経穴という意味である。

支正の「支」は分枝のことで、「正」は正経のことである。つまり「支正」とは正経より分かれていく経穴という意味である。

小海の「小」は小腸経のことで、「海」は集まる所のことである。つまり「小海」とは小腸経の気が多く集まっている経穴という意味である。

肩貞の「肩」は肩のことで、「貞」は正しいことである。つまり「肩貞」とは肩関節の正常な動きを司る経穴という意味である。

臑腧の「臑」は筋の豊富な所のことで、「腧」は経穴のことである。つまり「臑兪」とは上腕部や肩関節付近で筋の盛り上がっている経穴という意味である。

天宗の「天」は上半身のことで、「宗」は宗気（肺から吸入した清気と食物から得た穀気が合わさった気）のことである。つまり「天宗」とは小腸経の中で宗気に関わる経穴という意味である。

秉風の「秉」はしっかり握ることで、「風」は風邪のことである。つまり「秉風」とは風邪の性質を掌握することによって風邪から身を守る経穴という意味である。

曲垣の「曲」は曲がっていることで、「垣」は垣根である。つまり「曲垣」とは肩甲骨の角にあり、肩甲骨棘等に囲まれている所にある経穴という意味である。

肩外腧の「肩」は肩のこと、「外」は外側のこと、「腧」は経穴のことである。つまり「肩外兪」とは肩中兪より外側にある経穴という意味である。

肩中兪の「肩」は肩のこと、「中」は真ん中のことである。つまり「肩中兪」とは肩上部にあって肩井と大椎の中間にある経穴という意味である。

天窓の「天」は頭部のことで、「窓」は孔のことである。つまり「天窓」とは頭部の七竅（目、耳、鼻、口）に通じる経穴という意味である。

天容の「天」は頭部のことで、「容」は受け入れることである。つまり「天容」とは頭部の疾患に対して有効な経穴という意味である。

顴髎の「顴」は頬骨のことで、「髎」はくぼみのことである。つまり「顴髎」とは頬骨の下縁にある経穴という意味である。

聴宮の「聴」は聴くことで、「宮」は要所のことである。つまり「聴宮」とは聴覚に対して有効な経穴という意味である。

膀胱経

睛明の「睛」は目のことで、「明」は明るいことである。つまり「睛明」とは視覚に対して有効な経穴という意味である。

攅竹「攅」は集まっていることで、「竹」は竹のことである。つまり「攅竹」とは竹林のように集まっている眉付近の経穴という意味である。

眉衝の「眉」は眉のことで、「衝」は突き抜けることである。つまり「眉衝」とは眉（攅竹）

を突き抜けて、眉より上方にある経穴という意味である。

曲差の「曲」は曲がることで、「差」は異なることである。つまり「曲差」とは眉衝から五処に行く前に外方に曲がって本筋より異なった経路を進む経穴という意味である。

五処の「五」は五番目のことで、「処」は場所のことである。つまり「五処」とは膀胱経の五番目の経穴という意味である。

承光の「承」は受けることで、「光」は日光のことである。つまり「承光」とは頭頂にあり日光を受ける経穴という意味である。

通天の「通」は通じることで、「天」は天のことである。つまり「通天」とは人体の天の部位である頭頂にある経穴という意味である。

絡却の「絡」は絡うことで、「却」は退くことである。つまり「絡却」とは膀胱経が百会から入って脳を絡い、退却して本経に戻る経穴という意味である。

玉枕の「玉」は貴重なもののことで、「枕」は枕骨（外後頭隆起）のことである。つまり「玉枕」とは経穴部位を表示する際に重点となる外後頭隆起の付近にある貴重な経穴という意味である。

天柱の「天」は頭部のことで、「柱」は柱骨（脊柱）のことである。つまり「天柱」とは脊椎の中で最上部にある頸椎の所にある経穴という意味である。

大杼の「大」は大きいことで、「杼」は機織りの横糸に関係する糸巻で、ここでは横突起のことである（横突起は別名杼骨と呼ばれている）。つまり「大杼」とは最も大きい横突起の上にある経穴という意味である。

風門の「風」は風邪のことで、「門」は出入り口のことである。つまり「風門」とは風邪が侵入してくる門戸という意味である。

肺兪の「肺」は肺のことで、「兪」は経穴である。つまり「肺兪」とは肺に通じる経穴という意味である。

厥陰兪の「厥陰」は心包経のこと、「兪」は経穴である。つまり「厥陰兪」とは心包経に通じる経穴という意味である。

心兪の「心」は心のことで、「兪」は経穴である。つまり「心兪」とは心に通じる経穴という意味である。

督兪の「督」は督脈のことで、「兪」は経穴である。つまり「督兪」とは督脈に通じる経穴という意味である。

膈兪の「膈」は横隔膜のことで、「兪」は経穴である。つまり「膈兪」とは横隔膜に通じる経穴という意味である。

肝兪の「肝」は肝のことで、「兪」は経穴である。つまり「肝兪」とは肝に通じる経穴という意味である。

胆兪の「胆」は胆のことで、「兪」は経穴である。つまり「胆兪」とは胆に通じる経穴という意味である。

脾兪の「脾」は脾のことで、「兪」は経穴である。つまり「脾兪」とは脾に通じる経穴という意味である。

胃腧の「胃」は胃のことで、「腧」は経穴である。つまり「胃腧」とは胃に通じる経穴という意味である。

三焦腧の「三焦」は三焦のことで、「腧」は経穴である。つまり「三焦腧」とは三焦に通じる経穴という意味である。

腎腧の「腎」は腎のことで、「腧」は経穴である。つまり「腎腧」とは腎に通じる経穴という意味である。

気海腧の「気海」は任脈の気海のことで、「腧」は経穴である。つまり「気海腧」とは気海に通じる経穴という意味である。

大腸腧の「大腸」は大腸のことで、「腧」は経穴である。つまり「大腸腧」とは大腸に通じる経穴という意味である。

関元腧の「関元」は任脈の関元のことで、「腧」は経穴である。つまり「関元腧」とは関元に通じる経穴という意味である。

小腸腧の「小腸」は小腸のことで、「腧」は経穴である。つまり「小腸腧」とは小腸に通じる経穴という意味である。

膀胱腧の「膀胱」は膀胱のことで、「腧」は経穴である。つまり「膀胱腧」とは膀胱に通じる経穴という意味である。

中膂腧の「中」は中ること、「膂」は脊中起立筋のこと、「腧」は経穴である。つまり「中膂腧」とは脊中起立筋の起始部にある経穴という意味である。

白環腧の「白」は帯下や精液のこと、「環」はつながっていること、「腧」は経穴である。つまり「白環腧」とは帯下過多や遺精等に対して効果がある経穴という意味である。

上髎の「上」は第一仙骨孔のことで、「髎」は孔のことである。つまり「上髎」とは第一仙骨孔という意味である。

次髎の「次」は第二仙骨孔のことで、「髎」は孔のことである。つまり「次髎」とは第二仙骨孔という意味である。

中髎の「中」は第三仙骨孔のことで、「髎」は孔のことである。つまり「中髎」とは第三仙骨孔という意味である。

下髎の「下」は第四仙骨孔のことで、「髎」は孔のことである。つまり「下髎」とは第四仙骨孔という意味である。

会陽の「会」は会うことで、「陽」は陽のことである。つまり「会陽」とは膀胱経と督脈という二つの陽気の強い経脈が会合する経穴という意味である。

承扶の「承」は受けることで、「扶」は助けることである。つまり「承扶」とは上半身の体重を受けて支える大臀筋の働きを助ける経穴という意味である。

殷門の「殷」は大きいことで、「門」は出入り口のことである。つまり「殷門」とは膀胱経の脈が出入りする広い所という意味である。

浮郄の「浮」は上のことで、「郄」は気血の多く集まる所のことである。つまり「浮郄」とは委陽の上で気血が多く集まる経穴という意味である。

委陽の「委」は曲がることで、「陽」は陽のことである。つまり「委陽」とは膝窩にあり委中の陽側（外側）にある経穴という意味である。

委中の「委」は曲がることで、「中」は真ん中のことである。つまり「委中」とは膝窩中央にある経穴という意味である。

附分の「附」は傍らのことで、「分」は分かれることである。つまり「附分」とは大杼のラインの外側で、分かれてもう一本のラインを形成する経穴という意味である。

魄戸の「魄」は肺が蔵する魄のことで、「戸」は出入り口のことである。つまり「魄戸」とは肺に通じる経穴という意味である。

膏肓の「膏」は脂肪のことで、「肓」は胸腔または骨盤腔のことである。つまり「膏肓」とは胸腔に通じる経穴という意味である。

神道の「神」は心が蔵する神のことで、「堂」は居室のことである。つまり「神道」とは心神が宿る経穴という意味である。

譩譆は患者を指圧した時「あぁ～」と感嘆の声を漢字にしたものである。

膈関の「膈」は横隔膜のことで、「関」は重要なことである。つまり「膈関」とは横隔膜に通じる経穴という意味である。

魂門の「魂」は肝が蔵する魂のことで、「門」は出入り口のことである。つまり「魂門」とは肝気が宿る経穴という意味である。

陽綱の「陽」は陽経のことで、「鋼」は束ねて代表することである。つまり「陽鋼」とは全ての陽経を束ねている（全ての陽経に効果的である）経穴という意味である。

意舎の「意」は脾が蔵する意のことで、「舎」は居ることである。つまり「意舎」とは意が宿る経穴という意味である。

胃倉の「胃」は胃のことで、「倉」は倉庫のことである。つまり「胃倉」とは胃気を蔵している経穴という意味である。

肓門の「肓」は胸腔または骨盤腔のことで、「門」は出入り口のことである。つまり「肓門」とは骨盤腔に通じている経穴という意味である。

志室の「志」は腎が蔵する志のことで、「室」は蔵することである。つまり「志室」とは志を蔵する経穴という意味である。

胞肓の「胞」は膀胱のことで、「肓」は胸腔または骨盤腔のことである。つまり「胞肓」とは骨盤腔にある膀胱に効果的な経穴という意味である。

秩辺の「秩」は順序のことで、「辺」は果てである。つまり「秩辺」とは整然と並んでいる膀胱経の経穴の中で体幹最後の経穴という意味である。

合陽の「合」は合することで、「陽」は太陽経の陽のことである。つまり「合陽」とは大杼のラインと附分のラインが交わる経穴という意味である。

承筋の「承」は受けることで、「筋」は筋肉のことである。つまり「承筋」は底屈という行為を受け持つ筋肉（下腿三頭筋）の中央にある経穴という意味である。

承山の「承」は受けることで、「山」は隆起のことである。つまり「承山」とは底屈という行為を受け持つ筋肉（下腿三頭筋）の最も隆起している所にある経穴という意味である。

飛陽の「飛」は飛び上がることで、「陽」は太陽経のことである。つまり「飛陽」とは膀胱経の中で底屈して取穴する経穴という意味である。

跗陽の「跗」は傍らのことで、「陽」は少陽経のことである。つまり「跗陽」とは少陽胆経に接近している経穴という意味である。

崑崙とは古代中国にあった山の名前である。つまり「崑崙」とは外踝や踵骨を山に見立ててその近くにある経穴という意味である。

僕参の「僕」は召使いのことで、「参」は下の者が上の者を見ることである。つまり「僕参」とは下肢で最も低い位置にある経穴という意味である。

申脈の「申」は子午流注でいうと八時のことで（十二経脈で言うと膀胱経に当たる）、「脈」は経脈のことである。つまり「申脈」とは申に位置する経脈（膀胱経）に属する経穴という意味である。

金門の「金」は五行の金のことで、「門」は出入り口のことである。つまり「金門」とは膀胱経（子午流注の八時の所にある膀胱経は方角で言うと西になり、西は肺に属している。そして肺の五行は金である）の出入り口という意味である。

京骨の「京」は大きいことで、「骨」は骨のことである。つまり「京骨」とは大骨と呼ばれている第五中足骨の付近にある経穴という意味である。

束骨の「束」は束ねることで、「骨」は骨のことである。つまり「束骨」とは五本の中足骨を束ねて足幅を測る時の基準となる位置にある経穴という意味である。

通谷の「通」は通路のことで、「谷」は骨間のくぼんだ所のことである。つまり「通谷」とは膀胱経の脈気が通るくぼみにある経穴という意味である。

至陰の「至」は極みのことで、「陰」は陰のことである。つまり「至陰」とは膀胱経の脈気がここで終わり、陰経の腎経に繋がる所にある経穴という意味である。

腎経

湧泉の「湧」は湧き出ることで、「泉」は源のことである。つまり「湧泉」とは腎気が湧き出る経穴という意味である。

然谷の「然」は燃えることで、「谷」は骨間のくぼんだ所である。つまり「然谷」とは舟状骨付近のくぼみにあり、腎経の中で熱作用（栄火穴）を持つ経穴という意味である。

太谿の「太」は大のことで、「谿」は肉の小会する所のことである。つまり「太谿」とは腱と腱との間にあり、動脈拍動が他の谿がつく経穴（陽谿、解谿、天谿、後谿、侠谿）より大きい経穴という意味である。

大鐘の「大」は大きいことで、「鐘」は音が出る鐘のことである。つまり「大鐘」とはここに鍼をすると末梢神経に触れやすく、大きく鐘の音が響いたように感じる経穴という意味である。

照海の「照」は基準にすることで、「海」は集まっていることである。つまり「照海」とは腎経が持つ作用の基準となる（腎経を代表する）経穴という意味である。

水泉の「水」は水のことで、「泉」は源のことである。つまり「水泉」とは腎気（水）の源となる経穴という意味である。

復溜の「復」は戻ることで、「溜」は流れることである。つまり「復溜」とは太谿から下って内踝の下や踵骨を循《めぐ》った気が再び太谿の上に戻ってきた経穴という意味である。

交信の「交」は交わることで、「信」は誠実なことである。信は五徳（仁義礼智信）において土に属し（仁は木、義は金、礼は火、智は水、信は土）、脾も土に属する（ここでの土とは脾経の三陰交のことである）。つまり「交信」とは三陰交に交わる前の経穴という意味である。

築賓の「築」は堅いことで、「賓」は並んでいることである。つまり「築賓」とは下腿内側で太谿、復溜、交信と順序良く並んでいる経穴の中で特に堅い所にある経穴という意味である。

陰谷の「陰」は少陰経のことで、「谷」はくぼんだ所のことである。つまり「陰谷」とは腎経で半腱様筋腱と半膜様筋腱の間のくぼみにある経穴という意味である。

横骨は恥骨を別名横骨と呼ぶ。つまり「横骨」とは恥骨という意味である。

大赫の「大」は大きいことで、「赫」は盛んなことである。つまり「大赫」とは腎気が特に盛んである経穴という意味である。

気穴の「気」は気化作用のことで、「穴」は経穴のことである。つまり「気穴」とは膀胱の下口で津液を気化作用によって尿に変える経穴という意味である。

四満の「四」は周囲のことで、「満」は張ることである。つまり「四満」とは下腹部が気滞《きたい》、血瘀《けつお》、痰飲《たんいん》、食積《しょくせき》等を原因として起こる気血津液の停滞に効果のある経穴という意味である。

中注の「中」は胞中のことで、「注」は注ぐことである。つまり「中注」とは腎気が胞中に注ぐ経穴という意味である。

肓腧の「肓」は胸腔または骨盤腔のことで、「腧」は経穴である。つまり「肓兪」とは骨盤腔に入る経穴という意味である。

商曲の「商」は五音でいう肺のことで、「曲」は曲がることである。つまり「商曲」とは肺の表裏関係である大腸が屈曲している所にある経穴という意味である。

石関の「石」は水のことで、「関」は通じないことである。つまり「石関」とは津液が不足して便が石のように硬くなり、便秘になっているのを治す経穴という意味である。

陰都の「陰」は少陰経のことで、「都」は色々なものが集まっていることである。つまり「陰都」とは腎経でありながら胃の働きにも関与して多様な機能を有している経穴という意味である。

腹通谷の「通」は通じることで、「谷」は肉の大会する所のことである。つまり「通谷」とは衝脈に通じていて肉の大会する所という意味である。

幽門は七衝門（飛門、戸門、吸門、噴門、幽門、蘭門、魄門）の幽門のことで、胃の出口という意味である。

歩廊の「歩」は歩くことで、「廊」は堂（人体で言えば君主の官である心）へと続く通路のことである。つまり「歩廊」とは心へと続く通路という意味である。

神封の「神」は心が司る五志のことで、「封」は領土を与えて領主にすることである。つまり「神封」とは神を司る心の中心的経穴という意味である。

霊墟の「霊」は心が司る神のことで、「墟」は居のことである。つまり「霊墟」とは神の作用を持つ経穴という意味である。

神蔵の「神」は心が司る神のことで、「蔵」は蔵することである。つまり「神蔵」とは神と連絡する経穴という意味である。

彧中《いくちゅう》の「彧」は盛んなことで、「中」は体の中のことである。つまり「彧中」とは体内で腎気が盛んな経穴という意味である。

腧府の「腧」は経穴のことで、「府」は集まることである。つまり「腧府」とは腎気が多く集まる経穴という意味である。

心包経

天池の「天」は上半身のことで、「池」はくぼみのことである。つまり「天池」とは上半身にあって肋間のくぼみにある経穴という意味である。

天泉の「天」は上半身のことで、「泉」は源のことである。つまり「天泉」とは上半身にあり心包経の源となる経穴という意味である。

曲沢の「曲」は屈曲のことで、「沢」は水のことである。つまり「曲沢」とは肘関節の所で水の性質（合水穴）を持つ経穴という意味である。

郄門の「郄」は気血の多く集まる筋の豊富な所のことで、「門」は出入り口のことである。つまり「郄門」とは心包経の気血が多く集まる筋の豊富な経穴という意味である。

間使の「間」は隙間のことで、「使」は臣使のことである。つまり「間使」とは腱と腱の隙間にあり、心を補佐する経穴という意味である。

内関の「内」は内臓のことで、「関」は重要なことである。つまり「内関」とは内臓に深く関係している重要な経穴という意味である。

大陵の「大」は大きいことで、「陵」は丘のことである。つまり「大陵」とは手関節掌側にある手根骨（月状骨と舟状骨）の隆起の間にある経穴という意味である。

労宮の「労」は労働のことで、「宮」は宮殿のことである。つまり「労宮」とは労働する時に最も大切な手の中央にある経穴という意味である。

中衝の「中」は中指のことで、「衝」は突き抜けることである。つまり「中衝」とは中指の先端にある心包経の経穴という意味である。

三焦経

関衝の「関」は重要な所のことで、「衝」は突き抜けることである。つまり「関衝」とは三焦経の末端にある経穴という意味である。

液門の「液」は津液の濁った状態のことで、「門」は出入り口のことである。つまり「液門」とは津液の中の濁った水（液）に通じる経穴という意味である。

中渚の「中」は中心のことで、「渚」は波打ち際のことである。つまり「中渚」とは津液を司る三焦の中心的役割を担う経穴という意味である。

陽池の「陽」は陽経のことで、「池」はくぼみのことである。つまり「陽池」とは手背という陽の部位でくぼんだ所にある経穴という意味である。

外関の「外」は外のことで、「関」は重要な所のことである。つまり「外関」とは内関の内臓に対比して体表に深く関係している経穴という意味である。

支溝の「支」は上肢のことで、「溝」は溝のことである。つまり「支溝」とは上肢にあって筋と筋の間にできる溝にある経穴という意味である。

会宗の「会」は会うことで、「宗」は中心になることである。つまり「会宗」とは三焦経の中心的経穴という意味である。

三陽絡の「三」は三焦経、小腸経、大腸経の三つの経脈のこと、「陽」は陽経のこと、「絡」は絡脈のことである。つまり「三陽絡」とは手の三陽経が交わる経穴という意味である。

四瀆の「四」は四つの川のことで、「瀆」は水路のことである。つまり「四瀆」とは江（長江）、河（黄河）、淮《わい》（淮河）、濟《さい》（濟水）の四つの川を四瀆と呼んだことから、水道を司る三焦経において重要な経穴という意味である。

天井の「天」は上のことで、「井」は人が集まっている所のことである。つまり「天井」とは三焦経の五兪穴の中で最も高い所にあり、経気が多く集まっている経穴という意味である。

清冷淵の「清冷」は深い所にある水のことで、「淵」は深い沼のことである。つまり「清冷淵」

とは経気が深い所を流れている経穴という意味である。

消濼の「消」は消えることで、「濼」は沢のことである。つまり「消濼」とは浅い所を流れてきた脈気が深い沢に入る所の経穴という意味である。

臑会の「臑」は上腕部のことで、「会」は会うことである。つまり「臑会」とは三焦経と陽維脈の交会穴という意味である。

肩髎の「肩」は肩のことで、「髎」は孔のことである。つまり「肩髎」とは肩関節の所でくぼんでいて穴が開いているように見える経穴という意味である。

天髎の「天」は上半身のことで、「髎」は孔のことである。つまり「天髎」とは肩上部でくぼんでいる経穴という意味である。

天牖の「天」は上半身のことで、「牖」は窓のことである。つまり「天牖」とは上半身にあり、耳という窓に通じている経穴という意味である。

翳風の「翳」は覆い隠すことで、「風」は風のことである。つまり「翳風」とは耳垂で隠された所にあり、風から守られている経穴という意味である。

瘈脈の「瘈」は痙攣のことで、「脈」は血脈のことである。つまり「瘈脈」とは肝風内動の時の筋痙攣に対して有効的な経穴という意味である。

顱息の「顱」は頭のことで、「息」は休息のことである。つまり「顱息」とは頭部にあって安神作用を持つ経穴という意味である。

角孫の「角」は耳の上のことで、「孫」は孫絡のことである。つまり「角孫」とは耳の上にあって頭部全般に効果的な経穴という意味である。

耳門の「耳」は耳のことで、「門」は出入り口のことである。つまり「耳門」とは三焦経の脈気が耳に出入りする経穴という意味である。

和髎の「和」は正常な働きのことで、「髎」は孔である。つまり「和髎」とは耳の正常な機能を維持する経穴という意味である。

絲竹空の「絲」は琴のこと、「竹」は竹笛のこと、「空」は小さな穴のことである。つまり「絲竹空」とは絲竹の音（琴や笛の音）を聞く耳の近くにある経穴という意味である。

胆経

瞳子髎の「瞳子」は眼球のことで、「髎」は孔のことである。つまり「瞳子髎」とは眼球の近くでくぼんでいる所にある経穴という意味である。

聴会の「聴」は聴くことで、「会」は集まることである。つまり「聴会」とは耳の近くにある経穴という意味である。

客主人は耳の前部を関と呼び、下関に対して頬骨突起を挟んで上関と呼ぶ。また下関を客、上関を主人に例えている。つまり「客主人」とは耳の前で頬骨突起の下縁にある下関よりも上にある経穴という意味である。

頷厭の「頷」は額角のことで、「厭」は覆い隠すことである。つまり「頷厭」とは額角にあって咀嚼筋で覆われている経穴という意味である。

懸顱の「懸」はぶら下がることで、「顱」は頭のことである。つまり「懸顱」とは頭部にあり、頷厭の下にぶら下がるようにして存在する経穴という意味である。

懸釐の「懸」はぶら下がることで、「釐」は長さの単位で少しのことである。つまり「懸釐」とは懸顱よりほんの少し離れた所にぶら下がっている経穴という意味である。

曲鬢の「曲」は曲がっていること、「鬢」は側頭部の髪のことである。つまり「曲鬢」とは側頭部にあり、曲がって次の率谷に向かう経穴という意味である。

率谷の「率」は基準のことで、「谷」はくぼみのことである。つまり「率谷」とは耳の上のくぼんだ所にあり、側頭部を循る胆経の基準となる経穴という意味である。

天衝の「天」は頭のことで、「衝」は通じることである。つまり「天衝」とは頭部の疾患に通じる経穴という意味である。

浮白の「浮」は浅い表のことで、「白」は白髪のことである。つまり「浮白」とは白髪の出やすい経穴という意味である。

頭竅陰の「竅」は孔のことで、「陰」は陰精のことである。つまり「竅陰」とは頭部にあって陰精（脳髄）を司る経穴という意味である。

完骨は乳様突起のことである。つまり「完骨」とは乳様突起の下にある経穴という意味である。

本神の「本」は根本のことで、「神」は心が司る神のことである。つまり「本神」とは神に通じることのできる経穴という意味である。

陽白の「陽」は陽経のことで、「白」ははっきり見えることである。つまり「陽白」とは胆経という陽経上で眼疾患に対して効果がある経穴という意味である。

頭臨泣の「臨」は臨むことで、「泣」は五液の泣に関係する目を指している。つまり「臨泣」とは目に対して効果的な経穴という意味である。

目窓の「目」は眼のことで、「窓」は孔のことである。つまり「目窓」とは目に通じている経穴という意味である。

正営の「正」は正気のことで、「営」は営気のことである。つまり「正営」とは正気と営気に通じる経穴という意味である。

承霊の「承」は受けることで、「霊」は心が蔵する神のことである。つまり「承霊」とは心が司る神の働きを承る経穴という意味である。

脳空の「脳」は脳のことで、「空」は孔のことである。つまり「脳空」とは脳に通じる経穴という意味である。

風池の「風」は風邪のことで、「池」はくぼみのことである。つまり「風池」とはくぼんだ所にあり、風邪を治すことのできる経穴という意味である。

肩井の「肩」は肩のことで、「井」は人が集まっている所のことである。つまり「肩井」とは肩上にあり経気が集まっている経穴という意味である。

淵液の「淵」は深いことで、「液」は腋のことである。つまり「淵液」とは腋にあり脈気が深い所を流れている経穴という意味である。

輒筋の「輒」は轍《てつ》のことで、「筋」は筋のことである。つまり「輒筋」とは車が通った後にできる車輪の跡（轍）を肋間とダブらせていて、肋間筋にある経穴という意味である。

日月の日月とは「明」という漢字を分解したものである。つまり「日月」とは真理（明らかなこと）を求める時に必要な決断が出る胆に通じている経穴という意味である。

京門の「京」は都のことで、「門」は出入り口のことである。つまり「京門」とは腎経の経気が多く集まる経穴という意味である。

帯脈の「帯」は腰に巻く帯のことで、「脈」は腹部を通る経脈のことである。つまり「帯脈」とは帯のように腹部を一周する奇経八脈の帯脈に通じている経穴という意味である。

五枢の「五」は京門、帯脈、五枢、維道、居髎の五つの経穴のことで、「枢」は重要な所のことである。つまり「五枢」とは側腹部にある五つの経穴のうち、最も重要な経穴という意味である。

維道の「維」は繋ぐことで、「道」は道のことである。つまり「維道」とは奇経八脈の帯脈に繋がっている経穴という意味である。

居髎の「居」は台の上に腰をおろすことで、「髎」は孔のことである。つまり「居髎」とは台の上に腰をおろした際に腸骨にできるくぼみにある経穴という意味である。

環跳の「環」は丸いことで大転子を指していて、「跳」は取穴する時の股関節屈曲位がまるで飛び跳ねるように見えることを指している。つまり「環跳」とは大転子周辺にあり股関節屈曲位で取穴する経穴という意味である。

風市の「風」は風邪のことで、「市」は集まることである。つまり「風市」とは中風偏枯によって半身不随になった時に用いる経穴という意味である。

中瀆の「中」は真ん中のことで、「瀆」は溝や水路のことである。つまり「中瀆」とは風市と膝陽関の中間にある経穴という意味である。

膝陽関の「陽」は少陽経のことで、「関」は重要な所のことである。つまり「陽関」とは少陽胆経の中で重要な経穴という意味である。

陽陵泉の「陽」は少陽経のこと、「陵」は高い丘陵（腓骨頭）のこと、「泉」は水が湧き出てくる所のことである。つまり「陽陵泉」とは少陽経上で腓骨頭周辺にある胆経の脈気が出てくる経穴という意味である。

陽交の「陽」は少陽経のことで、「交」は交わることである。つまり「陽交」とは少陽経上にあって陽維脈と交わる経穴という意味である。

外丘の「外」は外側のことで、「丘」は隆起のことである。つまり「外丘」とは下腿外側で筋が隆起している経穴という意味である。

光明の「光」は光のように明るいことで、「明」は明るいことである。つまり「光明」とは眼疾患に効果的な経穴という意味である。

陽輔の「陽」は少陽経のことで、「輔」は輔骨（腓骨）のことである。つまり「陽輔」とは少陽経上で腓骨上にある経穴という意味である。

懸鐘の「懸」はぶら下がることで、「鐘」は鈴のことである。つまり「懸鐘」とは昔に小児がここに鈴を付けていたことに由来する経穴という意味である。

丘墟の「丘」は隆起のことで、「墟」は大きな丘のことである。つまり「丘墟」とは外踝周辺にある経穴という意味である。

足臨泣の「臨」は臨むことで、「泣」は目のことである。つまり「臨泣」とは目に対して効果的な経穴という意味である。

地五会の「地」は下半身のこと、「五」は五臓のこと、「会」は会うことである。つまり「地五会」とは足にあって五臓の気が会合している経穴という意味である。

侠谿の「侠」は挟むことで、「谿」は肉が小会する所のことである。つまり「侠谿」とは第四趾と第五趾に挟まれた経穴という意味である。

足竅陰の「竅」は孔のことで、「陰」は陰精のことである。つまり「竅陰」とは陰精（骨髄）を司る経穴という意味である。

肝経

太敦の「大」は大きいことで、「敦」は重厚なことである。つまり「太敦」とは経穴の効果が大きくて重厚であるという意味である。

行間の「行」は行くことで、「間」は間である。つまり「行間」とは第一趾と第二趾の間を行く経穴という意味である。

太衝の「太」は大きいことで、「衝」は衝脈のことである。つまり「太衝」とは衝脈の脈気が盛んな経穴という意味である。

中封の「中」は真ん中のことで、「封」は閉じ込められていることである。つまり「中封」とは腱と腱の間に閉じ込められている（挟まれている）所にある経穴という意味である。

蠡溝の「蠡」は瓢箪のことで、「溝」は溝のことである。つまり「蠡溝」とは瓢箪（ここではふくらはぎのこと）の溝にある経穴という意味である。

中都の「中」は真ん中のことで、「都」は人や物が集まることである。つまり「中都」とは脛骨の中間で肝の脈気が集まる経穴という意味である。

膝関の「膝」は膝関節のことで、「関」は重要な所のことである。つまり「膝関」とは膝関節付近にある重要な経穴という意味である。

曲泉の「曲」は曲がることで、「泉」は源のことである。つまり「曲泉」とは膝を曲げて取穴する部位にあり、肝経の脈気の源になる経穴という意味である。

陰包の「陰」は厥陰経のことで、「包」とは女子胞のことである。つまり「陰包」とは厥陰経上にあり、女子胞に関係する経穴という意味である。

足五里の「五」は五つ目のことで、「里」は居のことである。つまり「足五里」とは肝経の最後の経穴（期門）から数えて五つ目の経穴という意味である。

陰廉の「陰」は陰部のことで、「廉」は辺縁のことである。つまり「陰廉」とは陰部の辺縁にある経穴という意味である。

急脈の「急」は緊張のことで、「脈」は動脈拍動のことである。つまり「急脈」とは気衝の下の動脈拍動部にあり、緊張した脈を感じ取ることができる経穴という意味である。

章門の「章」は一区切りのことで、「門」は出入り口のことである。つまり「章門」とは期門と並んで十二正経の最後にある経穴という意味である。

期門の「期」は一定の時間のことで、「門」は出入り口のことである。つまり「期門」とは十二正経という一定の流れが一周した最後の経穴という意味である。

任脈

会陰の「会」は会うことで、「陰」は陰部のことである。つまり「会陰」とは陰部にあり、衝脈と会合する経穴という意味である。

曲骨の「曲」は屈曲のことで、「骨」は横骨（恥骨）のことである。つまり「曲骨」とはやや湾曲している恥骨上縁の正中線上にある経穴という意味である。

中極の「中」は正中線のことで、「極」は最高位のことである。つまり「中極」とは正中線上にある最重要な経穴という意味である。

関元の「関」は重要な所のことで、「元」は元気のことである。つまり「関元」とは元気の生まれる重要な経穴という意味である。

石門の「石」は石脈のことで、「門」は出入り口のことである。つまり「石門」とは石脈を表す腎気の出入り口になる経穴という意味である。

気海の「気」は正気のことで、「海」は集まっていることである。つまり「気海」とは正気が集まっている経穴という意味である。

陰交の「陰」は陰経のことで、「交」は交わることである。つまり「陰交」は任脈、衝脈、腎経が交わる経穴という意味である。

神闕の「神」は心が司る神のことで、「闕」は君主居城の門のことである。つまり「神闕」とは神に通じることができる経穴という意味である。

水分の「水」は津液のことで、「分」は分けることである。つまり「水分」は水分の清濁を分ける小腸に効果的な経穴という意味である。

下脘の「下」は下口のことで、「脘」は胃のことである。つまり「下脘」は胃の下口にある経穴という意味である。

建里の「建」は健康のことで、「里」は居のことである。つまり「建里」とは消化器の健康に不可欠な経穴という意味である。

中脘の「中」は真ん中のことで、「脘」は胃のことである。つまり「中脘」とは胃の真ん中にある経穴という意味である。

上脘の「上」は上口のことで、「脘」は胃のことである。つまり「上脘」とは胃の上口にある経穴という意味である。

巨闕の「巨」は大きいことで、「闕」は君主居城の門のことである。つまり「巨闕」とは君主居城の大きな門（心に強く通じる所）という意味である。

鳩尾は胸骨剣状突起が鳩の尾に似ているからこの名がある。

中庭の「中」は真ん中のことで、「庭」は宮殿にある庭のことである。つまり「中庭」とは君主の官である心が住んでいる宮殿の庭の真ん中にある経穴という意味である。

膻中の「膻」は胸のことで、「中」は真ん中のことである。つまり「膻中」とは胸の真ん中（両乳間の中央）にある経穴という意味である。

玉堂の「玉」は貴いことで、「堂」は居室のことである。つまり「玉堂」とは君主の官である心が住んでいる所にある経穴という意味である。

紫宮の「紫」は赤と青を混ぜた色のことで、「宮」は王が住む所のことである。つまり「紫宮」とは血（赤い色の動脈と青い色の静脈）を司る心が居る経穴という意味である。

華蓋とは帝王が乗る車についている絹の傘のことで、内臓の最も上部にある肺をこの華蓋《かがい》になぞらえている。つまり「華蓋」とは肺に通じる経穴という意味である。

璇璣とは古代の天文学で使う星座観測の機器のことである。つまり「璇璣」とは五臓の中で最も高い所にあり、肺に通じている経穴という意味である。

天突の「天」は上半身のことで、「突」は喉頭隆起のことである。つまり「天突」とは上半身で喉頭隆起の近くにある経穴という意味である。

廉泉の「廉」は丘のことで、「泉」は源のことである。つまり「廉泉」とは喉頭隆起という丘の近くにあり、唾液を分泌する顎下腺に通じる経穴という意味である。

承漿の「承」は受けることで、「漿」は唾液のことである。つまり「承漿」とは唾液分泌に関する経穴という意味である。

督脈

長強の「長」は長じていることで、「強」は強いことである。「長強」とは諸陽の長である督脈の中でも特に陽気の強い経穴という意味である。

腰腧の「腰」は腰のことで、「腧」は経穴である。つまり「腰兪」とは腰部に通じる経穴という意味である。

上仙の「上」は上のことで、「仙」は仙骨のことである。つまり「上仙」とは仙骨の上にある経穴という意味である。

腰陽関の「陽」は陽のことで、「関」は重要な所のことである。つまり「陽関」とは諸陽の長である督脈の中で特に重要な経穴という意味である。

命門の「命」は生命のことで、「門」は出入り口のことである。つまり「命門」とは生命の気が出入りする経穴という意味である。

懸枢の「懸」はぶら下がることで、「枢」は重要な所のことである。つまり「懸枢」とは三焦に関わる（ぶら下がる）重要な経穴という意味である。

脊中の「脊」は脊椎のことで、「中」は真ん中のことである。つまり「脊中」とは脊柱の真ん中にある経穴という意味である。

筋縮の「筋」は筋肉のことで、「縮」は収縮のことである。つまり「筋縮」とは肝が司る筋に通じている経穴という意味である。

至陽の「至」は至ることで、「陽」は陽のことである。つまり「至陽」とは陽の極みとなる経穴という意味である。

霊台の「霊」は心が司る神のことで、「台」は鎮座する所のことである。つまり「霊台」とは神に通じる経穴という意味である。

神道の「神」は心が司る神のことで、「道」は通り道のことである。つまり「神道」とは神に通じる経穴という意味である。

身柱の「身」は身体のことで、「柱」は支えることである。つまり「身柱」とは脊柱と肩甲骨を支える所にある経穴という意味である。

陶道の「陶」は陶器を作る窯のことで、「道」は通り道のことである。つまり「陶道」とは脊柱を窯に見立てて、陽気が上昇してきて陶道から煙が出ている様子を表している。

大椎の「大」は大きいことで、「椎」は椎骨のことである。つまり「大椎」とは脊柱の中で最も大きい椎骨にある経穴という意味である。

瘂門の「瘂」はしゃべれないことで、「門」は出入り口のことである。つまり「瘂門」とはしゃべれない病を治す経穴という意味である。

風府の「風」は風邪のことで、「府」は集まることである。つまり「風府」とは風邪が入って来る経穴という意味である。

脳戸の「脳」は脳のことで、「戸」は居所のことである。つまり「脳戸」とは脳に通じる経穴という意味である。

強間の「強」は強いことで、「間」は隙間のことである。つまり「強間」とは頭頂骨と後頭骨からなる強い縫合の隙間にある経穴という意味である。

後頂の「後」は後ろのことで、「頂」は百会のことである。つまり「後頂」とは百会の後ろにある経穴という意味である。

百会の「百」は多いことで、「会」は会うことである。つまり「百会」とは多くの脈気が会する経穴という意味である。

前頂の「前」は前のことで、「頂」は百会のことである。つまり「前頂」とは百会の前にある経穴という意味である。

顖会の「顖」は大泉門のことで、「会」は会うことである。つまり「顖会」とは大泉門にある経穴という意味である。

上星の「上」は上のことで、「星」は空のことである。つまり「上星」とは人体の中で最も高い所（頭部）にある経穴という意味である。

神庭の「神」は心が司る神のことで、「庭」は平らで広い場所のことである。つまり「神庭」とは前頭部にあり心が司る神に通じる経穴という意味である。

素髎の「素」は肺が司る白色のことで、「髎」は孔のことである。つまり「素髎」とは肺が司る鼻にある経穴という意味である。

水溝の「水」は涕のことで、「溝」は通り道のことである。つまり「水溝」とは涕の通り道にある経穴という意味である。

兌端の「兌」は穴のことで、「端」は端のことである。つまり「兌端」とは穴（口唇）の上端にある経穴という意味である。

齦交の「齦」は歯根のことで、「交」は交わることである。つまり「齦交」とは歯根の所にあり任脈と督脈が交わる所にある経穴という意味である。

第八項　八会穴

人体には「八会穴」と呼ばれる経穴群がある。これは元々存在している三六五の経穴の中から、定められた器官に有効であると伝えられてきたものである。

しかし何故特定の器官にその経穴が有効なのかという根拠を明言している書物を私は見たことがない。中医学は人類の長い歴史に裏付けされた、後世に受け継いでいかなければならない貴重な遺産である。現に二〇一一年十一月十六日に中医学の基幹をなす鍼灸が無形文化遺産として登録決定された。この栄誉ある吉報に恥じないためにも、「古代から受け継がれたきたから」という理由だけでは、今後世界へ飛躍する中医学としては片手落ちである。

そこで私はこの八会穴の謎に迫り、新説という形で提案させていただきたく思う。

まず八会穴の簡単な紹介をしてみよう。

八会穴とは、骨、髄、脈、筋、気、血、臓、腑の八つの器官に有効的に作用する経穴を指す。一定の法則性はなく、ただ経験値のみで決められた経穴が顔を揃えているのみである。

骨会には大杼、髄会には懸鐘、脈会には太淵、筋会には陽陵泉、気会には膻中、血会には膈腧、臓会には章門、腑会には中脘が定められている。

何故この経穴が有効的に作用するかは、前述したように明らかにされていない。

私はこう思う。この八会穴の難解な点は、あまりにも人体をブラックボックスとして扱いすぎた結果、そこに手を加えることは聖域を侵す行為であると認識してきたのではないかと。

もしそうならば、ここで私はその見えない壁を破り、一石を投じてみたい。

私の思う新・八会穴は次の通りである。

骨会…従来は大杼となっているが、大杼は背中にあって筋肉上で取穴する経穴である。骨との直接の関係を肯定するには少し無理があるような感じである。しかし古代から続く人類の人体に対する観察眼を尊重するならば、骨会は背中の上部にあるに違いない。そこで大杼の近くにある経穴を探ってみると、「身柱」があるではないか。身柱という名前の由来はまさしく「身体の柱（背骨）を支える経穴」という意味なので、身柱の方が骨会に適しているのではないだろうか。

髄会…これは従来通りで構わないと思う。理由は懸鐘がある部位は、筋から腱に移行していて、触ると直下に腓骨があり、体表から骨に近いからである。骨に近いということは、それだけ骨髄にも近いのである。

脈会…これも従来通りで構わないと思う。太淵は脈診においても非常に重要な経穴で、脈に触れやすい経穴といえばやはり太淵なのである。

筋会…私は筋会を従来の陽陵泉ではなく崑崙にした。筋とは現代でいう「腱」である。よく肌肉と筋の違いが話題に上るが、肌肉とは減量（ダイエット）すれば落ちるものをいい、筋は落ちないものをいう。つまり筋とは筋肉の大きさではなく、働きなのである。したがって、体の中で最も瞬発性に富んだ腱といえば「アキレス腱」と思い、アキレス腱中にある経穴、つまりは崑崙ということになるのである。

気会…これも従来の経穴で構わないと思う。気が多く集まるのは呼吸と直接関係する肺である。その胸部の真ん中にある膻中こそが気会としては最適である。

血会…血会は従来の膈兪ではなく、天宗を支持したい。なぜならこれは造血に関係するからである。まず骨会の所と同じく、先人の観察眼を尊重し、膈兪付近の経穴というのが前提である。そして血会というのだから、血液に関係しなくてはならない。

血液は長骨で主に生成されるが、成人を過ぎると長骨での生成は衰えてきて、ほとんどが椎骨、胸骨、肋骨、肩甲骨、腸骨などで行われる。その中で膈兪に近く、大きな扁平骨といえば肩甲骨である。その肩甲骨の中心に位置する天宗が血会として妥当であるというのが、私が血会に天宗を選んだ理由である。

臓会…これも従来の経穴で構わないと思う。人体最大の臓器である肝臓が直下にある点、脾の募穴であるという点からみて、適切な選穴である。

腑会…これも従来通りで構わないと思う。消化器の中心となる小腸が直下にある点、胃の募穴(私は胃の募穴は梁門であると主張しているが)であるという点からみて、適切な選穴である。

第十三章　改善提案

第一項　法律

今後の鍼灸師がさらに社会で活躍の場を広げるため、「あんまマッサージ指圧師、はり師、きゅう師等に関する法律」の中のどの条文をどのように改善すればいいのかを提案してみたい。

①刺絡が認められるように第四条が改正されることを提案したい。現行では「施術者は、外科手術を行い、又は薬品を投与し、若しくはその指示をする等の行為をしてはならない」と書かれているが、これを「施術者は外科手術を行い、又は薬品を投与し、若しくはその指示をする等の行為をしてはならない。ただし刺絡は外科手術に該当しないのでこれを認めるが、刺絡をする場合は出血を伴うので脱脂綿やこれに代わる物を完備しなければならない」に変更することを提案させていただきたい。

毫鍼と呼ばれる細い鍼で施術することは大変意義があり効果があることは周知の事実である。しかし刺絡が正式に認可されたらもっと治療効果が上がるのに、という残念な思いは日々の臨床経験で常に感じている。なぜなら中医学でいう「瘀血」に対応する幾つかの手技の中でこの刺絡も有効的だからである。

確かに日本刺絡学会の主張するように刺絡を禁止する条文は見当たらないが、正々堂々と刺絡施術ができるかといえばグレーゾーン的なイメージが強すぎてなかなか一歩が踏み出せないでいる鍼灸師も少なくないのではないだろうか。刺絡が正式に認められ、養成学校においてその手技が徹底指導されることにより、国民の保健に寄与できると信じている。

②同じく第四条の改正を提案する。第四条の「薬品を投与し、若しくはその指示をする等の行為」を「薬事法が定める第一類に属する薬品を投与し、若しくはその指示をする等の行為」に改正するのである。

ここで登録販売者という資格について述べておきたい。登録販売者免許を取得すると店舗販売もしくは配置販売によって第一類を除く薬品を販売することができる。ただし、私が理想とする鍼灸院での直接販売は残念ながら不可能である。この法的な壁を破りたくてこの提案をさせていただいた次第である。

当然ながらこの改正を実現させるためには養成学校で中医薬の勉強を大いに積まなければならない。それは次章で述べさせていただく。

なぜこのような改正案を提示するかと言えば、国民は間違った処方によって中医薬を服用しているケースが多いと感じるからである。中医薬を処方する場合は四診合参をその基礎としているにも関わらず、全くそのような行為がなされずに投与されているケースがほとんどである。

中医学的投与方法は四診合参によって弁証してから、その証に適合する中医薬を投与するというのが基本である。それにも関わらず、腰痛ならば○○丸、風邪ならば○○湯、挙句の果てはダイエットには○○散というような投与が当然のように行われている。この投与の仕方は西洋医学的な投与方法である。

中には中医薬を構成する一部の生薬に着目し、その生薬を服用することによって治癒に導くやり方も耳にする。中医薬を形成する生薬は君薬、臣薬、佐薬、使薬に分けられていて、これらの組み合わせによって優れた効果が発揮されるということを忘れてもらっては困るのだ。

鍼灸師は常に弁証論治によって鍼灸施術をしているので、中医薬を投与する際も同じように弁証しなくてはならない。弁証してから中医薬によって論治することは本来の中医薬の投与方法に沿っており、中医薬の正しい知識を得ていれば患者さんに中医薬を投与する行為は何ら支障がないと考えるので、第四条は①と②を合わせて「施術者は外科手術を行い、又は薬事法が定める第一類に属する薬品を投与し、若しくはその指示をする等の行為をしてはならない。ただし刺絡は外科手術に該当しないのでこれを認めるが、刺絡をする場合は出血を伴うので脱脂綿やこれに代わる物を完備しなければならない」に改めたい。

③現行の第十三条の七項は「次の各号のいずれかに該当する者は、五十万円以下の罰金に処する」と規定され、一号には「第一条の規定に違反して、あんま、マッサージ若しくは指圧、はり又はきゅうを業とした者」と書かれている。
この七項の一号を第十三条の十項として独立させ、「第一条の規定に違反してあんま、マッサージ、若しくは指圧、はり又はきゅうを業とした者は三年以下の懲役もしくは百万円以下の罰金に処し、又はこれを併科する」に改正すべきである。このような毅然とした態度をとるこ

とによって、我々の業務に対する意欲が社会での高評価につながると思うのである。

ただし、ここで重要な但し書きを加えないといけない。それは宿泊施設におけるマッサージサービスに対する配慮である。よく我々がホテルもしくは旅館を利用する際に、疲れた体を癒してくれるマッサージサービスをお願いすることがある。宿泊施設にもよるがこういう場でマッサージを行なってくれる者の中には無資格者がいると聞いている。このマッサージと医療としてのマッサージを同じ土俵で論じることは国民感情が許さないと推測する。

もし現行の法律を遵守するならば、宿泊施設におけるマッサージサービスを提供する者は有資格者でなければならない。この問題を解決するためには、第十三条十項をさらに次のような条文へ改正することが必要であると思う。「第一条の規定に違反してあんま、マッサージ、若しくは指圧、はり又はきゅうを業とした者は三年以下の懲役もしくは百万円以下の罰金に処し、又はこれを併科する。ただし、専ら宿泊施設等において按摩マッサージ指圧を業とする者に対しては、厚生労働省が定めた講習会を受けることによって対象外とする」

つまり、宿泊施設でのみマッサージサービスを提供する者は、厚生労働省が定めた講習会を定期的に受講すれば国家資格を有しなくてもマッサージサービスを提供することができるのである。もちろん、この場合はマッサージサービスを受ける者に対して医療的アドバイス（例えば、ここが凝っているので肝臓が悪いなど）は厳禁である。

第二項　教育

この章では鍼灸師の教育についての改善提案をする。

①現在の養成施設で実施されている履修科目と履修時間をみると、西洋医学を基礎としたものが主になっているような気がするので、高質な中医学の授業を増やすことを提案させていただきたい。そして、その授業内容を濃いものにするために国家試験で中医学に関する科目をさらに増やすことを提案する。

具体的にいうと『黄帝内経霊枢』『黄帝内経素問』『難経』などの古典を称せられる書物の解読や研究の授業を必須科目にして、もし中医薬の投与が可能になれば『傷寒論』『金匱要略』『温病条弁』などの書物に関しても同じく必須科目にして解読や研究する。そして、当然ながら国家試験ではこれらの書物に関する問題が出題されるのである。

②中医学の基本は陰陽五行説である。陰陽五行説をさらに深く学ぶことにより、中医学の理解が格段に上がることは明白と思うからである。

陰陽五行説を深く理解すると四柱推命に遭遇する。昔は子平推命とも呼ばれたこの学問は、陰陽五行説を応用して森羅万象の本質に迫る学問である。直感を頼りに行なわれるいかがわしい易占とは一線を画する。

卒業してから学生達が四柱推命を業とするかしないかは別として、四柱推命の学習を通して必ず陰陽五行説の真髄に迫れると確信しているからこそ、この提案に至った。

③養成施設在籍中に必ず履修しなければならないのは高度な知識を得るための学術と、同じく高度な技術を得るための臨床実習である。養成施設には附属施術所の設置を義務付け、学生達による臨床実習である旨を患者さんに理解してもらった上で実際の実習を行なうのである。この場合は、単に来院してくる患者さんに施術するだけが目的ではなく、カルテの書き方、四診合参の上達方法、患者様とのコミュニケーションの取り方等を主に学び、データをとりながら患者さんの体調を把握していくことを目的とする。

④鍼灸師は医学に携わる者として、一般常識ならびに一般教養を身につけて理性的な態度で患者さんに接しなくてはならない。そのためには、視野を広めて様々な文化に接することもその目的を達成する一つの手段であると考える。したがって、鍼灸師は第二言語を習得することを提案する。

日本人の発想だけにとらわれない柔軟さを身につける必要があるのだ。そうすれば、カルテも日本語ではなく習得した第二言語で書くようになり、海外の鍼灸師とも情報交換できると思うのである。

⑤鍼灸師が鍼灸院で直接中医薬を投与することができるために、養成学校で中医薬を履修すべきである。わかりやすく言えば、鍼灸師免許には登録販売者免許も含んでいて、なおかつ、登録販売者免許のいう店舗販売に鍼灸院が含まれるのである。

そもそも、鍼灸も中医薬もその源流は同じ中医学である。にもかかわらず何故両者が分離したのか、両者を一本化して何か不都合なことがあるのか、という素朴な疑問を解決したいのである。

そうなると、従来のように鍼灸師は鍼灸の範囲だけを学んでおれば良いというのではなく、中医薬の学習までしなくてはならないことになる。そのためにも次章の①が重要となってくるというわけである。

第三項　制度

　ここまでの提案が実現できればかなり優秀な鍼灸師が育成できると思う。しかし、いくら優秀な鍼灸師が育ったとしても制度が充実していなければ、鍼灸師のモチベーションは上がらず結局はこれらの提案が日の目を見ないようになってしまうだろう。よってこれからの鍼灸の発展のため、ひいては日本の医療を良くするために次の五つを提案させていただきたい。

①養成施設は全て大学課程（医学部と同じ六年間）とする。現在は鍼灸大学と呼ばれるものはわずかしかなく、養成施設のほとんどが専門学校課程である。専門学校課程から大学課程に昇華させて、より広く深い知識を有する鍼灸師に育てることが目標である。

　医学部もしくは医科大学に中医学部が新設され、医学部もしくは医科大学に入学した者は一定の医学基礎理論を修得したならば、西洋医学を学ぶコースか中医学を学ぶコースを選択するのである。そして、医学部もしくは医科大学を卒業した者は自らが選択した西医師もしくは中医師として社会貢献することになる。

②全国の病院に「中医科」を創設し中医師の受け皿を確保する。この中医科は主に慢性疾患を患っている者を対象とするのであり、もし急性疾患や現状の症状を放置してしまえば明らか

に重篤な病気になると判断すれば、至急西洋医との連携でこれに対処する。これが中医学のいう「治未病」である。

また反対に西洋医が慢性疾患と判断した患者さんは、西洋医の連絡を受けて中医科が担当する。このシステムによって、薬剤の大量投与や終わることのない服薬から脱け出すことができるであろう。

③鍼灸施術を行なう場合は医師の同意書、又は診断書を必要としない。①で提案したように、今後鍼灸を業として行なう者は現在でいう医学部もしくは医科大学を卒業した中医師という名の医師である。医業類似行為者ではなく国家が認めた医業を行なうことになるので、充実した施術を行なうためにも現在のような実費による施術ではなく、各種健康保険適応の制度の範囲で施術に専念できるように制度を改めるべきである。

④中医師は西洋医と同じく開業権を持つ。ただし、中医師が独立開業する場合は定められた年数を勤務中医師として従事しなければならない。

我々の仕事は、患者さんから集めた血液検査や尿検査のデータを基にして施術することが主ではない。四診を土台として患者さんとの会話が非常に重要である。そのためには、いわゆる人としての円熟味が必要になってくる。私が提案する制度によると、最短二十四歳で医学部を卒業することになる。つまり二十四歳で大学を卒業し、国家試験に合格すれば開業することができるのである。

しかし、二十四歳といえばまだまだ発展途上の年齢である。相手にする患者さんはほとんど年上と思われる。その年上の患者さんをリードし、十分なコンセンサスを得て治癒に導くには若すぎると思うがいかがだろうか。

前章の③の延長線上で、学生時代に培った経験をさらに成熟させるために勤務中医師として、患者さんの心の訴えに耳を傾けることができるように学んで欲しいという願いを込めている。

おわりに

平成三十一年四月より、鍼灸業界は健康保険制度取扱いにおいて、委任払い制度（医療サービスの利用者が自己負担分をサービス提供者にその場で支払い、後で保険者が支払うべき金額をサービス提供者に支払う制度）の導入が決定した。それまでは償還払い制度（医療サービスの利用者が、サービスを提供する者に対して、その費用を一旦全額支払い、後で利用者が保険者に対して請求して、受け取るべき金額の支払いを受ける制度）だったので、社会的地位の向上と評価しても良いと思われる。

また、各種健康保険取扱い鍼灸施術において、提出の必要な診断書に「歩行困難の明記義務」がなくなった。つまり、医師が歩行困難と診断しなくても鍼灸師の判断で往療が可能となるのである。

このように、我々の業界は改善の一途をたどっている。これも日頃、我々が患者様のことを第一に思いながら業務に従事している結果の賜物であると自負してもよさそうである。

施術者の中には患者様の症状や治療経過をデータ化して、より良い施術を提供しようとする者もいると聞いている。こういった良質の医療サービスを提供し続けることが、さらに患者様の理解を深めていくのである。

「人生は百年の時代」と言われている。皆様はこの言葉をどのように捉えていらっしゃるだろうか。百歳を迎えても毎朝の散歩は欠かさず、三度の食事がおいしくいただけて、趣味のサークル活動も積極的に参加する自分が想像できていらっしゃるだろうか。若い者に迷惑をかけずに、少ないながらも生活に困らない年金を受給し、毎日元気で過ごす自分が想像できていらっしゃるだろうか。

これからの時代は俗に言う「ピンピンコロリ」を現実のものとするべく、中医学をぜひとも皆様の傍らに控えさせていただきたいと心から思う。

中医学は派手さがなく、決して目立つことのない医学だけれども、懸命に患者様のことを思い、確実に効果をあげていく点においては伝統医学を含む世界のどの医学と比較していただいても引けを取らないことを断言させていただいて、この項を締めたいと思う。

最後に、この場をお借りして本書を出版するにあたり、大変多くの方から頂戴したご協力に対して厚く感謝申し上げたい。

まず、最初に出版の相談をさせていただいた際に親身になってお世話をしてくださった大野様、今回の出版会社をご紹介くださった宇津崎様と森様、本書の国内及び中国宣伝にご尽力くださった木村様親子、そして最後までご指導くださった本書出版会社社長の越智様、皆様のご理解とご高配がなくては本書が世に出ることはなかった。誠にありがとうございました。

そして、私を中医学に導いてくださった恩師川井先生への感謝は、言葉では言い表すことができない。どうかいつまでもお元気でいていただきたいと心からお祈り申し上げる次第である。

二〇一九年十月二十九日

拝復、先輩鍼灸師の先生達へ。

今、私達は国民の健康長寿を担う立場のど真ん中にいて多忙な日々を送っております。医療は国家のインフラであり、それは、中医学を含んでこそ完全形であるという私達の主張をようやく政府が受け入れるようになりました。全国の病院には中医科と呼ばれる新しい診療科が設置されて、医学部及び医科大学を出た優秀な中医師が毎日慢性疾患に悩む患者さん達の治療に当たっています。

そうです。先生達の長年の苦労が実を結び、また、国民の声の後押しもあって、中医学が国家の医学としてその地位が確立されたのです。

医学とは何か、化学と医学の違いは何か、といったテーマで何度も議論を重ねた結果、中医学の言う「医哲一体」を再度見直そうという運動が全国各地で起こり、中医学の持つ理論の正当性が見直され、今日の中医学の隆盛の運びになりました。今は、ただただ先人の努力に感謝するしかありません。

というものの、私達の時代もやはり様々な問題に直面しています。鍼灸業界においてもロボット化の影響を受けております。刺鍼する深さについてはCT機能が装備されたロボットの手によって行われるため、目的とする筋肉や神経に寸分の狂いなく刺すことができます。得気と呼ばれる鍼の響きも高確率で得ることが可能なのです。一見するとロボット導入は成功しているように見えますが、患者さん達はなぜか物足りないような表情をされるので、常に私達中医師の議論の的になっています。そもそも医療とは何か、患者さんの求める真の医療とは何なのか等をいつも議論し、質の高い医療を提供できるように努めております。

先輩方の時代にも多くの問題があり、色々と頭を抱えることが多かったと拝察致しますが、私達も目の前にある多くの問題に立ち向かい、それらを解決し、次の世代の中医師のために私達も汗を流すつもりでいます。先輩達の苦労を考えたら今の私達の苦労は苦労ではありません。必ず全ての問題を解決し少しでも国民のお役に立ちたいと思っています。

「医は仁術である」と言われます。これは私達の時代でも変わらず中医師の目標とする言葉として生きています。この仕事を選んだことに誇りを持ち、たとえ時代がどのように変わろうともこの言葉を常に言い聞かせて、患者様のお役に立っていきたいと思っています。

敬具

参考文献

『新版漢字源』学習研究社
『中国漢方医語辞典』中国漢方
『中国医学の歴史』東洋学術出版社
『四大文明の謎』青春出版社
『道教の本』学習研究社
『甲骨文字に歴史をよむ』筑摩書房
『アイスマン　5000年前からきた男』金の星社
『鍼灸医学大系』雄渾社

著者プロフィール

梅野弘樹（うめのひろき）

一九九二年　佛眼厚生学校（現・京都佛眼鍼灸理療専門学校）卒業
　　　　　　上海中医学院（現・上海中医薬大学）短期研修修了
　　　　　　川井正久先生（元上海中医薬大学日本校校長）に師事
一九九六年　社団法人（現・公益社団法人）全日本鍼灸マッサージ師会登録
二〇一三年　上海中医薬大学日本校修了
二〇一四年　国際中医師免許取得
　　　　　　登録販売者試験合格
二〇一五年　北京中医薬大学国際学院名誉顧問・名誉主任拝命
　　　　　　北京僑仁中西医問診部特別顧問拝命
　　　　　　北京昕格来養生科技発展有限公司常務理事・医療技監拝命
　　　　　　潘瑞芹老師（元中日友好医院副院長・中国名医名術大辞典の一人）に師事
　　　　　　東洋めでぃかるらぼ設立
二〇一六年　世界中医薬学会連合会登録
二〇一七年　登録販売者として従事登録
二〇一九年　北京中日友好医院にて合同回診

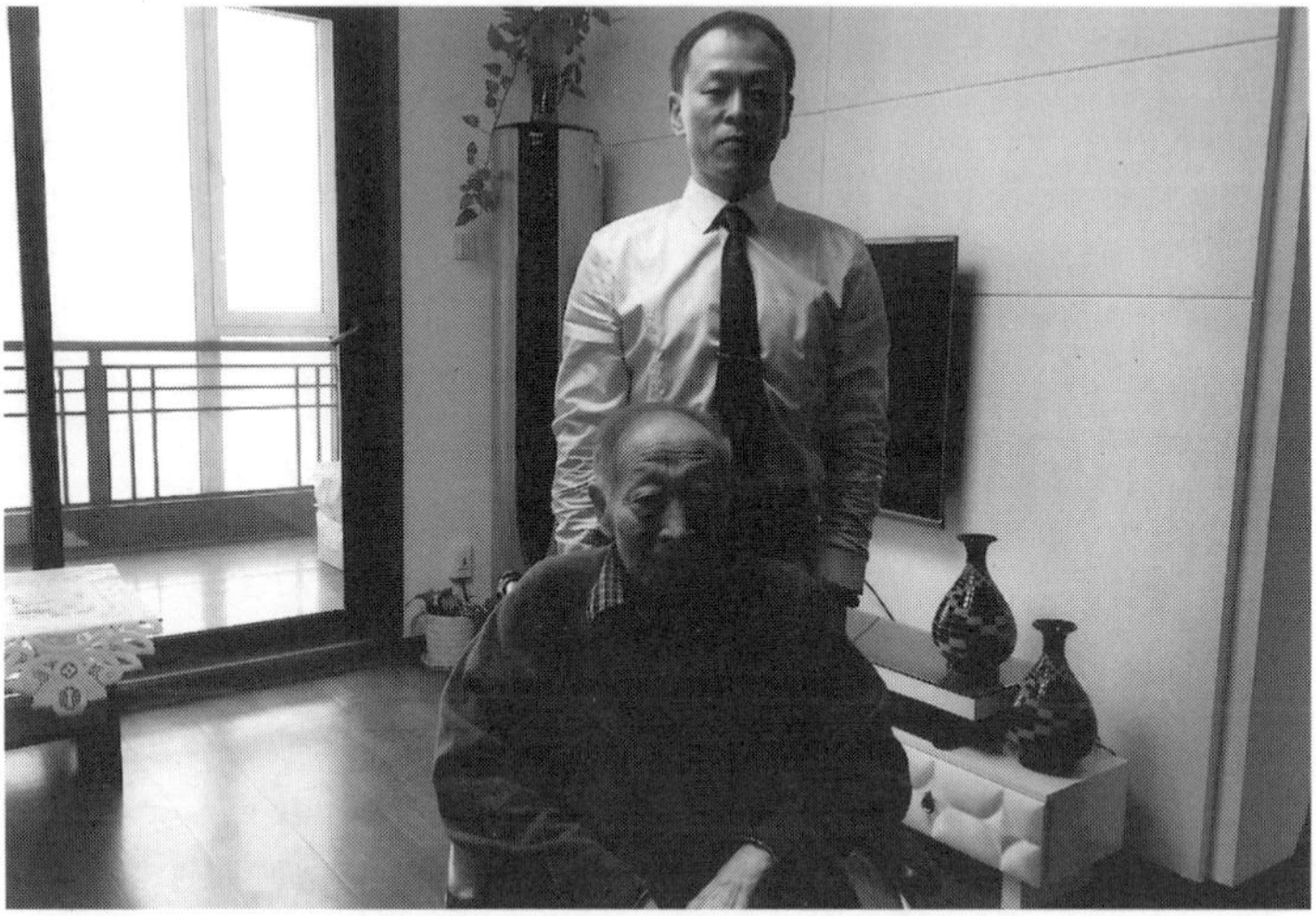

潘瑞芹元中日友好医院副院長とともに

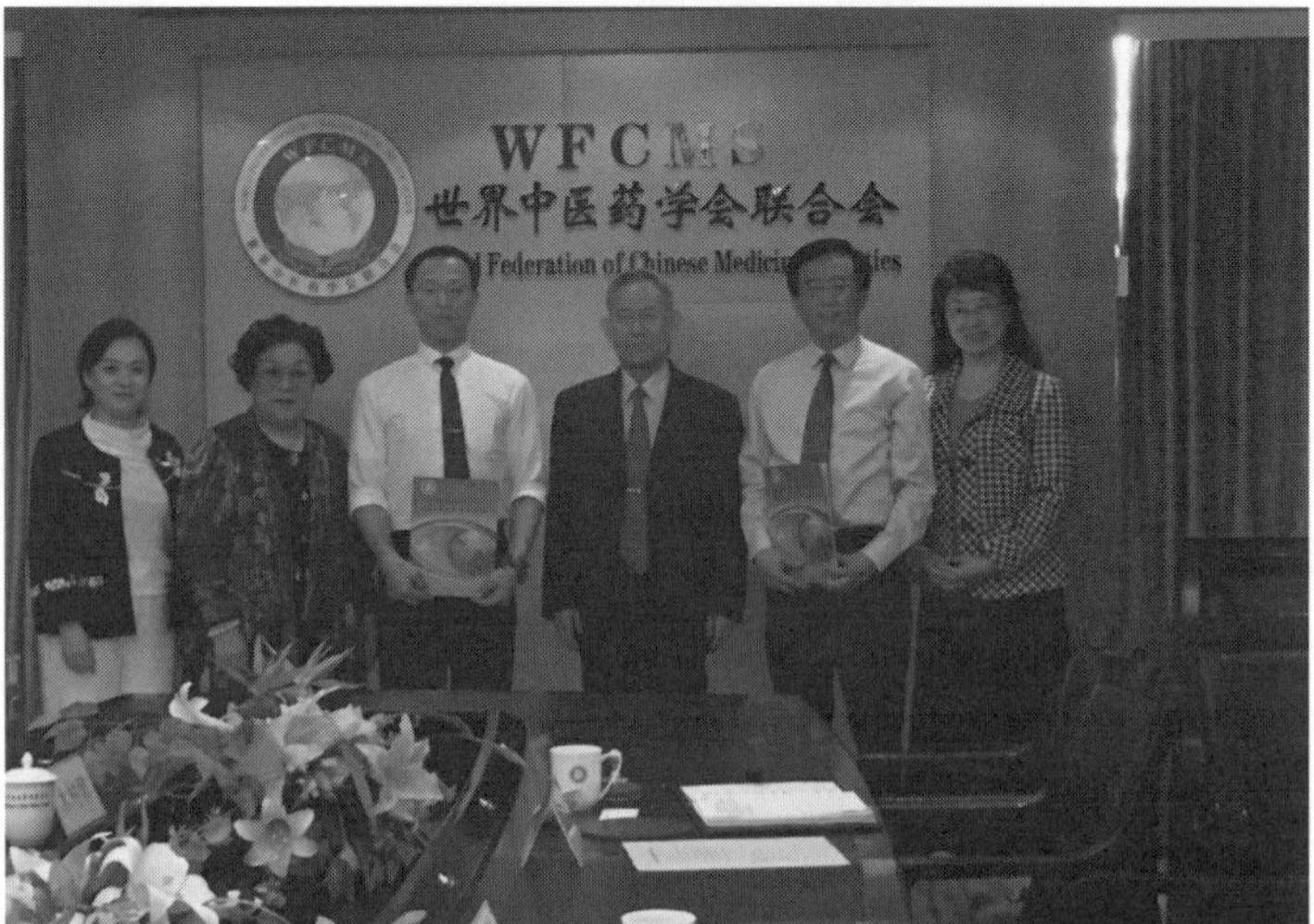

世界中医薬学会連合会にて李振吉会長（中央）とともに

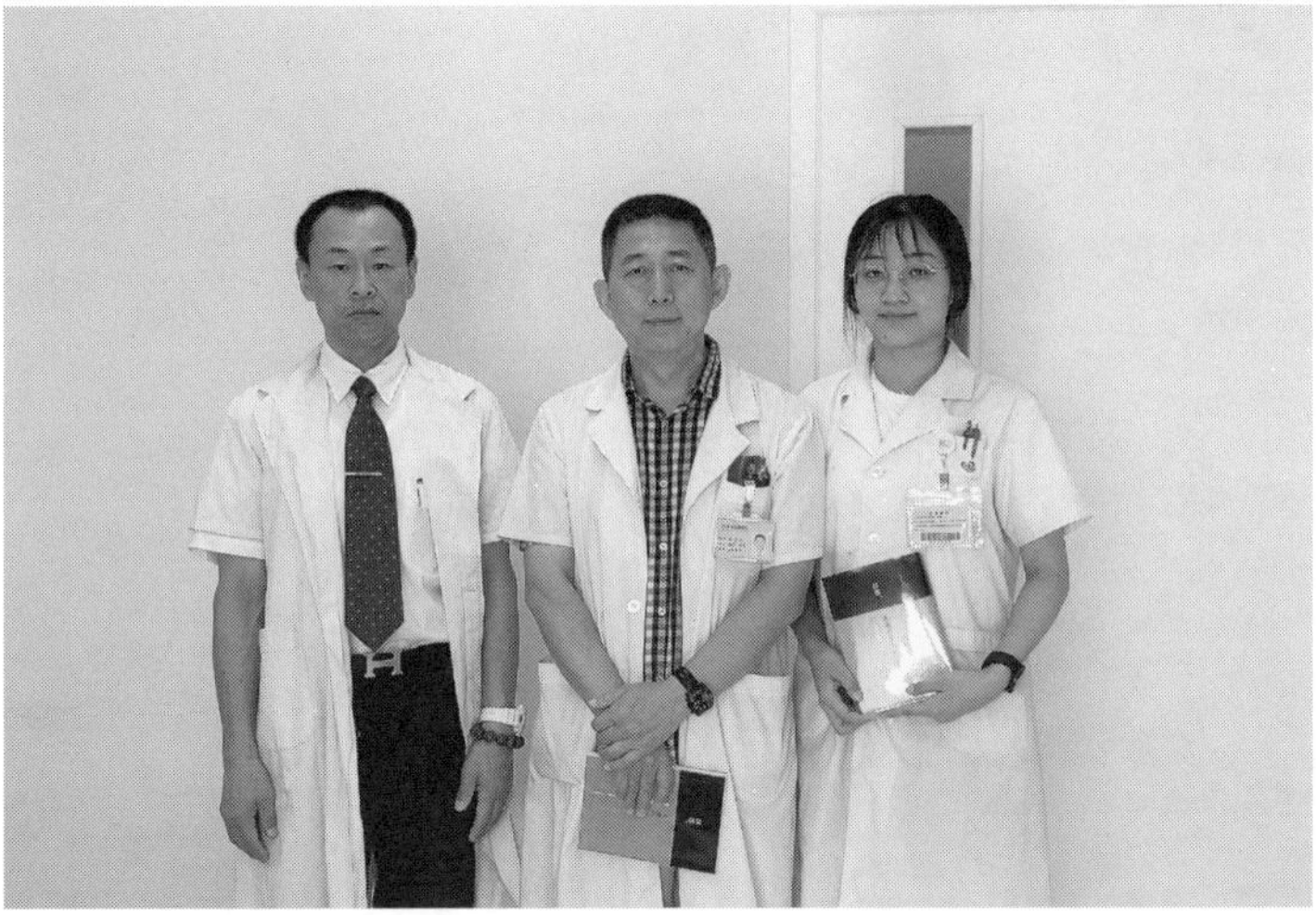

張子義主任医師（中央）とともに。北京中日友好医院にて

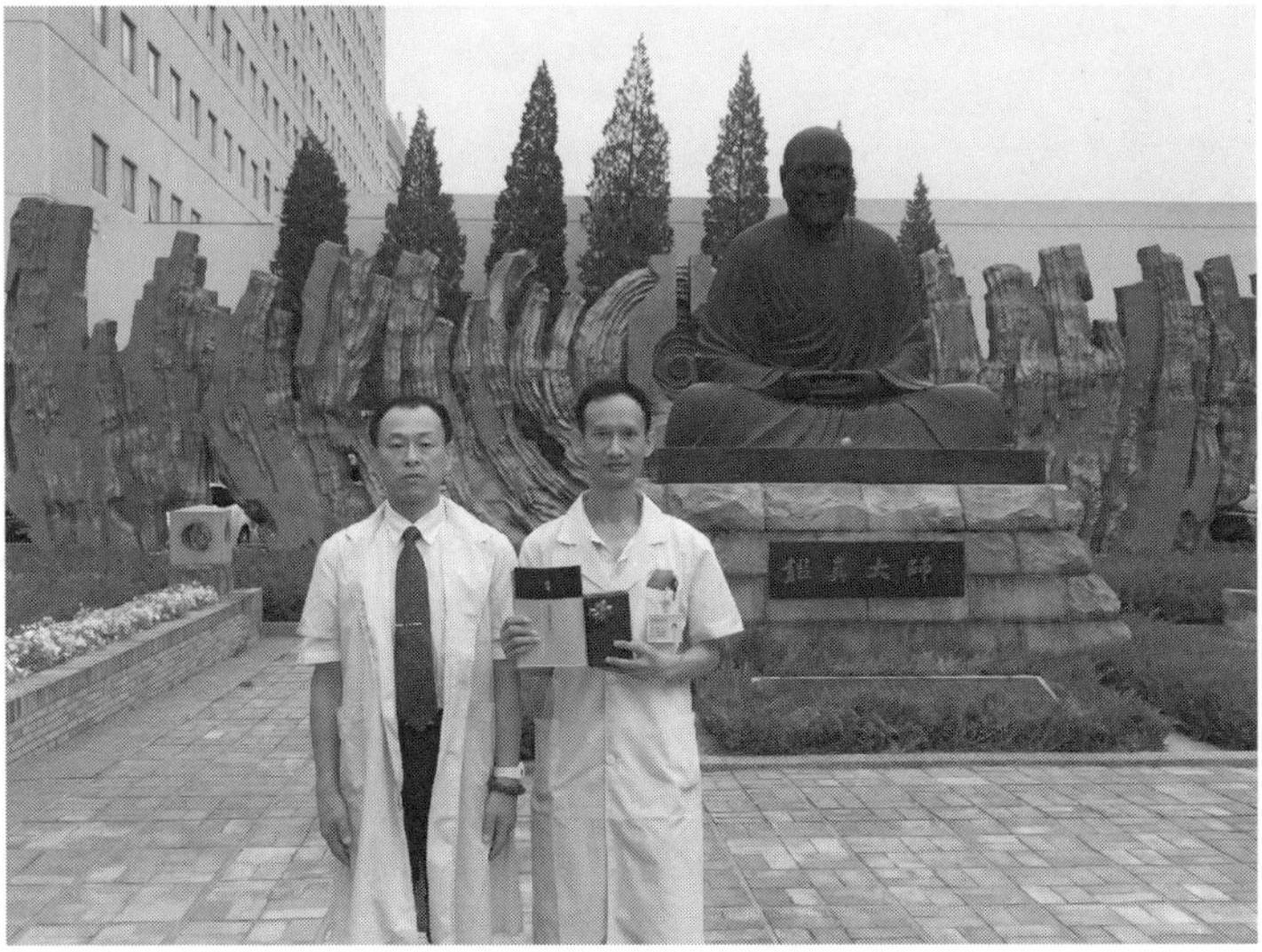

章少華主任医師とともに。北京中日友好医院鑑真大使像の前で

拝啓、未来の鍼灸師へ

2019年10月29日　第1刷発行
著　者　梅野弘樹
発　行　アートヴィレッジ
〒657-0846 神戸市灘区岩屋北町3-3-18 六甲ビル4F
TEL.078-806-7230　FAX.078-801-0006
http://art-v.jp

定価はカバーに表示してあります。